专病中西医结合诊疗丛书

急性胰腺炎的中西医结合治疗

奉典旭　主编

科学出版社

北京

内 容 简 介

急性胰腺炎是目前临床常见的急腹症，起病急，病情变化大，治疗周期较长，治疗费用高。目前急性胰腺炎的治疗方案以西医支持治疗为主，以中西医结合治疗为特色，疗效在不断提高。本书内容涉及临床与基础研究两部分：临床部分主要包括中西医对胰腺、急性胰腺炎的认识，急性胰腺炎的诊断、治疗、预后护理以及恢复期的干预；基础研究主要包括动物和细胞模型的建立、对发病机制的认识及中西医结合防治急性胰腺炎的研究现状。结合最新的研究进展及指南，从现代医学及中医传统医学两方面阐述了目前对急性胰腺炎的认识及治疗，是一本集外科诊断、治疗经验及基础研究进展于一体的中西医结合外科专著。该书力求展现急性胰腺炎的最新进展，加入编者的体会及部分研究结果，内容涵盖较为全面，且容易理解，对医学研究生、规范化培训医师及中医、中西医结合临床医师开展胰腺炎的临床工作及基础研究有一定的帮助。

图书在版编目(CIP)数据

急性胰腺炎的中西医结合治疗/奉典旭主编. —北京：科学出版社，2017.1
(专病中西医结合诊疗丛书)
ISBN 978-7-03-050442-5

Ⅰ. ①急…　Ⅱ. ①奉…　Ⅲ. ①胰腺炎—中西医结合疗法　Ⅳ. ①R576

中国版本图书馆 CIP 数据核字(2016)第 264472 号

责任编辑：潘志坚　陆纯燕
责任印制：谭宏宇 / 封面设计：殷　靓

科学出版社 出版
北京东黄城根北街 16 号
邮政编码：100717
http：//www. sciencep. com

南京展望文化发展有限公司排版
广东虎彩云印刷有限公司印刷
科学出版社发行　各地新华书店经销

*

2017 年 1 月第 一 版　开本：787×1092　1/16
2023 年 5 月第九次印刷　印张：12
字数：231 000

定价：95.00 元

(如有印装质量问题，我社负责调换)

《急性胰腺炎的中西医结合治疗》编辑委员会

主　编：奉典旭

副主编：张静喆　毛恩强　殷佩浩

编　委：（按姓氏笔画排序）

王　康　毛恩强　田继云　毕礼明
汤庆丰　孙桂芳　李红昌　李　炜
李秋营　吴　坚　张晓芬　张静喆
陈亚峰　陈　腾　奉典旭　所广军
金周慧　贺　雪　顾新刚　殷佩浩
涂佳敏　曹亦军　曹　勤　彭屹峰
谢金昆　蔡　杰　潘丽芸

绘　图：范华昌

秘　书：陈亚峰

序一

《急性胰腺炎的中西医结合治疗》一书即将出版，该书是在“上海市中西医结合重点病种建设项目”的支持下成稿的，也是科学出版社“专病中西医结合诊疗丛书”之一。

中医药是中华民族的瑰宝，以其独特的理论体系和良好的治疗效果传承千年，并不断地发展完善。中医药展现出来的多靶点、多层次、多方位的治疗效果也越来越为人熟知。急性胰腺炎是外科常见的急腹症。自 20 世纪 60 年代以来，我国的医务工作者在中西医结合治疗急性胰腺炎的道路上不断探索。随着对急性胰腺炎的病因、发病机制的深入探讨和临床上的反复实践，目前已经在中西医结合领域形成了较为完整的理论体系和日趋成熟的治疗方案，在临床中取得了较为满意的疗效。

本书的编者团队 10 余年来专注于中西医结合防治急性胰腺炎的研究，在临床辨证论治的基础上，采用大承气汤、大柴胡汤为主方加减，取得良好疗效；在临床疗效的基础上进行了系列研究，分别从胰腺局部损伤、毛细血管内皮功能障碍、炎症因子调节等多方面揭示了中医药的可能作用靶点。课题组取得了一定的成绩，获得了多项课题支持和科技奖，发表了多篇学术论文。但研究道路从来都是充满困难的，希望这个团队能在中西医结合防治急性胰腺炎这条研究道路上一直走下去，克服困难，不断努力。

本书以中西医结合防治急性胰腺炎为重点，不仅介绍了中西医对急性胰腺炎的认识、诊断和治疗，还在此基础上探讨了中西医结合对急性胰腺炎的基础研究，结合了最新的诊疗常规和研究进展，值得一读。

本书语言流畅，结构合理，内容丰富，谨向各位同仁推荐。“道阻且长，行则将至”，借此书与同道共勉。

上海交通大学医学院附属瑞金医院终身教授

序二

急性胰腺炎是临床常见急腹症，严重威胁人们身体健康。多年来，我院普外科以急性胰腺炎为重点研究病种，采用中西医结合方法治疗取得良好效果，并积极开展有关基础与临床研究，形成了一定特色。以奉典旭教授为首的研究团队经过较长时间的准备，联合上海中医药大学附属龙华医院、上海交通大学附属瑞金医院等单位专家，撰写《急性胰腺炎的中西医结合治疗》，几易其稿，编写出书。参编人员都是多年从事急性胰腺炎的临床与基础研究的一线工作者，包括普通外科、消化内科、ICU及检验、影像科等医务工作者。他们既对急性胰腺炎的临床表现、诊断、治疗和转归有丰富经验，又及时跟进国内外最新研究进展，故编写的这部专著具有较强的阅读性。

本书首先介绍了对胰腺及急性胰腺炎的认识，引经据典，深入浅出；其次介绍了对急性胰腺炎的诊断和治疗，并附有影像资料，体现了自己科室的治疗特色和经验；接下来简述了胰腺炎恢复期的中西医结合干预，最后综述了目前急性胰腺炎的基础研究现状。本书内容系统全面，行文流畅，有鲜明的中西医结合特色，适合广大的临床医生和研究人员、规范化培训医师、医学生阅读。

我乐于为此书为序，并向同道们推荐。

上海中医药大学附属普陀医院院长

刘文

前言

急性胰腺炎是外科常见的急腹症，因其起病急、病情多变且发病率有逐年增加的趋势，一直备受临床医师的关注，并对其进行了许多探索性研究。中西医结合的方法治疗急性胰腺炎已经有半个多世纪的努力与尝试。从20世纪60年代至今，历经以临床经验为基础的初步探索阶段，将临床与基础研究成果进行转化的逐步深入阶段，基于现代诊疗设备和中西医结合治疗机制的向高层次过渡阶段，及目前基于基因、分子信息学及循证医学的高层次中西医结合阶段，50多年来取得了瞩目的成绩。

本书聚焦于急性胰腺炎的中西医结合治疗，内容涉及临床与基础研究两部分：临床部分主要包括中西医对胰腺、急性胰腺炎的认识，急性胰腺炎的诊断、治疗、预后护理，以及胰腺炎恢复期的干预；基础研究主要包括动物和细胞模型的建立、对发病机制的认识，以及中西医结合防治急性胰腺炎的研究现状。内容涵盖较为全面，且容易理解，将对医学研究生、规范化培训医师及中医、中西医结合临床医师在进行临床工作或基础研究时有一定的帮助。

本书的编委主要是来自上海中医药大学附属普陀医院，上海中医药大学附属龙华医院，上海交通大学附属瑞金医院的临床及研究人员，有着丰富的临床及科研经验，在借鉴了近年来中外众多文献专著后，几番增删，得以成稿。

特别感谢上海市中西医结合重点病种建设项目、上海中医药大学创新团队及上海市普陀区胆胰重点专科的支持，同时还要感谢上海中医药大学附属普陀医院的支持与理解，以及为本书做出不懈努力的各位工作人员。

由于认识水平的限制，书中难免有不当之处，望广大读者不吝指正。

编　者

2016.8

目录

中西医结合对胰腺的认识

第一节　胰腺的组织胚胎学

胰腺起源于内胚层。在胚胎发育的第 4 周初，原始消化管分化的前肠末端腹侧壁的上皮增生，形成一个向外突出的囊状突起，称肝憩室。肝憩室是肝、胆囊和胆道发生的原基。胚胎发育第 4 周末，肝憩室尾端的前肠内胚层上皮向外增生，形成 2 个芽形突起，背侧称背胰芽，出现早，位置稍高；腹侧称腹胰芽，出现晚，紧靠肝憩室尾侧缘，体积略小。背胰芽和腹胰芽细胞不断增生，末端的细胞形成腺泡，其余部分形成各级导管，随后背胰芽和腹胰芽分别分化为背胰和腹胰。最终背胰形成胰头的上部及胰体和胰尾，腹胰形成胰头的下部。背胰和腹胰的导管也相互吻合，背胰导管的远侧段和腹胰的导管构成主胰管，主胰管和胆总管汇合，共同开口于十二指肠乳头（图 1）。

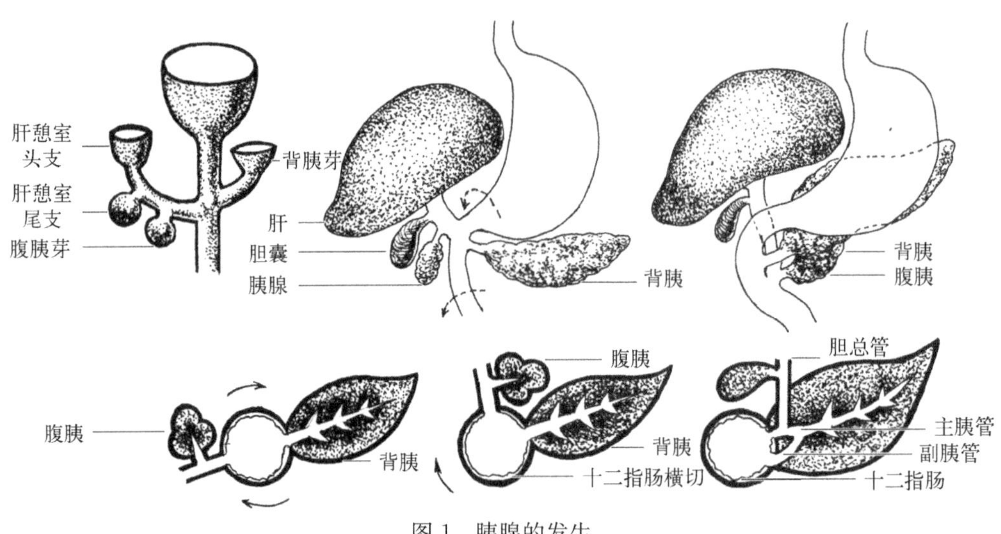

图 1　胰腺的发生

第二节　胰腺的解剖

一、胰腺的位置与毗邻

胰腺是腹膜后器官，居于十二指肠和脾之间，胃的后方，与胃相隔网膜囊。重 70～100 g，长 15～20 cm，横断面约呈三棱形。胰腺体表上位于腹上区和左季肋区，上缘相当于脐上 10 cm，下缘约平脐上 5 cm，左高右低，从第 1、2 腰椎的十二指肠内侧缘向左上走行到位于第 12 胸椎水平的脾门部位，构成网膜囊后壁的一部分。胰腺外科解剖可分为头部、颈部、体部和尾部(图 2)。

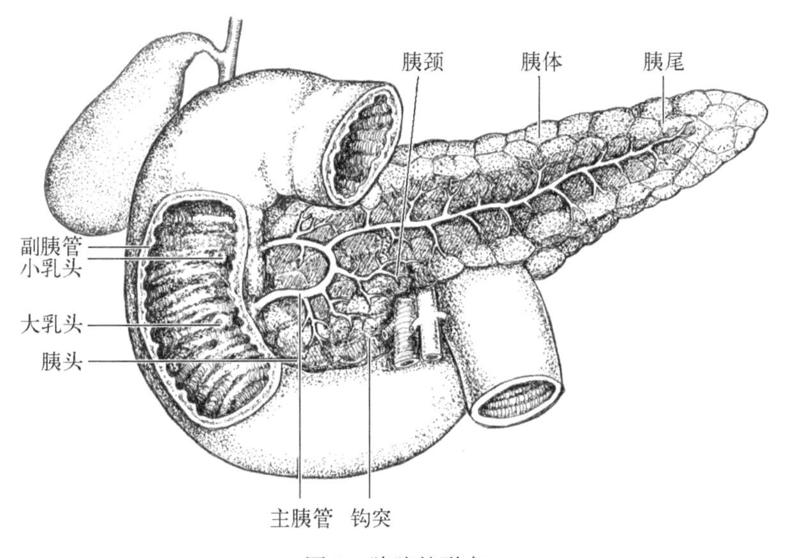

图 2　胰腺的形态

胰腺头部在第 1～3 腰椎的右侧，被十二指肠环形包绕，胆总管下行于头部与十二指肠沟内，走行于胰头后面。从胰头向下内后方伸出钩状突起称为胰腺钩突，一般位于肠系膜上动静脉的后面，部分到达肠系膜上动脉左侧。

胰腺颈部为肠系膜上动静脉前约 2 cm 狭窄、细长的胰腺部分，前面有小网膜囊覆盖，后面有疏松结缔组织。颈部上缘与胃幽门和十二指肠的起始段邻接，胆总管、门静脉、肝动脉经胰腺颈部后上方出入肝十二指肠韧带。

胰腺体部横行穿过第 1 腰椎的前面，前面形成网膜囊后壁，隔着网膜囊腔与胃后壁相邻。

胰腺尾部与胰腺体部无明显分界线。胰腺体部逐渐变细移行到尾部深入脾肾韧带两层腹膜之间到达脾门，在脾门部脾胃韧带和脾肾韧带融合，形成网膜囊腔左侧缘。后面为左侧肾脏及肾上腺。

二、胰腺的血管系统

1. 胰腺的动脉

胰腺的动脉来源于腹腔干的主支(肝总动脉、脾动脉)和肠系膜上动脉。从肝总动脉分出的胃十二指肠动脉在胰腺上缘首先分支为胰十二指肠后动脉，其后在胃幽门处分支出胃网膜右动脉，主干为胰十二指肠上前动脉，弧形下行在胰头前面，与胰十二指肠下前动脉吻合而成胰十二指肠前动脉弓。胰十二指肠上后动脉和胆总管前方交叉绕

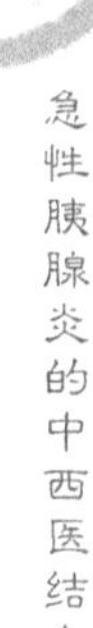

到胰腺头部后方，经过胆总管前方的部位向胰头前面、十二指肠后面发出小分支，向下与十二指肠下后动脉汇合而成胰十二指肠后动脉弓。从两动脉弓上发出分支供应胰头及十二指肠。胰十二指肠动脉常有分支左行，与起自脾动脉的胰背动脉右支吻合构成胰前动脉弓。

脾动脉有很多到胰腺的分支，其中直径最大的为胰背动脉和胰大动脉。胰背动脉多由脾动脉发出，也有从肠系膜上动脉、肝总动脉、腹腔动脉、胃网膜右动脉发出。下行在胰腺颈部或胰头背面，有时绕过脾动脉干成环状分为左右两支，贯穿胰腺全长。其中胰背动脉右支稍粗大的分支，在胰头前面与胰十二指肠上前动脉左侧分支相吻合，形成胰前动脉弓。胰背动脉右支较细小的分支，供应部分胰头及钩突部血液，成为胰头钩突动脉。胰背动脉分支与胰十二指肠动脉、胰大动脉分支也有吻合。胰背动脉左支沿胰腺下缘背面左行，贯通胰腺全长，成为胰下动脉。大多数胰腺体部还有发自脾动脉的胰大动脉和一些其他发自脾动脉的小分支，一般为4～6支。胰尾部有一些小动脉支，发自脾动脉或胃网膜右动脉等处(图3a、3b)。

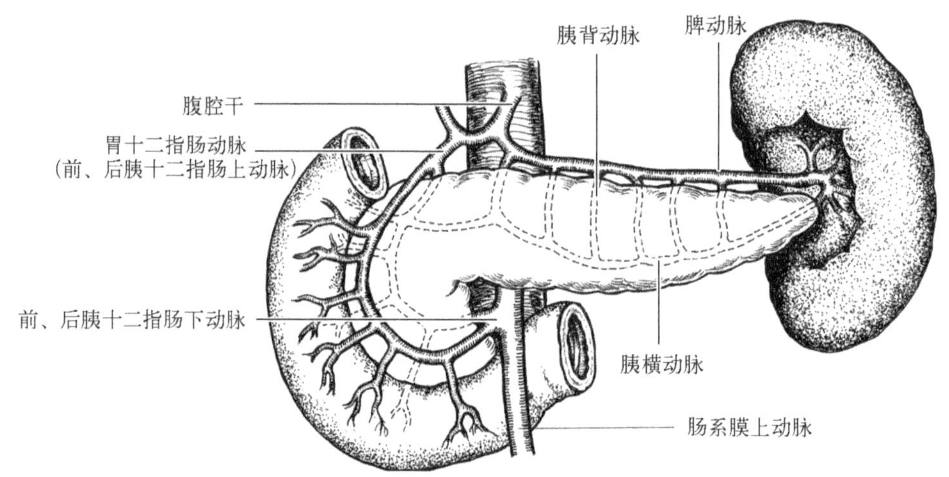

图3a 胰腺的动脉供应

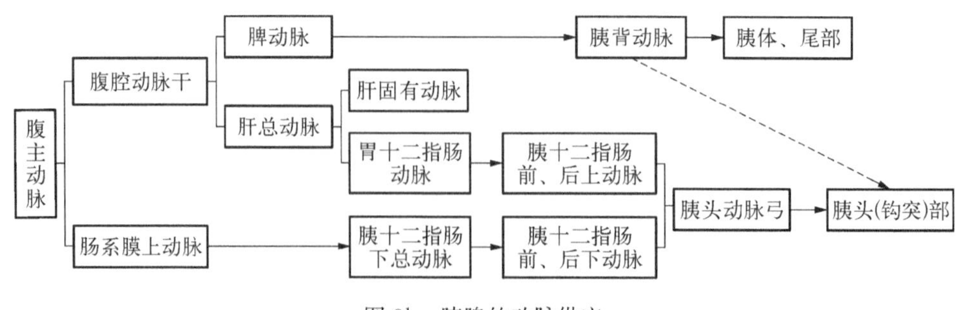

图3b 胰腺的动脉供应

2. 胰腺的静脉

胰腺的静脉系统一般与同名动脉伴行，通过肠系膜上静脉、脾静脉注入门静脉。胰十二指肠上前、下前静脉多由吻合形成胰头前静脉弓，胰十二指肠上后、下后静脉吻合形成胰头后静脉弓。胰十二指肠上前静脉和胃网膜右静脉合流后与副右结肠静脉汇合形成胃结肠静脉干注入肠系膜上静脉。胰十二指肠下前静脉，由胰腺实质发出，到达胰腺钩突后面流入空肠静脉终末部或直接流入肠系膜上静脉。胰十二指肠上后静脉，从胰头部后上区域发出，上行在胆总管左侧，在胰腺上缘高度与胆总管交叉，注入门静脉右侧缘。胰十二指肠下后静脉细小，多数情况下形成共同干，汇入肠系膜上静脉或空肠静脉。胰头部有时出现 1 至 2 条钩突静脉小支，引流胰头前面部分血液，与引流胰腺钩突部的 1 至 2 条钩突静脉小支汇入胰切迹附近的肠系膜上静脉。

胰腺背侧的静脉——胰背静脉出现率较低，主要由胰颈前、后面的小尾支所汇成，随后汇入门静脉。胰体部多数静脉支注入胰静脉或胰下静脉，随后注入脾静脉或肠系膜上静脉，胰腺下静脉多注入肠系膜下静脉。胰体尾部前部有 1～3 支胰体前静脉，它由横结肠系膜根部穿出胰腺实质，沿横结肠系膜向前行，在系膜内与横结肠系膜静脉网吻合。胰尾部的后面常有 4～6 条小静脉直接汇入脾静脉，胰尾部前面常有小静脉汇入胃网膜左静脉或脾静脉。

三、胰腺的导管

胰腺的导管有主胰管和副胰管。

主胰管在胰腺实质内从胰尾起自左向右穿过胰体。主胰管平均长 13.8 cm，管径从左向右逐渐增大，尾端管径平均 0.2 cm，头端管径平均 0.4 cm。胰管有 2 个生理狭窄，分别在头、体交界处和胰体中 1/3 处。主胰管在胰颈向下、向后、向右，达十二指肠降部后内侧壁处与胆总管并行一段，位于胆总管的左内下方，最后斜穿十二指肠壁，开口于十二指肠降部。主胰管在到达胰头右缘时通常与胆总管汇合。主胰管和胆总管的关系可细分为 6 种，分别为：① 主胰管以距十二指肠大乳头开口不同距离汇合于胆总管，会合后管腔扩大，形成肝胰壶腹部，壶腹部括约肌称为 Oddi 括约肌。② 主胰管和胆总管会合后不形成壶腹，而是形成短小的共同通道。③ 主胰管汇入胆总管，以胆总管为主形成共同通道。④ 胆总管汇入主胰管，以主胰管为主形成通道。⑤ 主胰管和胆总管靠近，但分别开口于十二指肠大乳头。⑥ 主胰管与胆总管未形成共同通道，分别开口于十二指肠。

副胰管行于主胰管的前方，与主胰管有交通管相通。向上行至胰头上部的前部后，穿十二指肠降部的后内侧壁，多开口于十二指肠小乳头。十二指肠小乳头出现率约为 50%，常位于十二指肠大乳头上方约 2 cm，也有位于大乳头的两侧。副胰管在胃十二指肠动脉或胰十二指肠动脉后方在胰头实质内由左向右穿入十二指肠降部的后壁，因此胃十二指肠动脉或胰十二指肠动脉是临床寻找副胰管和十二指肠小乳头的标志。

四、胰腺的淋巴引流

胰腺叶内有丰富的毛细淋巴管丛，最后汇集成 3～12 条集合淋巴管。胰头上部的集合淋巴管首先注入胰十二指肠上前、上后淋巴结，而后汇入肠系膜上淋巴结。以上淋巴结均位于同名血管旁。胰尾 4～7 条集合管多注入脾淋巴结、胰上淋巴结和中结肠淋巴结。胰体前面淋巴汇入胰上淋巴结、胃左淋巴结和肝淋巴结；胰体后面淋巴汇入胰下淋巴结、中结肠淋巴结、肠系膜上淋巴结和主动脉淋巴结。

五、胰腺的神经支配

胰腺由内脏神经支配，主要由三部分：① 来自腹腔神经丛及其他神经丛伴动脉走形的神经纤维，主要是胰腺运动神经的交感神经部分。这些神经纤维非常纤细，不形成肉眼可见的神经干或神经丛。② 由发自右腹腔神经节及肠系膜上丛不伴随动脉走行的神经纤维丛，这些神经较粗大，形成肉眼可见的神经干和神经丛，胰头丛的神经纤维包括支配胰腺的大部分内脏神经纤维（胰腺运动神经的副交感神经部分和胰腺感觉神经）。③ 来自左腹腔神经节的不伴随动脉走行的神经，主要分布在胰体尾。这些神经较细小，分布也较稀疏，神经纤维的功能成分与胰头丛相同，称为胰支。

第三节　胰腺的生理功能

胰腺是人体重要的消化器官，具有外分泌和内分泌的双重功能。胰腺的外分泌功能主要由腺泡细胞和导管壁细胞实现，他们分泌胰液参与对食物的消化。而胰腺的内分泌功能则主要由散在于胰腺中的胰岛细胞完成，分泌胰岛素、胰高血糖素等激素，对营养物质的代谢发挥重要作用。

一、胰腺的结构

1. 胰腺的外分泌结构

（1）胰腺腺泡　　胰腺腺泡是外分泌部的基本功能单位，由一层锥体形的腺泡细胞组成。腺泡腔内常有染色较浅的泡心细胞，腺泡细胞的分泌物通过泡心细胞之间的间隙流入腺泡腔。腺泡腔的大小随腺泡细胞的功能状态而变化，细胞分泌前腺泡腔较小，细胞分泌后腺泡腔则较大。

胰腺腺泡细胞属浆液性腺细胞，细胞的底部位于基膜上，顶端邻近腺泡腔，细胞核较大，圆形，大多靠近细胞的基部，有 1 至 2 个明显的核仁。腺泡细胞顶部胞质内可见很多折光性强的颗粒，称酶原颗粒，呈明显嗜酸性。细胞基底部胞质富含嗜碱性物质，其中含核糖核酸。酶原颗粒含多种酶，如胰蛋白酶原、胰凝乳蛋白酶原、羧肽酶、核糖核酸酶等。酶原颗粒的界膜通透性低，可防止酶的渗出而酶解胞质，而且酶原以胞吐的方式排出，使酶原释放至腺泡腔而不与胞质接触。

泡心细胞是位于腺腔内的闰管末端的上皮细胞，小于腺泡细胞，扁平形，细胞质染色淡，核圆形或卵圆形。

（2）胰腺导管　与腺泡相连的一段细而长的导管称闰管，其伸入腺泡的一段成为泡心细胞，另一端汇入小叶内导管。小叶内导管出小叶后，在小叶间结缔组织隔内汇成小叶间导管，随后又汇入主胰管。闰管上皮为单层扁平上皮，小叶内导管上皮为单层立方上皮，小叶间导管上皮为单层柱状上皮，在柱状上皮细胞之间有杯状细胞。胰管上皮细胞及其黏液对胰管内容物有屏障作用，在正常生理状态下可以防止胆汁、胰蛋白酶等反流入胰实质。

2. 胰腺的内分泌结构

胰腺的内分泌部的基本构成是胰岛。胰岛是由内分泌细胞组成的球形细胞团，大小不等散布在胰腺小叶内，胰尾中较多。胰岛腺泡之间有少量网状纤维分隔。胰岛细胞多呈不规则索状排列，细胞间有丰富的毛细血管网。胰岛细胞分为 6 类，数量因不同动物种属而有差异。

（1）B 细胞　为胰岛的主要细胞，约占人胰岛细胞数的 75%，主要位于胰岛的中央部。B 细胞主要分泌胰岛素，故又称胰岛素细胞。胰岛素主要作用是调节糖的代谢，促使葡萄糖在干细胞、脂肪细胞和肌细胞内合成糖原，储存能源，同时防止高血糖的发生。

（2）A 细胞　约占人胰岛细胞数的 20%，在胰体和胰尾部的胰岛内较多。A 细胞分泌高血糖素，故又称高血糖素细胞。高血糖素可促进糖原和脂肪分解，满足机体活动的能量需要，防止低血糖的发生。高血糖素和胰岛素两者作用的相互拮抗和协调维持了血糖的稳定。A 细胞还分泌抑胃多肽和缩胆囊素。抑胃多肽可抑制胃的蠕动与分泌；缩胆囊素可收缩胆囊和松弛 Oddi 括约肌。

（3）D 细胞　数量较少，约占人胰岛细胞数的 5%。人的 D 细胞为卵圆形或梭形，分散在胰岛周边部 A、B 细胞之间。D 细胞分泌生长抑素，对胰岛素、高血糖素和胰多肽的释放起抑制作用。也有报道称 D 细胞分泌胃泌素。

（4）PP 细胞　体积小，数量少，主要存在钩突内的胰岛周边部，在外分泌部的导管上皮内和腺泡细胞之间也有发现。作用主要分泌胰多肽。胰多肽对消化系统活动起抑制作用，如抑制胰液的分泌。特别是抑制碳酸氢盐和胰蛋白酶的分泌，减弱胆囊的收缩，加强胆总管的紧张度，以及抑制胃窦和小肠的运动等。

(5) D_1细胞　在人胰岛内极少，主要位于胰岛的周边部，可能分泌血管活性肠肽。血管活性肠肽可看作一种调节胰腺外分泌的神经递质，还能抑制胃酶的分泌，刺激胰岛素和高血糖素的分泌。

(6) C细胞　是不含分泌颗粒的，一般认为可能是胰岛内分泌细胞的前身。

二、胰腺的生理功能及调节

1. 胰腺的外分泌功能及调节

胰腺的外分泌功能主要是分泌胰液，进入十二指肠而参与对食物的消化。

(1) 胰液　胰液是一种无色无气味的透明碱性液体，略带黏性。渗透压与血浆相近。正常成人每日胰液分泌量为700～1 000 mL，含水、电解质和蛋白质，蛋白质主要是消化酶。胰液中的电解质成分与血浆相近，阳离子为Na^+、Ca^{2+}和Mg^{2+}，阴离子主要有HCO_3^-、Cl^-、SO_4^{2-}、HPO_4^{2-}等，其中HCO_3^-和Cl^-含量很高，浓度与胰酶分泌速度有关。在一定范围内，胰液的分泌速度越高，HCO_3^-浓度也越高，而Cl^-的浓度则越低。

(2) 消化酶　胰液中的有机成分主要是蛋白质，包括白蛋白、球蛋白等，其中最主要是消化酶。胰液中蛋白质的浓度随胰酶分泌的增加而增加，因此测定胰液中的蛋白质浓度可作为胰腺分泌功能的指标。胰酶缺乏时影响蛋白质和脂肪的吸收。胰液中的消化酶包括蛋白水解酶，如胰蛋白酶、胰凝乳蛋白酶、弹性蛋白酶、羧肽酶；碳水化合物水解酶，如α淀粉酶；脂肪水解酶，如脂肪酶、磷脂酶、胆固醇酯酶；核酸水解酶，如核糖核酸酶、脱氧核糖核酸酶等。

胰腺通过一系列自我保护机制防止自身被消化酶水解，如胰腺中存在蛋白酶的抑制因子，如胰蛋白酶抑制物等，它们可以和消化酶结合形成无活性化合物，避免胰腺被活化的消化酶水解破坏，此外，酶和酶原以无活性前身在腺泡内合成，并存在于酶原颗粒内与细胞质分隔开，很多胰酶原需要激活酶作用才有活性，这些都可以保护胰腺不自身消化。

(3) 胰液分泌的调节　胰液分泌的生理刺激因素是食物，进食后，分为头期、胃期、肠期三个通过神经和体液双重作用的分泌调节时期，以体液调节为主。

头期主要由中枢神经系统控制，通过对食物的视、嗅、味及吞咽、咀嚼刺激而引起胰液分泌，反射的传出神经主要是迷走神经。进食引起的迷走神经兴奋可直接作用于胰腺，对腺泡作用较强，而对胰导管的作用较弱。迷走神经兴奋还可引起以下系列效应：促进胃泌素释放，引起胰酶及胃酸分泌，随后进入十二指肠刺激促胰液素和胆囊收缩素的释放；增强分泌细胞对胆囊收缩素和促胰液素的敏感性。

在胃期，食物进入胃后，胃的机械性和化学性刺激，通过迷走-迷走反射和胃胰反射，直接引起胰腺分泌。

食物进入小肠后成为肠期，蛋白、脂肪和胃酸通过复杂的激素和神经递质产生局部的肠胰反射，进一步刺激胰腺分泌。体液调节中多种胃肠激素调节胰液的分泌，最主要的是促胰液素和胆囊收缩素两种。促胰液素又称胰泌素，是由于胃酸进入十二指肠刺激肠黏膜上的S细胞分泌的。其主要作用是刺激胰导管细胞分泌大量的碳酸氢盐和水，酶的含量很低。胆囊收缩素是一种小肠黏膜分泌的能促进胆囊收缩和促进胰液分泌的物质。另外，还有一些抑制胰液分泌的激素和多肽类物质，如胰高血糖素、生长抑素、胰多肽、脑啡肽等。这一期的胰液分泌是胰腺分泌活动中最重要的环节，激素的调节主要在肠期发挥作用。

2. 胰腺的内分泌功能及调节

（1）胰岛素　　胰岛素是胰岛B细胞分泌的一种可溶性蛋白质激素，人胰岛素每日分泌量为40～50 U。胰岛素半衰期短，一般为3～5分钟，主要代谢器官为肝脏、肾脏及胎盘。

胰岛素的生物学作用是促进合成代谢，促进碳水化合物、蛋白质、脂肪的贮存和葡萄糖的利用，调节血糖浓度。在碳水化合物方面，胰岛素促进组织细胞对葡萄糖的摄取和利用，加速葡萄糖合成为糖原，贮存于肝和肌肉中，并抑制糖异生。在促进脂肪贮存方面，胰岛素促进葡萄糖转变为脂肪酸或转化为磷酸甘油，脂肪酸与α磷酸甘油形成三酰甘油，贮存于脂肪组织中，从而使血糖下降；同时，胰岛素还能抑制脂肪酶的活性，减少脂肪的分解。在蛋白质方面，胰岛素可促进蛋白质的合成，因此对机体的生长有一定的促进作用，但只有与生长素共同作用时才能发挥明显的效应。

胰岛素分泌受多种因素调节，其中血糖浓度是调节胰岛素分泌的最重要的因素，血糖浓度升高时，胰岛素的分泌相应增加，反之减少。氨基酸和脂肪酸对胰岛素分泌也有调节作用，血糖正常时，氨基酸只能使胰岛素分泌少量增加，但在高血糖条件下，过量的氨基酸则可使胰岛素分泌量成倍增加。氨基酸刺激胰岛素分泌的生理意义，在于使餐后吸收的氨基酸在胰岛素的作用下迅速被肌肉和其他组织摄取并合成蛋白质，同时使体内的蛋白质分解减慢。此外，当血中游离脂肪酸大量增加时，可促使B细胞产生并释放胰岛素。这一机体的反馈调节，可以防止脂肪动员过多，生成过多酮体。胃泌素、促胰泌素、胆囊收缩素等消化道内激素均可直接刺激胰岛素分泌，生长素、皮质醇、甲状腺激素以及胰高血糖素等通过升高血糖浓度而间接刺激胰岛素分泌。

胰岛受迷走神经与交感神经支配。刺激迷走神经，可通过乙酰胆碱作用于M受体直接促进胰岛素的分泌，同时还可引起胃肠激素的释放而促进胰岛素的分泌。交感神经兴奋时则通过去甲肾上腺素作用于α受体而抑制胰岛素的分泌。

（2）胰高血糖素　　成人每日分泌胰高血糖素约1 mg，其半衰期为5～10分钟，极易被酶分解而失活。其灭活场所依次是肝、肾及血液，分解速度比胰岛素快。胰高血糖素的作用与胰岛素的相反，是促进分解代谢（糖原分解、糖异生、脂肪动员及酮体生成）

的激素。胰高血糖素具有很强的促进糖原分解和糖异生的作用，使氨基酸作为糖异生的原料，促使糖原和脂肪代谢生成葡萄糖，使血糖明显升高。

影响胰高血糖素分泌的因素很多，血糖浓度是重要的因素。血糖降低时，胰高血糖素分泌增加，血糖升高时，胰高血糖素分泌减少。氨基酸的作用与葡萄糖相反，能促进胰高血糖素的分泌。胰岛素可通过降低血糖间接抑制胰高血糖素的分泌。

（3）生长抑素　生长抑素在外周血液中浓度很低，其半衰期约为1分钟。生长抑素除抑制生长素外，还可抑制促胃液素、血管活性肠肽、促胰液素、促胃动素的分泌，抑制胰腺和消化道的外分泌运动。由于生长抑素具有抑制胰腺外分泌的作用，故可用于治疗急性胰腺炎。营养物质，如葡萄糖等，可引起生长抑素的释放。

（4）血管活性肠肽　血管活性肠肽是强有力的肽类激素，血浆中浓度很低，极易被破坏，半衰期小于1分钟，主要在肝脏中灭活。血管活性肠肽可以激活腺苷酸环化酶，促使小肠分泌水和电解质，调节胰腺外分泌；促使胰岛素和胰高血糖素分泌，抑制胃酸分泌，释放肝糖原，舒张血管，增加血流量，加强心肌收缩力。

（5）胰多肽　胰多肽是由PP细胞分泌的，在血液循环中稳定且含量较高，饭后升高极为迅速。食入蛋白质、脂肪、糖均可引起胰多肽升高。胰岛素性低血糖可引起胰多肽的释放。迷走神经是调节胰多肽的重要途径。胰多肽的主要代谢部位在肝和肾。生理作用主要有抑制胰酶的分泌、增加胆总管和Oddi括约肌的张力，使胆囊松弛，从而增加胆囊的储量。

此外，胰内分泌激素还有促胃动素、P物质、肠抑胃肽、神经降压肽、血清素等。

第四节　中医对胰腺的认识及沿革

祖国医学认为胰属于脾，与胃相表里，有津管与胆、肠连通。在内伤、外邪等因素的作用下，可致脾胃气机升降失司，肝胆疏泄失常，进而可致胃气上逆、腑气不降，则出现恶心呕吐、腹胀便秘；肝气郁结，气滞血瘀，瘀凝不通则出现腹痛固着难忍。气滞湿阻，郁久化热，湿热相搏，外溢肌肤，内蕴脏腑，可出现肌肤黄染，发热纳差，脘腹满闷；热邪入里，实热内盛，热结阳明，可致高热，腑气不通，痞满燥实；如热与水或痰湿搏结，则呈现结胸症；如热邪炽盛，灼伤血络可致出血，进而发生气血耗伤；热极生寒，气血耗竭，正虚邪陷，最终可出现四肢厥逆，脉微欲脱，气息微弱，无尿，意识障碍等脏衰之危重证候。

中医学古代文献中无“胰腺”的专有名称，因此对胰腺在五脏六腑中的归属一直颇有争议，认为胰腺属于脾、命门、三焦均有之。但以胰属于脾的论述较多。

一、胰腺属脾的论述

《中华大字典》中对胰腺的记载如下："……胰也，亦谓之甜肉……居胃下，色黄赤，状如牛舌，长六七寸，分泌消化食物之汁液。"中医学古代文献中虽无胰腺的专名，但对胰腺的解剖位置、形态及功能很早就有记载。古代对于胰腺的认识，大多从脾论述。最早对胰腺的描述见于《难经》："脾重二斤三两，扁广三寸，长五寸，有散膏半斤，主裹血。温五脏，主藏意。"其中的"散膏"与今之胰腺相当。金代医家李东垣在《脾胃论》中讲："脾长一尺，掩太仓。太仓者，胃之上口也。"元代《十四经发挥》记载："脾广三寸，长五寸，掩乎太仓，附着于脊之第十一椎。"其中对脾的位置描述，均与现在胰腺解剖位置相近。

《医纲总枢》记载，"脾形如犬舌，状如鸡冠，生于胃下，横贴胃底，与第一腰骨相齐，头大向右，至小肠头，尾尖向左，连脾肉边，中有一管，斜入小肠，名曰珑管"。其中珑管的描述与胰腺解剖特点十分吻合。从现代医学来看，胰腺形态状如狗舌；从胃表面看，状如鸡冠。其头大尾尖，胰头向右，与幽门相及；至小肠头；胰体部靠近胃后壁，生于胃下，横贴胃底；胰尾向左，在脾的下方与脾门相接；胰管由胰头伸出，与胆总管共同开口于十二指肠乳头，即"连脾肉边，中有一管，斜入小肠"。由此可知，自《难经》以来，直至明清，中医长期把胰腺归于脾脏论述，但对其解剖结构认识不清。自清代王清任开始，第一次提出"胰"名称，对人体胰腺有了较为具体的描述。他在《医林改错》中指出："偏右胁向脊幽门之左寸许，另有一门，名曰津门。津门上有一管，名曰津管，是由胃出精汁水液之道路。津管一物，最难查看，因上有总提遮盖。总提俗名胰子，其体长于贲门之右，幽门之左，正盖津门。总提下前连气府，提小肠，后接提大肠，在胃上后连肝，肝连脊。此是膈膜以下，总提连贯肝大小肠之体质。"直到清末及近代，胰腺开始被认为一个独立的脏器，从脾脏中分离出来。清代医家叶霖在《难经正义》中指出，"胰，附脾之物，形长方，重约三四两，横贴胃后，头大向右，尾尖在左，右之大头，与小肠头为界，左之小尾，与脾相接，中有液管一条，由左横右，穿过胰之体，斜入小肠上口之旁，与胆汁入小肠同路，所生之汁，能消化食物，其质味甜，或名之甜肉"。近代医家张锡纯在《医学衷中参西录》中明确指出，"胰为脾之副脏，在中医书中名为散膏，即扁鹊《难经》所谓脾有散膏半斤也"。张山雷在《难经汇注笺正》中也说，"胃后有甜肉一条……所生之汁，如口中津水，则古所谓散膏半斤，盖即指此。古之所称脾者，固并此甜肉而言……甜肉之汁，运入小肠，即以化食物中之脂肪质者"。如此"散膏""甜肉""珑管"之描述，其定位与现代胰腺解剖位置、生理功能十分近似，即如今之"胰腺"。从这些论述中亦可知，对胰腺的论述仍归属于中医的脾，中医学认为脾为后天之本，主运化水谷精微，在人体消化功能方面有重要作用，这与现代医学胰腺外分泌对消化的重要作用的认识相一致。

由此可见，中医认为胰、脾应对应于传统五脏中的脾脏，其主要依据有以下四点：

其一是古人对胰的位置的描述，从《难经》的“散膏”到后来的“珑管”“甜肉”都是作为脾的附属物来记载的，今日仍归于脾亦很自然。其二是古人对胰腺功能的描述“所生之汁，能消化食物”“甜肉之汁，运入小肠，即以化食物中之脂肪质者”，与今日胰腺的外分泌功能相符。其三是古之脾脏主运化升清的功能与今日之脾仅属于免疫器官的事实不符。其四是胰腺疾病时所表现出的消化不良、食欲差、腹泻等症状与古代之脾虚相符。另有人同样根据以上四点，认为今日之胰当为古时之脾，两者实近名异应为一种概念的错位。

二、胰腺属命门的论述

明代李时珍把胰腺称为人的命门，在《本草纲目》中指出胰“生两肾中间，似脂非脂，似肉非肉，乃人物之命门，乃三焦发源处也……盖颐养赖之，故称之颐……亦做胰”。因此有人根据李时珍关于“胰乃人物之命门”的观点，结合胰腺的解剖位置及其调节血糖的作用对人体的重要性，认为胰就是古之命门。尽管李时珍的论述与现代医学的胰腺并不完全相同，但在解剖生理方面也有诸多相通之处。胰腺分为头、体、尾三部，胰头向右侧延伸，与右肾内侧连接，其部位正处于“两肾中间”，而“两肾中间”除此之外，又别无他物“似脂非脂，似肉非肉”。故“三焦发源处”实与胰头所在部位相吻合。而胰腺作为人体重要的消化器官，“颐养赖之”，故谓“人物之命门”。但是这里的“命门”只是强调其对于消化功能的重要性，与“命门学说”当中的命门有所不同。由于古代“命门与肾”关系密切，且张介宾认为“两肾皆命门”，因此关于胰与肾的关系也有论述。在生理上，中医理论认为，肾为先天之本，人的生长、发育、衰老等均与其有关，肾的功能主要包括“藏精、主生长发育与繁殖，主骨、生髓，主水，主纳气”，这些显然与现代医学的神经内分泌系统有关，其藏精、主生长发育与繁殖的功能与下丘脑-垂体-性腺轴的功能相一致，其主骨、生髓则与甲状腺的功能相关，其主水、主纳气均与肾上腺、甲状腺功能分不开。从另一个角度来说，胰在解剖位置上位于两肾之间，被李时珍称为“命门”。而张介宾则称“两肾皆命门”，命门在生理功能上相当于整个内分泌系统，而在脏腑功能上属于肾，因此，胰腺的内分泌功能也应属于肾。

三、胰腺属胆、三焦的论述

也有人提出奇恒之腑中胆应为胰，三焦为胰以及从针灸角度出发讨论胰俞的命名和归经等方面的论述。从现代医学来看，胰腺兼有内外分泌功能。若内分泌功能异常，出现“三焦受累的病症，如消渴等”；若外分泌出现异常，则可出现上腹部剧痛，向胸胁、肩背部放射，呕吐、便秘或腹泻等症状。根据上述表现，结合病因、病机、治法、方药等，可辨为少阳病症。少阳统胆与三焦，胰腺炎虽与胆腑功能失常有关，但病位在胰腺，就症候而言，其内外分泌功能失常所导致的病变皆与三焦病变密切相关。另外，胰腺以管道与胆腑直接相通，手少阳经下胸中，贯膈，循属三焦，其部位又与胰腺接近。就脏腑经络的关系而论，胰腺与三焦亦有相通之处。

命门学说，胆、三焦和经络学说都是对中医理论中胰的概念的补充，是对传统医学的继承和创新，虽各有理据，但细究起来，不难发现其偏颇之处，胆、三焦和经络学说仅论及胰腺的外分泌功能，而命门之说只涉及胰腺的内分泌功能，用之概括整个脏器则未免以偏概全。在中医理论中，脾为后天之本，主运化水谷精微。用现代医学来说，脾运化水谷的过程依赖于胰腺分泌的多种消化酶的作用。因此，在生理功能方面，胰与脾的归属关系，已是毋庸置疑的了。此外，在内伤、外邪等因素的作用下，可致脾胃气机升降失司，肝胆疏泄失常，若胃气上逆、腑气不降，则出现恶心呕吐、腹胀便秘；若肝气郁结，气滞血瘀，瘀凝不通则出现腹痛固着难忍；若气滞湿阻，郁久化热，湿热相搏，外溢肌肤，内蕴脏腑，可出现肌肤黄染，发热纳差，脘腹满闷；若热邪入里，实热内盛，热结阳明，可致高热，腑气不通，痞满燥实；若热与水或痰湿搏结，则呈现结胸症；若热邪炽盛，灼伤血络可致出血，进而发生气血耗伤；若热极生寒，气血耗竭，正虚邪陷，最终可出现四肢厥逆，脉微欲脱，气息微弱，无尿，意识障碍等脏腑衰竭之危重证候。这些脾胃为病的病机和表现，与现代医学中胰腺炎病变的表现一致，因此按照中医理论，胰腺与脾的关系最为密切，其实质功能类同三焦，而其病理生理则与肝胆、胃、肠、肾相联系。

第五节　现代医学对急性胰腺炎的病因认识

急性胰腺炎(acute pancreatitis，AP)是临床最常见的急腹症之一，起病急，病情变化快。急性胰腺炎的病因复杂，包括胆道因素、酒精因素、高脂血症以及创伤等。

一、胆胰因素

包括胆道结石、胆道感染、胆道蛔虫、胆道异物、胰胆管解剖异常以及胰管其他梗阻因素如肿瘤、oddi 括约肌功能障碍等。其发病机制有胆胰“共同通道”“肠胰反流”“胆石游走”和“胆道微结石”学说，主要以胆道结石为主，胆结石是我国急性胰腺炎最主要的发病原因。结石由胆固醇和三酰甘油混合而成。并发感染和结石移位可使胆管内压力增高，胆汁反流入胰管，激活胰酶原引起胰腺炎。过多的胆固醇进入人体后胆汁中胆固醇浓度增高而呈过饱和状态，各种理化因素如炎性渗出物、细菌、pH 改变、坏死组织等均可使胆固醇沉淀形成结石。同时脂肪摄入过多和代谢异常可以通过破坏肝脏合成胆汁酸，使胆碱、磷脂减少，更易于胆道结石形成。

二、酒精因素

西方国家，酒精是急、慢性胰腺炎的主要原因，我国近几年酒精性急性胰腺炎的发病率也较前升高。在《美国胃肠病学会急性胰腺炎临床处理指南(2013 版)》指出，既往有饮酒史 5 年以上且每日摄入酒精在 50 g 以上的胰腺炎患者，或者发病前有大量饮酒及暴饮暴食史，可定义为酒精性胰腺炎。其发生的可能机制：① 酒精通过刺激胃酸分泌，促进胰泌素与胆囊收缩素分泌，增加胰腺外分泌。② 长期大量饮酒可以引起十二指肠乳头水肿。③ 长期酗酒者胰液内蛋白含量增高，易形成蛋白栓导致胰液分泌不畅。

三、代谢因素

近些年随着生活习惯和饮食结构的改变，高脂血症、高钙血症、肥胖、高血糖、甲状腺功能亢进等代谢因素所致的急性胰腺炎发病率也有逐年上升的趋势。研究表明，以肥胖、高血压、血脂紊乱、糖尿病或糖耐量异常以及胰岛素抵抗为主要临床表现的代谢综合征，与急性胰腺炎的发病有密切关系。其中高脂血症关系最为密切。《急性胰腺炎诊治指南(2014)》中认为血清甘油三酯＞11.3 mmol/L 或静脉乳糜状血即可诊断为高脂血症性急性胰腺炎。高甘油三酯引发及加重胰腺炎的机制主要有以下几点：患者由于血液黏稠度增加，血清脂质颗粒易阻塞胰腺血管，导致血液循环障碍，使胰腺缺氧；同时易发生胰外的脂肪栓塞；甘油三酯被脂肪酶水解，生成具有毒性作用的游离脂肪酸，损伤胰腺腺泡毛细血管和小血管，直接导致急性胰腺炎发生，同时胰岛素抵抗会引起凝血和纤溶状态的失衡，出现高凝状态，导致胰腺微循环障碍，引起胰腺缺血缺氧，加重胰腺炎的病情。

四、药物毒物因素

药物性急性胰腺炎是由药物诱导的胰腺分泌功能紊乱或胰腺组织病理损害并有相关临床表现的医源性胰腺炎。目前药物、毒物所致急性胰腺炎还没有大型的前瞻性研究，多数来自个别的临床病例报道。其发病率和发病机制还不确切。世界卫生组织(WHO)数据库列出 525 种可能会引起急性胰腺炎的药物，其中 30 多种药物明确会引起胰腺炎，发病率为 1.4%～5.3%。儿童、女性及老年是高危人群，艾滋病、炎症性肠病和化疗的肿瘤患者、复合用药患者及接受雌激素或激素替代治疗的患者患药物性胰腺炎的风险较高。已知硫唑嘌呤、非诺贝特、美沙拉秦及血管紧张素转化酶抑制剂类药物可明确引起药物性急性胰腺炎，而长时间服用某些药物，如华法林、赖诺普利、拉米夫定、司坦夫定、茚地那韦、辛伐他汀、瑞舒伐他汀、糖皮质激素、四环素、磺胺类、噻嗪类利尿剂有导致急性胰腺炎的危险。其发病机制可能为胰管收缩、细胞毒性和代谢效应(如直接或间接的毒性代谢产物积累),以及个体超敏反应等。其临床表现缺乏特异性,目前尚无明确的分子生物学标志物及影像学改变,导致与其他原因引起的急性胰腺炎较难鉴别。

五、创伤因素

创伤性急性胰腺炎多由外伤和手术引起,是继胰腺损伤后的一种非感染性急性胰腺炎。因为胰腺位于腹膜后,易存在合并伤,损伤后症状常被其他脏器损伤的临床表现所遮盖,所以早期诊断较困难。上腹部或腹膜后手术所致的急性胰腺炎占5%～10%。损伤原因为胰胆或胃部手术、冠状动脉旁路移植术、胆系手术、胃手术等,术中对胰腺过度牵拉、挤压或直接损伤胰腺组织及胰管,引起水肿、胰管梗阻或血供障碍。腹部外伤所致的急性胰腺炎中,闭合性损伤常由于强大外力与椎体相互挤压导致,多见于飞轮、车把、方向盘伤等。其中成人胰腺外伤以机动车事故中方向盘挤压伤多见,儿童以自行车把伤多见。贯通性损伤多为枪弹伤或刀刺伤。随着内镜逆行胰胆管造影术(endoscopic retrograde cholangiopancreatography, ERCP)在胆胰十二指肠疾病中的应用越来越多,部分 ERCP 检查后,少数可因重复注射造影剂或注射压力过高易可发生急性胰腺炎。

六、其他因素

此外还有部分少见的病因,如糖尿病昏迷、尿毒症、血管炎、感染性[柯萨奇病毒、腮腺炎病毒、人类免疫缺陷病毒(HIV)、蛔虫症]、自身免疫性(系统性红斑狼疮、干燥综合征)、α1 -抗胰蛋白酶缺乏症、妊娠、家族遗传性、克罗恩病和特发性急性胰腺炎。目前临床发病率低,发病机制尚未明确。

第六节　急性胰腺炎的病因病机

急性胰腺炎在中医学中无对应的专有名词,根据急性胰腺炎多呈持续性、刀割样上腹部、剑突下(心下)疼痛为主要临床表现的特点,许多医家认为文献中对“胃心痛”“脾心痛”“厥心痛”“结胸”等证候的描述与急性胰腺炎的临床表现较符合。不同医家对急性胰腺炎的病因病机论点不同,如朱生樑根据重症胰腺炎的临床表现多为腹痛、呕吐、便结、黄疸等症状,归属于中医“结胸”“厥脱”“阳明腑实证”等范畴。崔乃强等认为急性胰腺炎的症状可归属于中医学“结胸”“阳明腑实证”等范畴,属里实热证,表现为痞、满、燥、实等证候。杨晋翔等认为病机演变主要以湿、热、瘀、毒蕴结中焦所致的脾胃升降、肠之传化、肝之疏泄失常。其中“腑气不通”可谓其总括，并可有郁、结、湿、热、瘀、厥、脱7个关键环节。病性为里、实、热证为主证，病位在脾、胃、肝、胆，并涉及心、肺、肾、脑、肠等。丁赛丹认为其病性为实证，以湿邪入侵为主，最主要病位在肝。钱金方认为，病位在肝胆与脾胃，病机之中心环节为气滞血瘀、湿热郁结和热实结胸；按八纲辨证属阳证、里证、热证、实证。

综合医家的看法，急性胰腺炎的病因系感受六淫之邪、饮食不节（肥甘厚味）、情志不舒、胆石、虫积、创伤等因。病位在脾、胃、肝、胆，并涉及心、肺、肾、脑、肠等。基本病机为气、湿、热结聚不散则酿生热毒，热毒炽盛又易导致血热妄行而致血瘀，热毒血瘀互结，腑气不通。根据病情演变的特征分为初期、进展期、恢复期。瘀、毒互结是急性胰腺炎加重及发生变证的病理基础。

一、急性胰腺炎的病因

1. 时邪外感，脾胃失调

外邪是指风、寒、暑、湿、燥、火六淫。冬春夏秋季节变化之时，气候反常或长期生于寒冷、潮湿、燥热环境中，复加素体虚弱，则易感受湿热之邪，脾胃受损，水湿内蕴，湿邪为病，重浊黏滞，缠绵难愈，湿郁日久则化热。湿、热结聚不散则酿生热毒，热毒炽盛又易导致血热妄行而致血瘀。或湿热熏蒸，炼液为痰，痰瘀气滞，致脉络闭阻不通而致血瘀。终至腑气不通，脾失健运，胃失和降，阻碍气化，影响水液运行而成本病。若阳虚体弱，则更易受邪侵袭，故《灵枢·百病始生》谓：“夫百病之始生也，皆生于风雨寒暑，清湿喜怒。”而“风雨寒热，不得虚，邪不能独伤人”。

2. 饮食不节，邪阻中焦

饮食不节、暴饮暴食、嗜食肥甘厚味，化热生火，易损伤脾胃，生湿助热，从而导致热邪蕴结脾胃，脾不能升清，胃不能降浊，邪热炽盛，郁火熏蒸，血液胶凝，胃肠热结，闭阻不通，络阻血瘀，热毒血瘀互结，而致腹部胀满疼痛。

3. 情志不舒，肝胆失调

喜、怒、忧、思、悲、恐、惊属正常的生理活动，但长期的忧虑悲伤，就会引起人体阴阳、气血功能紊乱，导致疾病的发生、发展。再则平素情志不畅、肝失条达，肝气郁结，或肝郁克脾，肝脾不和，或蛔虫内扰、肝气不舒横逆犯胃，亦可以导致肝脾气机郁滞，使脾胃升降功能紊乱，气机升降失调，湿热阻于中焦而发病。

4. 跌打损伤，经脉闭阻

外伤所致胰腺及周围脏腑，经脉闭阻不通，不通则痛，气血不畅，郁而化热，热壅血瘀，血瘀的存在又可进一步形成“留瘀化热”“络瘀化毒”的恶性循环，发展为“毒瘀互结”，而成本病。

二、急性胰腺炎的病机

急性胰腺炎主要病机特点为热蕴瘀阻，具体为痰食阻滞，湿热蕴结，毒热炽盛，导致肝胆脾胃功能紊乱，气机升降失调，湿热阻于中焦而发病。根据传统的脏腑辨证、伤寒六经辨证及卫气营血辨证，在病程上可分为早期、进展期、恢复期，每期病机各有不同。

早期气滞湿阻热瘀，气分证表现以郁、热、瘀、结病机特点为主。脾土壅滞，肝失条达，土壅木郁，气血瘀闭，以致传导失职，湿热之邪蕴结中焦，可见脾胃实热、结胸实热、肠结实热、中焦(肝、胆、脾、胃)实热或湿热等证候类型；血分证表现以厥脱、痈疡、热瘀血证病机特点为主，肝郁气滞，肝胆湿热，胃肠热结而致结聚不散，形成血瘀。血瘀又可进一步形成留瘀化热、灼伤血络、络瘀化毒，可见气阴暴伤、神失气脱、热深厥深的厥脱证。

进展期由于热毒血瘀进一步发展为热毒内盛，瘀热内结，或瘀热相搏，肉腐为脓，充斥三焦，灼耗气血，五脏六腑皆可受病，"邪从热化，热从燥化"是该期的主要病机特点，初期和中期以耗津为主，尤以中期耗津较甚，后期则以伤阴为主，可见气血败乱、脏器衰败的诸多脏衰证候多器官功能衰竭。

恢复期则邪去正伤，湿热毒邪，迁延日久，热去湿留、瘀血内停，气血不足，不能温养脏腑，而表现出气阴两伤、脾虚湿困、湿热留恋、癥瘕积聚而腹痛，甚至久病，肾阳不足，肾失温煦，脏腑虚寒，腹痛日久，迁延不愈。

参考文献

[1] 李兆申，廖专. 慢性胰腺炎基础与临床[M]. 上海：上海科学技术出版社，2013：16－59.
[2] 张肇达，严律南，刘续宝. 急性胰腺炎[M]. 北京：人民卫生出版社，2004：4－23.
[3] 秦保明. 胰腺炎[M]. 郑州：河南医科大学出版社，1997：1－53.
[4] 朱生樑，黄天生，王高峰. 重症急性胰腺炎中医辨证治疗现状与展望[J]. 时珍国医国药，2008，19(11)：2811－2812.
[5] 崔乃强，吴咸中. 重症急性胰腺炎治疗的现况和展望[J]. 中国危重病急救医学，2004，16(12)：705－707.
[6] 杨晋翔，韩海啸，张学智，等. 急性胰腺炎的中医药研究现状及思路[J]. 北京中医，2008，27(5)：348－349.
[7] 丁赛丹. 急性胰腺炎中医证型的文献分析[J]. 湖北中医杂志，2010，32(3)：34－36.
[8] 钱金方. 中西医治疗重症急性胰腺炎的研究进展[J]. 中华实用中西医杂志，2006，9(18)：2176－2178.

急性胰腺炎的诊断及中医辨证

第一节　急性胰腺炎的临床表现

急性胰腺炎是胰酶异常激活后引起的胰腺组织自身消化、水肿、出血，甚至坏死，继以胰腺局部炎症反应，伴或不伴有其他器官功能改变的疾病。临床上以急性上腹部胀痛不适、恶心、呕吐和发热等为特点。急性胰腺炎病变程度轻重不等，根据病程分为两型：间质水肿型胰腺炎以胰腺水肿为主，临床多见，病情轻，常呈自限性，预后良好；坏死型胰腺炎的胰腺伴有胰腺实质和/或胰周组织坏死，常继发感染、腹膜炎和休克等，病情严重，病死率高。

一、一般症状

1. 腹痛

腹痛为最早出现的症状，其发生主要与胰管梗阻、胰腺肿胀所致的胰腺包膜牵扯或渗液刺激有关。往往在暴饮暴食或极度疲劳之后发生，多为突然发作，疼痛为持续性进行性加重，似刀割样，位于上腹正中或偏左，患者自觉上腹及腰背部有“束带感”。腹痛的位置与病变的部位有关，如胰头的病变重者，腹痛以右上腹为主，并向右肩放射；病变在胰尾者，则腹痛以左上腹为重，并向左肩放射。

一般水肿型胰腺炎腹痛程度较轻，针刺或解痉药物能缓解。若为坏死型胰腺炎，发病后短暂时间内即为全腹痛、急剧腹胀，一般止痛方法不能奏效，同时很快即出现轻重不等的休克。

2. 腹胀

多与腹痛同时存在。水肿型胰腺炎腹胀较轻或无明显腹胀。坏死型胰腺炎由于组织坏死、腹腔渗液、炎性渗出物等刺激腹膜产生炎性反应或腹膜后炎症、出血，造成肠麻痹致使肠道积气、积液，从而发生严重腹胀。严重腹胀的患者多停止排气、排便。

3. 恶心、呕吐

约有 2/3 的急性胰腺炎患者有恶心、呕吐症状，发病初期发作频繁，为反射性呕吐，呕吐物多为食物和胆汁。与一般胃肠道疾病不同，急性胰腺炎的呕吐特点是呕吐后腹痛不能缓解。水肿型胰腺炎多恶心，呕吐不严重；而坏死型胰腺炎呕吐频繁、剧烈，有时呕吐咖啡色物。

4. 黄疸

水肿型胰腺炎出现黄疸较少，坏死型胰腺炎出现较多。大多数是胰头部水肿、胆道结石等引起胆汁排泄受阻所致。肝功能受损时也可出现黄疸，且黄疸越深提示病情越重，预后不良。

5. 脱水

急性胰腺炎的脱水主要是由于肠麻痹、呕吐所致。坏死型胰腺炎在发病后数小时至十几小时即可呈现严重的脱水及电解质紊乱。

6. 发热

由于胰腺大量炎性渗出以及胰腺的坏死和局限性脓肿等，可出现不同程度的体温升高。若为轻症急性胰腺炎，一般体温在39℃以内，3～5天即可下降。而重症急性胰腺炎，则体温常在39～40℃，持续数周不退，常出现谵妄及毒血症的表现。

7. 腹部瘀斑

少数坏死型胰腺炎，胰液及坏死溶解的组织沿组织间隙到达皮下，并溶解皮下脂肪，毛细血管破裂出血，使局部皮肤呈青紫色，有的可融成大片状，在腰部、季肋部的称为Grey-Turner征，在脐周出现的称为Cullen征。

8. 腹膜炎体征

胰腺的位置较深，一般的水肿型胰腺炎在上腹部深处有压痛，少数前腹壁有明显压痛；而坏死型胰腺炎，由于胰腺溶解，坏死，出血前、后腹膜均被累及，会出现全腹肌紧张、压痛和胀气，并可出现肠鸣音消失的麻痹性肠梗阻。此外可有大量炎性腹水，可出现移动性浊音。

9. 呼吸困难

由于渗出液的炎性刺激，可出现胸腔反应性积液，以左侧为多见，可引起同侧的肺不张，出现呼吸困难。

10. 其他

部分患者可出现手足抽搐症状，系由血钙降低引起。

二、局部并发症

1. 急性胰周液体积聚

发生于病程早期，表现为胰周或胰腺远隔间隙液体积聚，并缺乏完整包膜，可以单发或多发。

2. 急性坏死物积聚

发生于病程早期，表现为混合有液体和坏死组织的积聚，坏死物包括胰腺实质或胰周组织的坏死。

3. 胰腺假性囊肿

胰腺假性囊肿有完整非上皮性包膜包裹的液体积聚，起病4周后假性囊肿的包膜逐渐形成，多位于胰腺体尾部，大小从几毫米至几十厘米，可压迫邻近组织引起相应症状。囊壁仅见坏死肉芽和纤维组织，无上皮组织，囊肿穿破可致胰源性腹水。

4. 包裹性坏死

包裹性坏死是一种成熟的、包含胰腺和(或)胰周坏死组织、具有界限分明炎性包膜的囊实性结构,多发生于坏死型胰腺炎起病 4 周后。

三、全身并发症

1. 器官功能衰竭

(1) 急性呼吸衰竭　急性呼吸衰竭即急性呼吸窘迫综合征(acute respiratory distress syndrome, ARDS),表现为突发性、进行性呼吸窘迫,气促,发绀,烦躁,出汗等严重低氧血症,常规氧气治疗不能缓解。由肺灌注不足、肺表面活性物质卵磷脂减少、游离脂肪酸损伤肺泡毛细血管壁、缓激肽扩张血管和增加血管通透性、肺微循环栓塞、胸腹腔积液等因素综合所致。

(2) 急性肾衰竭(acute renal failure, ARF)　临床表现为少尿、蛋白尿和进行性血尿素氮、肌酐增高等。

(3) 心力衰竭与心律失常　并发症多为心包积液、心律失常和心力衰竭。

(4) 消化道出血　上消化道出血多由于应激性溃疡或黏膜糜烂所致;下消化道出血可由胰腺坏死穿透横结肠所致。

(5) 中枢神经系统异常　中枢神经系统异常可见定向障碍、躁狂伴有幻觉和妄想、昏迷。早期(10 天内)出现意识障碍为胰腺脑病综合征,由磷脂酶 A、电解质异常、高血糖、低蛋白血症、炎性因子等引起。在胰腺炎后期甚至恢复期出现的迟发性意识障碍,是由于长时间禁食造成维生素 B_{12} 缺乏,导致丙酮酸脱氢酶活性下降而影响大脑功能。

2. 全身炎性反应综合征

全身炎性反应综合(systemic inflammatory response syndrome, SIRS)是因感染或非感染病因作用于机体而引起的机体失控的自我持续放大和自我破坏的全身性炎症反应。其基本病理是机体内促炎—抗炎稳态失衡所致的,伴有免疫防御功能下降的,持续不受控制的炎症反应。它是机体修复中出现的过度应激反应。危重患者因机体代偿性抗炎反应能力降低以及代谢功能紊乱,最易引发全身炎症反应综合征。严重者可导致多器官功能障碍综合征(multiple organ dysfunction syndrome, MODS)。当机体受到严重打击后出现发热、白细胞增多、心率和呼吸加快等症状和体征时,临床多诊断为脓毒血症或败血症。

具有下列临床表现中两项以上者即可诊断为全身炎症反应综合征:① 体温＞38℃或＜36℃。② 心率＞90 次/分。③ 呼吸频率＞20 次/分或过度通气,二氧化碳分压＜32 mmHg。④ WBC＞12×10^9/L 或 WBC＜4×10^9/L 或幼粒细胞＞10%。

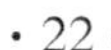

3. 全身感染

全身感染主要表现是败血症和真菌感染。急性胰腺炎时肠道黏膜屏障的损害很难逆转，在合并机体免疫力降低的情况下，肠道细菌和内毒素发生易位，早期以革兰阴性杆菌感染为主，后期常为混合菌感染。败血症往往与胰腺脓肿同时存在。病情严重的患者机体的抵抗力极低，加上大量使用抗生素，极易产生真菌感染。

4. 腹腔内高压和/或腹腔间隔室综合征

腹内压(intra abdominal pressure，IAP)是指腹腔内的稳态压力。腹内高压(intra-abdominalhypertension，IAH)及腹腔间隔室综合征(abdominal compartment syndrome，ACS)是多种内外科危重疾病的高危并发症，由于其发病隐匿，易被忽视、危害严重、病死率高，逐渐引起国内外众多学者的高度重视。

临床腹内压以间接方法测定为主，以经尿道膀胱内气囊导管测压最常用，另外还有经鼻胃管或胃造瘘管测压、输尿管内置管测压、经直肠测压等方法。经尿道膀胱内气囊导管测压时患者仰卧位，经导管注水 50～100 mL，取耻骨联合处为零点，水柱高度代表腹内压；经鼻胃管或胃造瘘管测压方法相同，取腋中线水平为零点。腹内高压定义为持续或反复的腹内压病理性升高≥12 mmHg。腹腔间隔室综合征定义为持续性的腹内压＞20 mmHg(伴或不伴腹腔灌注压＜60 mmHg)，时常伴有新发生的器官功能不全或衰竭。

腹腔间隔室综合征多出现在重症急性胰腺炎。重症急性胰腺炎急性反应期常伴有胰腺、胰周、腹膜后组织严重水肿渗出、缺血形成，张力增高，促使大量化学毒性因子自腹膜后向整个腹腔蔓延。炎症反应导致毛细血管通透性增加，使腹膜、肠系膜以及腹腔脏器水肿渗出，腹腔脏器原有的空间减少，腹腔内压升高。此外，重症急性胰腺炎治疗过程中必须大量输注液体，因为此时缺血再灌注损伤所致的毛细血管微漏，血管活性物质的稀释，氧自由基产生，以及细胞外液容量增加等，造成腹膜后及腹腔内脏器进一步水肿，腹腔容量增加，加之肠麻痹、肠扩张等影响，使得腹内高压陷入恶性循环。

重症急性胰腺炎并发腹内高压/腹腔间隔室综合征的临床表现：① 有重症急性胰腺炎的临床表现：腹胀、腹壁高度紧张、弥漫性腹膜炎。② 急性生理学和慢性健康评估(APACHE)Ⅱ积分＞14 分。③ 有严重的进行性腹胀、腹痛及弥漫性腹膜炎体征。④ 心动过速和(或)血压下降，但中心静脉压和肺毛细血管楔入压(PCWP)与腹压成比例增高。⑤ 呼吸频率加快，难治性低氧血症。⑥ 腹内压＞2.45 kPa，膀胱压＞20 mmHg(1 mmHg＝0.133 kPa)。⑦ 肠功能紊乱。⑧ 进行性少尿或无尿，对多巴胺和襻利尿剂不敏感；部分患者出现精神异常，甚至昏迷等。⑨ B 超检查显示腹腔内、肠腔内大量积液。⑩ CT 检查显示后腹膜张力性浸润，腹腔前后径/横径≥0.8，呈球腹征。⑪ 部分患者出现下腔静脉受压，肾受压或移位，肠壁增厚，肠腔扩张等影像学表现。

四、急性胰腺炎的病程

任何疾病都有其演进的自然过程，它是客观存在的，而对疾病进程的分期是人为的，是人们在临床实践中逐渐积累起来的对疾病的认识，这种认识是否能够真正揭示疾病发展的客观规律取决于人类对该疾病认识的不断深化和完善。对疾病发生发展过程中病理及生理变化的认识，是临床上进行针对性治疗的前提条件。

急性胰腺炎的临床过程变化很大，在疾病不同的时段有不同的病理和临床表现。从胰腺间质水肿改变为主、临床症状和体征表现较轻、预后良好的自限性疾病过程，到胰腺以出血和坏死为主、症状和体征表现重、并发症发生率高，甚或导致高死亡率的凶险过程。不同的指南对急性胰腺炎的分期不同。依据急性胰腺炎的 2 个死亡高峰，《亚特兰大分类标准(修订版)》(2012 年)将急性胰腺炎病程分为 2 个可重叠的区间：早期和后期。其中早期多为发病 1 周内(<7 天)，可延长至第 2 周，为胰酶的异常激活引起细胞因子的瀑布样级联反应。临床表现为全身炎症反应综合征，持续存在的全身炎症反应综合征可发展为器官功能衰竭。早期病情的严重程度主要由是否伴有器官功能衰竭及持续的时间决定。后期在发病 1 周后(>7 天)，病程可长达数周甚至数月。仅中重症急性胰腺炎或重症急性胰腺炎才有后期，临床表现为局部并发症和/或全身并发症的持续存在，局部并发症的性质和器官功能衰竭持续的时间决定病情的严重程度。

中华医学会外科学分会胰腺外科学组通过多年来对急性胰腺炎的观察、总结，参照国外分期，将急性胰腺炎分为三期，分别是早期(急性期)、中期(演进期)、后期(感染期)。

1. 早期(急性期)

本期为发病 2 周内，此期以全身炎症反应综合征和器官功能衰竭为主要表现，构成第一个死亡高峰。患者以急腹症发病，大多数腹痛与腹胀并重，有不同程度的腹膜刺激症状，左腰背部多有明显叩痛，左胸腔常有反应性渗液。此时的胰腺及胰周炎症导致大量胰酶和毒性物质渗出，其结果是腹膜后犹如严重的"化学性烧伤"，加之带来的肠麻痹，使大量液体丢失，导致循环血容量不足。该期主要并发症为急性呼吸窘迫综合征、急性肾衰竭、脑病、休克。主要原因是异常激活的胰酶，在造成胰腺本身损伤的同时，激活了机体炎症细胞，释放大量炎性介质和细胞因子(白介素 1、白介素 2、白介素 6、肿瘤坏死因子等)、血管活性物质(血管舒缓素、缓激肽等)，触发了机体一系列的炎症免疫反应，释放出溶酶体酶、弹力蛋白酶等，引起细胞代谢紊乱。正常的血流动力学遭到破坏，全身血管通透性改变，组织器官的灌注、供氧不足，又进一步加剧了机体的炎症反应，使机体处于一种应激反应状态，导致全身各器官系统的功能障碍。

2. 中期(演进期)

继急性期之后，发病 2～4 周，患者出现一段时期的平稳期，以胰周液体积聚或坏死性液体积聚为主要表现。循环血容量不足纠正或休克被控制后的病程可能会发生多个重要器官的并发症。胰腺组织被破坏，CT 和 B 超检查都可以见到胰腺部分或广泛的坏死、腹膜后的渗出和坏死带。静脉增强 CT 检查能区分有血供和无血供的部分，并由此提供坏死范围的形态学依据，反复的 CT 检查可观察坏死灶的液化和腹膜后坏死的扩大。此期坏死灶多为无菌性，也可能合并感染。如无感染发生，患者病情逐渐平稳。如胰周感染发生，患者再次出现全身性急性反应，感染引起的持久过度应激反应与发病后出现的持久过度应激反应相似，可能再次出现循环不稳定、呼吸功能和肾功能损害，并使全身急性反应期延长，缺乏认识和处理不恰当也同样带来严重后果。

3. 后期(感染期)

此期约发生在发病 4 周以后，患者可有稽留高热或弛张热，血白细胞升高或降低，心动过速和呼吸浅速等全身性炎症反应。严重时有少尿，低氧血症和灌注不足的表现，如酸性酸中毒，甚至急性意识障碍等组织。可发生胰腺及胰周坏死组织合并感染、全身细菌感染、深部真菌感染等，继而可引起感染性出血、消化道瘘等并发症。其主要原因是，肠道黏膜屏障的损害很难逆转，在伴机体免疫力降低的情况下，肠道细菌和内毒素发生易位，可激活巨噬细胞、中性粒细胞，以及多种血浆蛋白的级联反应，释放多种细胞介质，再度加剧组织缺氧、微循环障碍。同时，内毒素通过肿瘤坏死因子、氧自由基等细胞因子的作用产生一系列有害反应。由此，感染触发了病程中的多器官功能障碍综合征，表现为急性呼吸窘迫综合征、休克、肾衰竭、脑病的再次发病高峰，而多器官功能障碍综合征的发生更加剧了机体感染的严重程度，且往往难以控制。本期可能会出现消化道瘘，主要是由于病程发展到这一阶段，患者多有营养不良及免疫力低下，若存在手术引流不彻底或加重感染等因素，就容易引起。此期构成重症患者的第二个死亡高峰。

以上病程三个阶段的分期，是基于对其病理生理机制的不断认识，以及结合人们多年来的治疗体会人为的进行划分，三个阶段的划分不仅反映了本疾病与时间相关的重要性，也对治疗方案的选择有极大的指导意义。但机体之间存在较大的个体差异，各个阶段可以相互渗透，也不可能截然分割，因此我们应以辩证的观点来看待疾病的分期。

第二节　急性胰腺炎的实验室检查

急性胰腺炎的临床诊断首先是体征，其次是放射影像学的诊断和实验室的检查，目前实验室检查以血、尿淀粉酶(amylase，AMY)作为临床诊断急性胰腺炎常用的指标之一，由于其特异性和敏感性存在不足，不能满足临床诊断需要。从实验的角度上来说利用血液、尿液和穿刺液并应用不同的检测方法来探讨急性胰腺炎早期的特异性诊断是应该关注的一个重要问题。

一、血液检测指标

1. 血淀粉酶和淀粉酶同工酶的测定

淀粉酶主要存在于胰液中，胰液中含量比血中约高 10 000 倍，极少量的胰液进入血中即可使血淀粉酶显著升高。血淀粉酶在发病后 6～12 小时即开始升高，12～24 小时达峰值，之后逐渐降至正常，持续时间较短。因此，淀粉酶测定是诊断急性胰腺炎的重要指标。目前国内大多数医院对急性胰腺炎的实验诊断仍然依赖于淀粉酶测定。典型腹痛时如果血清淀粉酶水平超过正常上限 3 倍以上，几乎都是由急性胰腺炎所致。但是许多胰外疾患如巨淀粉酶血症、腮腺炎、胆囊炎、消化性溃疡、胃穿孔等病症时，血淀粉酶均可升高，用于诊断急性胰腺炎的特异性受到一定的限制。故以其酶活动诊断急性胰腺炎时必须结合临床及其他检查加以鉴别。淀粉酶同工酶测定为急性胰腺炎的诊断提供了更敏感的特异性指标，多数急性胰腺炎患者血尿淀粉酶升高，其中胰型淀粉酶同工酶升高，而唾液型淀粉酶同工酶正常。对淀粉酶含量不高的急性胰腺炎进行淀粉酶同工酶检测，如胰型淀粉酶同工酶升高，对急性胰腺炎的诊断很有帮助。淀粉酶同工酶占总淀粉酶的百分比＞75％即可诊断为胰腺炎，而非胰腺炎的急腹症常＜75％，故淀粉酶同工酶测定有助于急性胰腺炎与其他急腹症的鉴别。

2. 脂肪酶

血清脂肪酶常在发病后 24～72 小时开始上升，与血清淀粉酶相比，血清脂肪酶活性升高能持续 8～14 天。因此，对就诊较晚的患者具有诊断价值且其敏感性较高。胰腺脂肪酶活性高淀粉酶 4 倍以上，很少受慢性胰腺功能不全的影响。但脂肪酶对胰腺来说没有特异性，血清脂肪酶活性在其他急腹症或肾功能不全时也可以升高。相比较而言，脂肪酶的诊断价值比淀粉酶好。以血清脂肪酶 600 IU/L 为上限值，大多数研究表明其特异性在 95％以上，敏感性为 55％～100％。

3. C 反应蛋白

C 反应蛋白（C reactive protein，CRP）是一种急性时相蛋白。在正常情况下，血清 C 反应蛋白只有微量存在（＜10 mg/L）。当组织损伤或器官炎症时，单核-巨噬细胞释放白介素 6、白介素 8 和肿瘤坏死因子，刺激肝脏细胞合成急性时相蛋白，其中 C 反应蛋白升高最为显著。急性胰腺炎时 C 反应蛋白明显增高。由于 C 反应蛋白半衰期短于 24 小时，故一旦炎症控制、创伤反应消失，C 反应蛋白迅速下降。血清 C 反应蛋白水平高低可反应胰腺炎症的严重程度。但与胰腺坏死程度（Balthazar 评分系统）无明显相关，因此，血清 C 反应蛋白水平是判断急性胰腺炎严重程度的可靠性指标之一。

4. 降钙素原

降钙素原是一个由 116 个氨基酸组成的多肽，它是一个急性期反应物，曾作为全身炎症反应综合征和败血症的早期生化标志物进行过广泛研究。有学者对 162 例急性胰腺炎患者(38例为重症)在入院后24小时内测定血清降钙素原含量,结果表明它用于判定这些患者后期发生器官衰竭的敏感性是92%,特异性是84%。有研究同样显示降钙素原可在最初24小时内区别轻症和重症胰腺炎。此外,降钙素原水平高,一般提示急性胰腺炎患者合并细菌感染,病情较为严重;而降钙素原水平低,则提示急性胰腺炎患者部分合并细菌感染或无菌性炎症,病情不严重。测定血清降钙素原操作简单,结果较快速,其价值如何还有待进一步研究。

5. 白介素6

炎症介质白介素6是肝脏合成C反应蛋白的主要诱导物之一,其血中峰值早于C反应蛋白。有研究对38例急性胰腺炎患者(15例重症患者)在入院时和入院后5日,每日测定白介素6、白介素8和C反应蛋白的血浆含量。结果表明白介素6检出重症急性胰腺炎的敏感性为100%,特异性为86%。但是白介素6的血浆浓度下降很快,而且测定复杂,限制了它在临床中的应用。

6. 中性粒细胞的弹性蛋白酶

组织损伤后,嗜中性粒细胞被激活,释放降解细胞外基质的弹性蛋白酶。有研究显示,该酶鉴别轻症和重症患者的敏感性为93%。然而,有的研究报道又产生与此相反的结果,其意义需要更进一步的研究。

7. 胰组织磷脂酶A_2

磷脂酶A_2以酶原形式主要存在于胰腺中,可水解细胞膜磷脂,释放出游离脂肪酸和具有细胞毒性的溶血磷脂,导致胰腺组织损伤。急性胰腺炎实验动物模型及大量临床资料证实,急性胰腺炎患者血磷脂酶A_2明显高于正常对照组,其程度和胰腺病理改变相关。故认为磷脂酶A_2可早期发现出血坏死型胰腺炎,以利于及时治疗。

8. 羟基酯水解酶

以羟基酯水解酶>7.6 μg/L为界,诊断出急性胰腺炎的敏感性为98.4%,动态监测发现,坏死型胰腺炎患者羟基酯水解酶从第2天升高,持续升高至第10天,而急性间质性胰腺炎则逐渐下降,故动态监测有助于两者的鉴别诊断。

9. 正铁血红蛋白

任何腹腔内出血、坏死的病变,血清正铁血红蛋白均可阳性。在急性胰腺炎时若该指标为阳性,则提示为重症急性胰腺炎。

一般认为正铁血红蛋白在急性胰腺炎发病后2小时可呈阳性。有研究对90例如患者正铁血红蛋白与Ranson指标对比研究发现,正铁血红蛋白阳性者均为重症胰腺炎,病死率36%;而正铁血红蛋白阴性者病死率为6.2%。且正铁血红蛋白阳性的急性胰腺炎中,肺、肾并发症发生率较正铁血红蛋白阴性者高。而Ranson指标超过4项以上者病死率及并发症发生率与正铁血红蛋白阳性率相近。故认为正铁血红蛋白阳性较Ranson指标更有助于重症急性胰腺炎的早期诊断。但正铁血红蛋白升高亦可见于其他腹腔出血者,假阳性率较高,使其对重症急性胰腺炎的判断受限,但结合临床其他指标，正铁血红蛋白仍为简单而敏感的指标之一。

10. 血清钙

急性胰腺炎常有血清钙的轻度下降，血清钙降低程度与病情严重程度相平行，当血清钙<2 mmol/L时，提示病情严重；低于1.75 mmol/L，提示预后极差。

11. β-半乳糖苷酶基因

肠道细菌移位是导致急性胰腺炎患者继发细菌感染的重要原因，而急性胰腺炎患者胰腺组织继发细菌感染80%以上为大肠杆菌。采用聚合酶链反应检测患者血中大肠杆菌特异性β-半乳糖苷酶基因，结果14例病例中，血液细菌培养无一例阳性；而通过聚合酶链反应方法检测到5例大肠杆菌为阳性，提示采用聚合酶链反应检测患者肠源性感染有较强敏感性。因此，β-半乳糖苷酶基因在早期诊断急性胰腺炎继发肠源性感染中的应用中有其重要的意义。

12. 胰蛋白酶原激活肽

胰蛋白酶原激活肽是胰蛋白酶原激活降解产物，作为胰蛋白酶原激活的分子性标志物，在正常生理条件下，小肠腔内的肠激酶分解胰蛋白酶原，从而激活酶原。急性胰腺炎时胰蛋白酶原首先在胰腺实质内被活化，在生成胰蛋白酶的同时释放胰蛋白酶原激活肽。由于胰蛋白酶原激活肽相对分子质量为600，可通过肾小球由肾脏排出。因此测定血及尿中的胰蛋白酶原激活肽可反映急性胰腺炎的严重程度。以血胰蛋白酶原激活肽诊断急性胰腺炎的灵敏度和特异性为最高，对急性胰腺炎的阳性判断率达97.5%。尿胰蛋白酶原激活肽也能达95%，远远超过血、尿淀粉酶。胰蛋白酶原激活肽在12小时内即达高峰，在腹疼48小时内对急性胰腺炎的诊断敏感度和特异性分别为85%和83.6%，对重症胰腺炎的诊断敏感度可达100%，特异性为85%。

综上所述，脂肪酶与淀粉酶平行升高。两者在胰腺炎症过程中都升高，炎症消退后淀粉酶恢复正常比脂肪酶早。但测定胰蛋白酶原活化肽对于急性胰腺炎的诊断特异性更高，更有利于急性胰腺炎的早期诊断。重症急性胰腺炎的危险性指标包括系统性炎症反应的特异性实验室检查，如C反应蛋白。而症状出现24～48小时后的C反应蛋白升高水平能更好地评价胰腺炎的严重程度。

除以上检测指标外，还有报道称血浆白蛋白、血糖、血钙、血钾等实验室指标与急性胰腺炎严重程度呈正相关，其可以作为评价急性胰腺炎严重程度的指标，并能指导临床治疗。

二、尿液的检测指标

1. 尿淀粉酶

淀粉酶分子质量较小，容易从肾脏自尿中排出。尿淀粉酶发病后12～24小时开始升高。由于淀粉酶从尿中排出受到肾脏功能状况，尿液浓度和饮水等多种因素的影响，结果变动较大，参考价值有限。即使在急性胰腺炎中，尿淀粉酶的灵敏度也只有70%～90%，对急性胰腺炎的诊断和疗效的判断有一定的局限。

2. 尿淀粉酶与尿肌酐清除率比值

急性胰腺炎时，由于血管活性物质增加使肾小球通透性增加，肾对淀粉酶的清除增加而对肌酐清除率没变，尿淀粉酶/尿肌酐清除率的正常值为1%～4%，胰腺炎时可增加3倍以上，其他原因所致的高血清淀粉酶症则正常或低于正常。因此，尿淀粉酶/尿肌酐清除率比值是诊断急性胰腺炎的又一有力手段，可以作为急性胰腺炎的临床诊断指标。当然在应用过程中，尚应同时考虑影响肌酐排出的各种因素。

3. 尿胰蛋白酶原2

胰蛋白酶原是胰蛋白酶的前体，分子质量为25 kDa，主要由胰蛋白酶原1和胰蛋白酶原2组成，在生理情况下由胰腺腺泡分泌入胰液，血及尿中含量很低，其激活是急性胰腺炎发病机制中的重要环节。当急性胰腺炎时胰腺组织受损，胰蛋白酶原大量释放入血，通过肾小球滤过，大部分胰蛋白酶原1被肾小管重吸收，而胰蛋白酶原2重吸收少，大量随尿液排出，文献报道急性胰腺炎患者在腹痛4小时即可显著升高，6小时即可出现阳性结果，其持续升高时间可达2周左右。而淀粉酶与急性胰腺炎的病情程度不呈正比，某些重症急性胰腺炎虽然临床表现很重，但血、尿淀粉酶无明显升高。应用尿胰蛋白酶原2分别检测重症胰腺炎和轻症胰腺炎，发现其结果差异有显著性，说明尿胰蛋白酶原2对重症胰腺炎可能更具敏感性。非急性胰腺炎急腹症患者尿胰蛋白酶原2有可能升高，可能是胰腺受刺激的亚临床状态，或者是胆管或周围胆腺上皮挤压而导致胰蛋白酶原2释放；也可能与肿瘤源性胰蛋白酶原2有关，也应引起重视。重症胰腺炎或胰腺广泛坏死时，由于胰腺细胞广泛坏死，导致胰淀粉酶分泌过少，血、尿淀粉酶不升高甚至降低，而胶蛋白酶原2升高。因此，胰蛋白酶原2的检测可明显减少急性胰腺炎的漏诊。

三、其他体液检测指标

1. 腹水的检查

坏死型胰腺炎腹腔穿刺抽出血性混浊液，是外科手术的主要指征。诊断性穿刺偶尔用于诊断，可抽出混浊血性液体，有时可见脂肪小滴。淀粉酶和脂肪酶升高有诊断意义，急性出血坏死型胰腺炎作为严重的外科急腹症，晚期坏死胰腺组织易合并感染，感染主要来源于肠道的细菌，也可来源于其他溶血性链球菌的感染，因此要同时进行细菌的培养。但由于本方法的侵袭性和可能的并发症，并不是理想的诊断方法。腹水/血清淀粉酶比值>2，提示存在急性胰腺炎、胰腺假性囊肿等。慢性复发性胰腺炎急性发作患者和滥用酒精患者，血清淀粉酶可高达10 000 U/L。

2. 胸腔积液的检查

胸腔积液淀粉酶的活性高于血清最高参考值，80%见于胰腺疾病患者。这是因为许多酶类的运输通过淋巴系统完成，所以胰腺急性受累时胰酶也可出现胸腔积液中。

3. 胰液的实验室检查

胰液中的淀粉酶活性大于血清中淀粉酶的上万倍。可利用胰液刷取脱落细胞做细胞学检查。胰液中含有胰腺组织细胞所释放的高浓度的蛋白质与DNA。其中蛋白质的变化与胰腺的生理或病理状态密切相关，这些蛋白质是潜在的胰腺疾病标记物。通过对胰液相关蛋白质的功能不断探讨和研究，将有可能发现可直接用于胰腺疾病检测的生物标志物。因此，胰液的检测对早期胰腺疾病的筛查具有重要意义。

四、大便的实验室检查

主要是对胰腺外分泌功能的监测和评估，主要检查项目为大便糜蛋白酶、弹性蛋白酶、脂肪定量、碘化脂肪吸收试验等。

急性胰腺炎的诊断目前尚无明确指标，临床上一直以来都将血、尿淀粉酶作为急诊急腹症怀疑急性胰腺炎时的筛查指标。但临床实践表明，血、尿淀粉酶的敏感性和特异性均不太理想，常造成漏诊和误诊，因此利用新的实验室检查方法来探讨可靠、有效、早期的诊断指标能有效地诊断疾病和鉴别急性胰腺炎病因，不断提高临床诊断的准确性和特异性。

第三节　急性胰腺炎的影像学检查

急性胰腺炎临床表现较复杂，仅根据临床及实验室检查，30%～40%的急性胰腺炎可被漏诊，但影像学仪器及技术的进步，极大地提高了急性胰腺炎的诊断率。

一、急性胰腺炎的CT检查

1. 胰腺改变

(1) 胰腺肿大：胰腺肿大是急性胰腺炎常见的形态改变，轻症胰腺炎胰实质由于炎性细胞浸润、腺体肿胀，CT扫描表现为外形僵硬、饱满，胰实质密实(图4a)，胰管轻度扩张。增强CT扫描胰腺实质均匀强化，但强化程度较正常有所下降。约30%轻度水肿型急性胰腺炎患者，其胰腺大小、形态及密度没有明显改变，胰周和腹膜后间隙也非常清晰。对于这种没有形态学改变的急性胰腺炎的诊断主要依靠临床和实验室检查。水肿型胰腺炎可以是全胰肿大，也可以是局部肿大，胰周可见少量积液(图4b)。

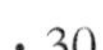

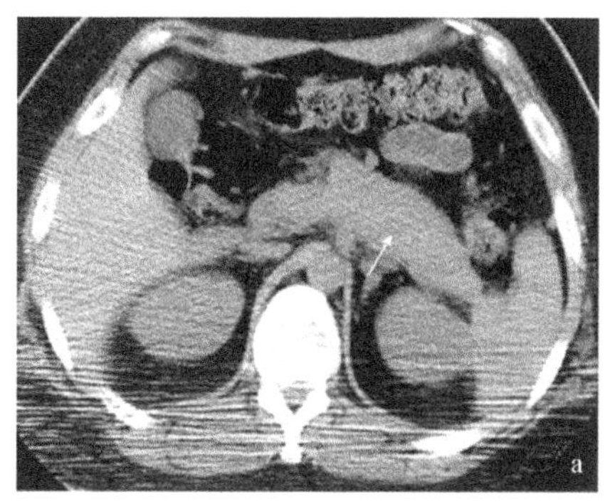
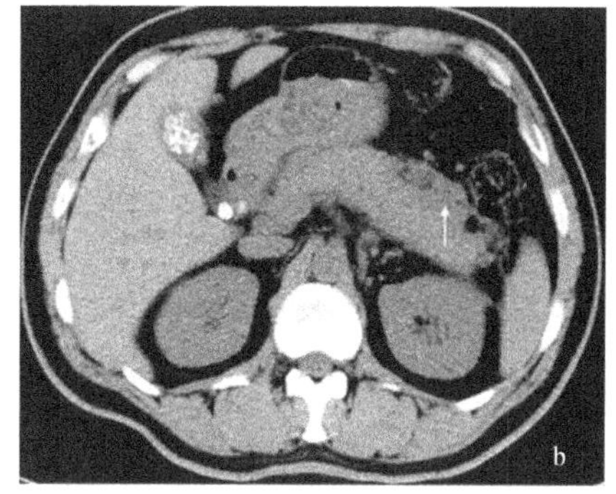

图4　胰腺肿大的CT影像

a：轻症急性胰腺炎，CT显示胰腺外形僵硬、饱满，胰实质密实(↑)，胰周脂肪显示正常。

b：急性水肿型胰腺炎，胰腺增大，炎症累及胰周，胰体前方少许渗液(↑)，胆囊内可见高密度结石。

(2) 胰腺坏死：胰腺坏死系指胰腺腺泡坏死失去活性，血管破裂出血及间质脂肪组织液化，胰腺小动、静脉等微循环栓塞造成胰腺急性血运障碍，胰腺炎出血坏死(图5a)。增强CT表现为动脉期、门静脉期和实质期持续存在无强化区，与正常胰腺组织形成明显密度差(图5b)。CT平扫诊断胰腺坏死的定义：① 增强前后CT值差<30 HU(图5c)。② 直径>3 cm或占胰腺30%以上面积未强化区是CT扫描诊断坏死可靠征象。如果比较胰、脾密度，可作为判断胰实质活性的半定量值，因为这2个器官具有相同的强化密度。胰腺坏死一般呈多灶性，且常见于周边(图5d)，很少累及整

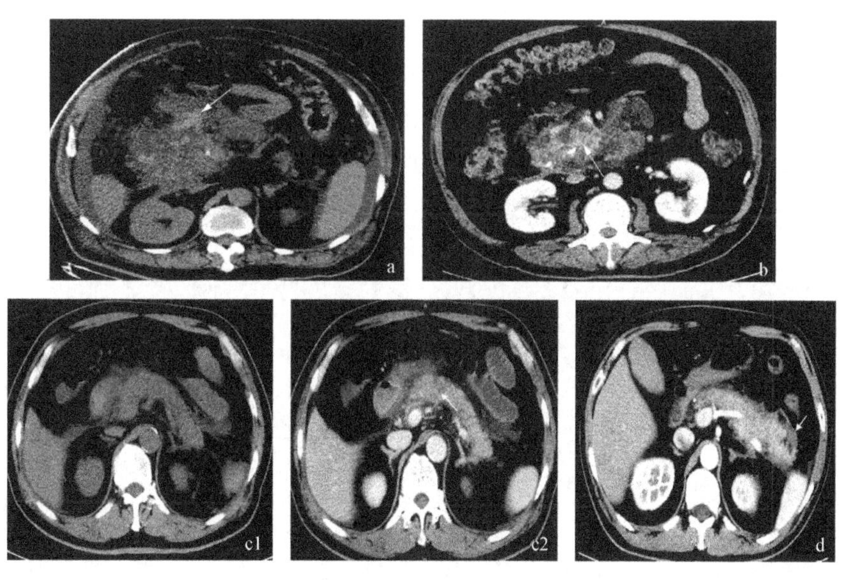

图5　胰腺坏死的CT影像

a：急性出血坏死型胰腺炎，CT平扫显示胰腺弥漫性增大，胰头低密度灶夹杂多处斑片状稍高密度出血(↑)。

b：急性坏死型胰腺炎，CT增强后显示胰头肿大，其内多发灶性坏死，伴有强化明显的活性区(↑)，由于有活性的胰液的分泌，胰头部坏死区难以缓解。

c：急性坏死型胰腺炎早期。c1：CT平扫显示胰头颈部未见明显坏死区域，平扫CT值30 HU；c2：增强CT显示胰头颈部出现小片坏死区，增强后CT值为50 HU(↑)，胰周渗出，左侧肾旁筋膜增厚。

d：局灶型坏死型胰腺炎，胰体尾前方包膜下见局限性点片状坏死和包膜下积液(↑)。

个胰腺，较大胰实质坏死灶常伴有主胰管或其分支的断裂，在外渗胰液的炎性刺激破坏下，坏死灶或邻近区形成假性囊肿。

2. 胰周及腹膜后炎性改变

胰腺位于腹膜后间隙肾旁前间隙内，两侧肾旁前间隙潜在相通(图 6)。胰腺本身缺乏坚固、完整的纤维包膜，含有胰酶的炎性分泌物很容易突破胰腺表面薄层疏松结缔组织进入胰周间隙及富含脂肪组织的腹膜后间隙，形成由炎性细胞、胰性渗出液和坏死组织等组成的"蜂窝织炎"。胰液含有消化酶，能够破坏壁腹膜、肾周筋膜等结缔组织膜，这些筋膜一旦被破坏就失去屏障作用，炎症即可在腹膜后各间隙及腹腔、网膜囊内广泛蔓延、扩散。

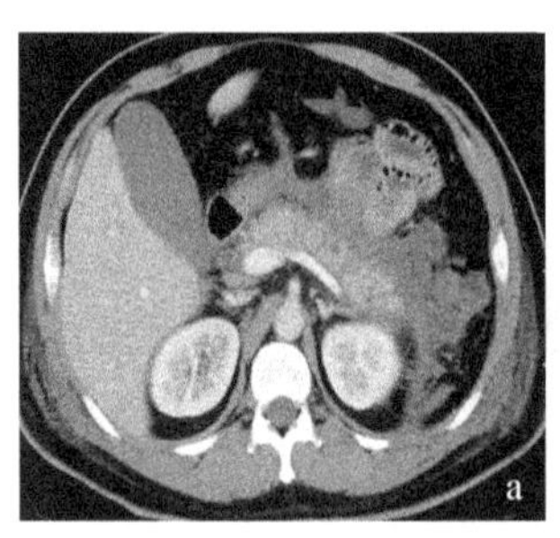
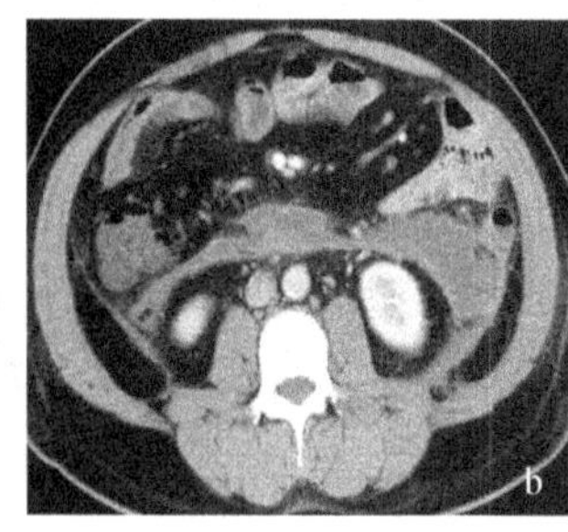
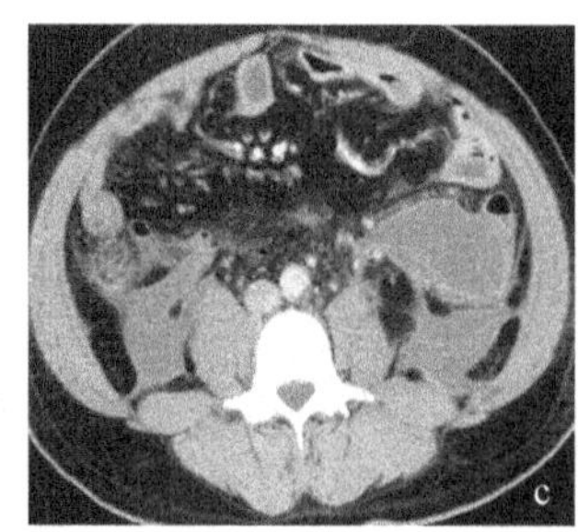

图 6　胰周及腹膜后炎性改变的 CT 影像

a：胰腺炎渗出液积聚在胰周多个间隙，没有包膜。
b、c：左前肾旁间隙及腹膜后积液经后肾旁间隙扩展到右侧肾周间隙和两侧结肠旁沟。

3. 急性胰腺炎并发症的 CT 表现

(1) 假性囊肿　　假性囊肿由胰液和液化坏死组织在胰腺内或其周围包裹所致，也可远离胰腺的腹膜后、腹盆腔和胸腔任何部位发生，甚至出现在腹部肝、脾等实质性脏器内，直径小至几毫米，大至几十厘米，囊肿壁无上皮，仅见肉芽和纤维组织，囊肿穿破可致胰源性腹水。CT 平扫表现为单房或多房囊肿(图 7)，囊壁均匀、可厚可薄。

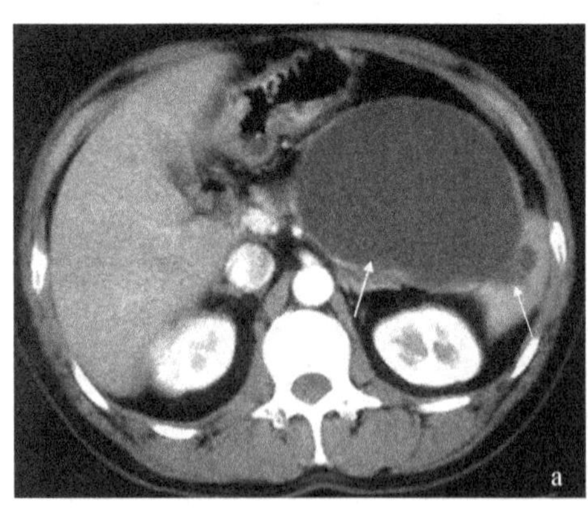
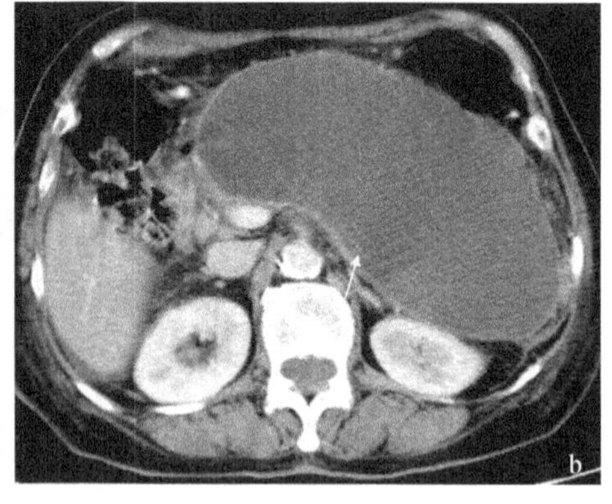

图 7　胰腺假性囊肿的 CT 影像

a：胰腺假性囊肿。胰体部显示巨大囊肿(左↑)，密度均匀一致，囊壁规则厚薄一致，脾内也见假性囊肿(右↑)。
b：ERCP 术后胰腺炎，胰腺体尾中央坏死累及主胰管，导致胰液持续外溢形成巨大假性囊肿。增强 CT 显示整个胰腺呈巨大囊性包块，密度均匀，包膜光滑，增强后囊腔内无强化(↑)。

（2）胰腺脓肿　　胰腺脓肿一般发病 4 周后出现，常发生在胰腺及胰周坏死、积液或假性囊肿基础上受到细菌感染，脓肿大部分发生于胰实质坏死区，典型 CT 平扫表现为强化壁所包绕液化坏死灶内有气泡影分布（图 8）。

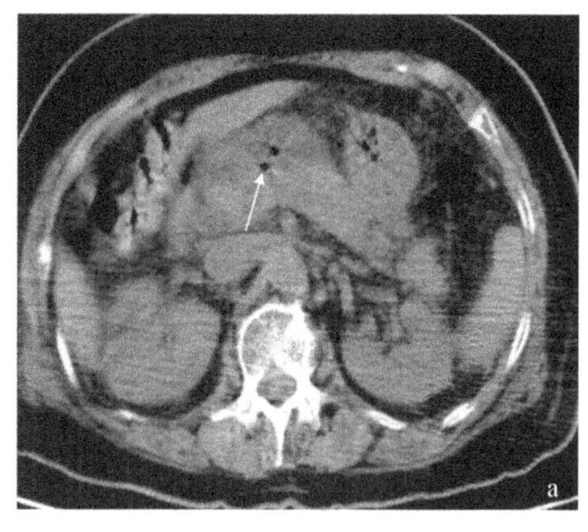

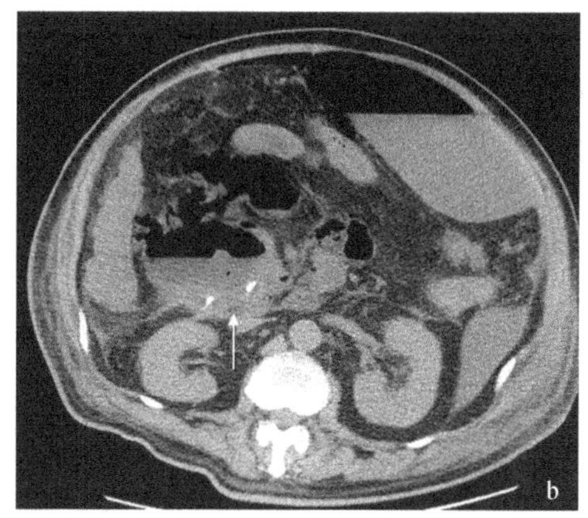

图 8　胰腺脓肿的 CT 影像

a：坏死型胰腺炎伴脓肿形成，胰头颈部脓腔内见小气泡影（↑）。
b：坏死型胰腺炎，腹腔内位置紧靠胰头周围包裹性的脓腔内有大量积气（↑），有气体提示感染，但是也可能伴有假性囊肿与胃肠道穿孔，脓腔内含极少坏死胰腺组织。

（3）胃肠道并发症　　与胰腺解剖关系密切的十二指肠、升结肠、肝曲、降结肠及脾曲结肠等均可被急性胰腺炎的炎症累及造成肠道水肿和麻痹性肠梗阻，十二指肠因更临近肿大的胰腺，容易受压导致肠壁血运障碍，并发症最多。CT 检查显示病变段肠壁层状增厚、水肿和管腔狭窄，增强后肿胀肠壁黏膜强化明显（图 9a）。由于胰腺炎渗出液浸润后腹膜支配胃肠道蠕动的腹腔神经丛，所以麻痹性肠梗阻也是常见征象。放置套管长期持续压迫、胰液腐蚀和感染是造成胰肠瘘的重要原因，若检查时口服对比剂，CT 平扫能够清晰显示瘘道口情况（图 9b）。

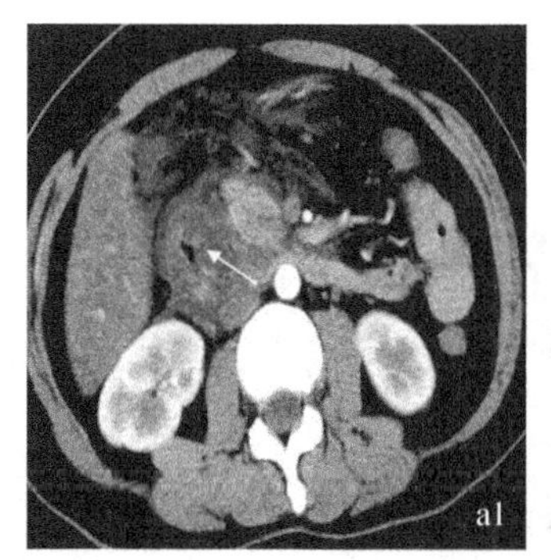

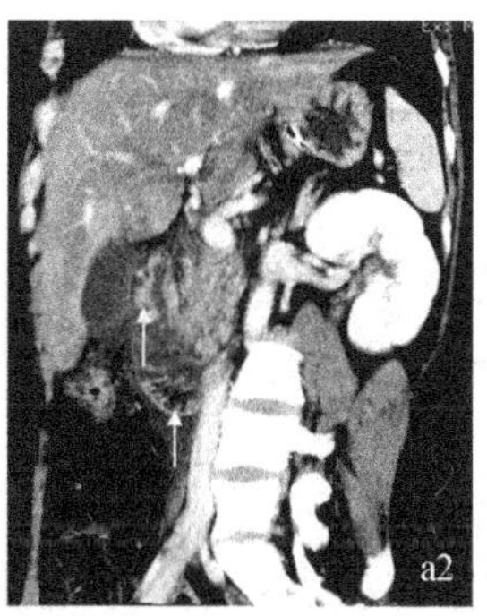

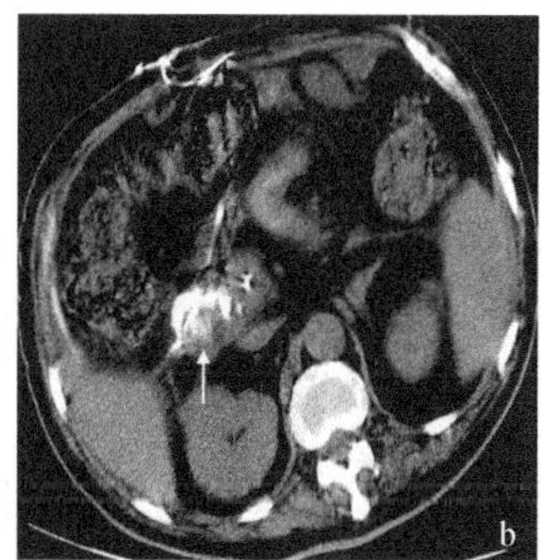

图 9　胰腺炎累及肠道的 CT 影像

a：坏死型胰腺炎。a1：增强 CT 显示十二指肠肠壁水肿增厚、管腔狭窄（↑）；a2：MPR 显示十二指肠肿胀肠壁黏膜强化（↑）。
b：坏死型胰腺炎，造影剂穿破十二指肠外溢提示十二指肠穿孔（↑）。

(4) 累及脾脏的CT表现　　胰腺炎累及脾脏较为少见，主要表现为脾脏假性囊肿。由于解剖关系，常常是由胰尾的假性囊肿扩展而来(图10)，有些脾脏假性囊肿会导致脾出血或脾破裂，胰腺炎症侵蚀脾门血管，造成血管痉挛、内膜损伤和血流淤滞而可导致脾栓塞。

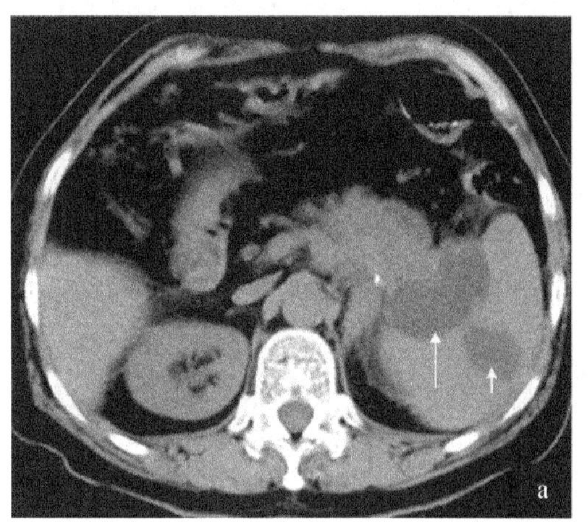

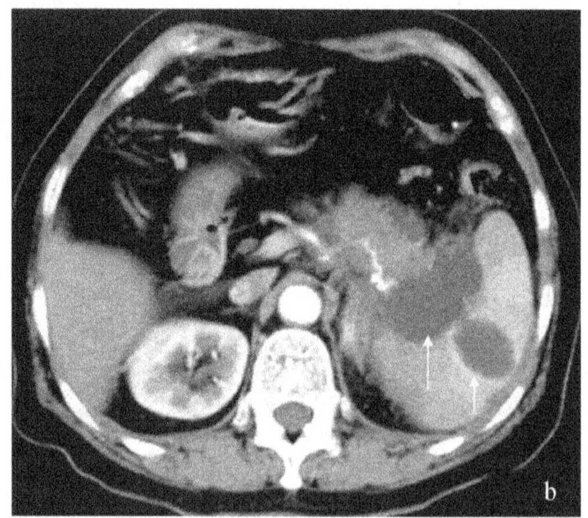

图10　胰腺炎累及脾脏的CT影像

a：CT平扫，b：CT增强扫描。
坏死型胰腺炎胰尾假性囊肿(左↑)扩展至脾脏形成假性囊肿(右↑)。

4. 特殊类型胰腺炎——创伤性胰腺炎

创伤性胰腺炎是继胰腺损伤后出现的一种急性非感染性胰腺炎，创伤过程中对胰腺猛烈牵拉、或与椎体相互挤压、或直接损伤胰腺组织、胰管，引起胰实质水肿、胰管断裂及血供障碍。CT平扫显示轻症胰腺局部或整体饱满膨隆，密度仍均匀，无明显坏死区；重症胰腺体积明显增大，边缘不规则，密度明显不均匀，可见片状高密度出血和低密度坏死区，胰腺周围渗出积液(图11)，若胰腺断裂可见实质断裂分离，实质内血肿。CT增强扫描能显示液化坏死，CT平扫不能直接显示胰管受损，磁共振胆胰管造影有助于观察CT难以发现的胰管断裂。

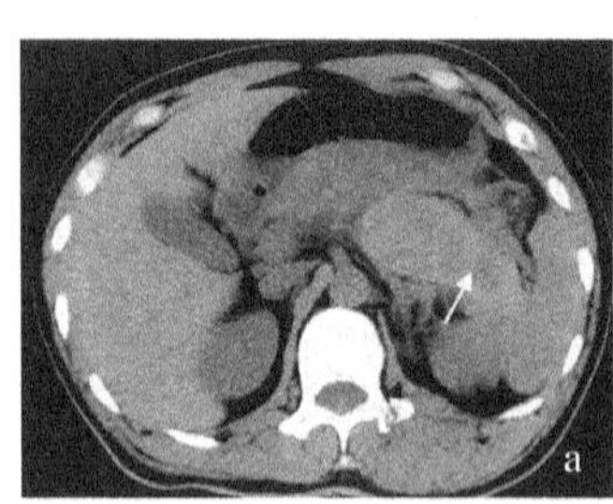

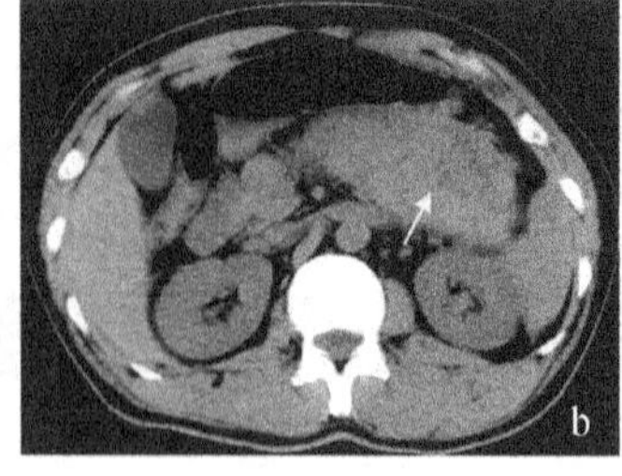

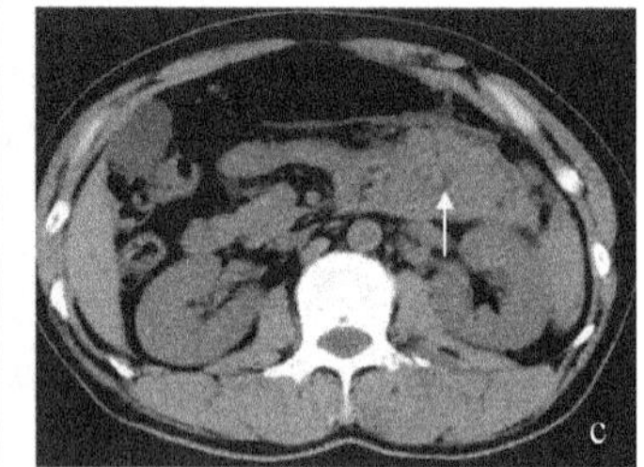

图11　创伤性急性胰腺炎的CT影像

a：CT平扫显示胰体尾部普遍性肿大，胰内密度不均，腺体组织密度增高伴小片状低密度坏死(↑)。
b、c：CT平扫显示胰尾等密度渗出(↑)。

二、急性胰腺炎的X线检查

胰腺一般在腹部X线片上不能显示，但胰腺发生肿胀，肿大的胰尾有时可见于立位腹部X线片上的胃泡内。急性胰腺炎时，由于炎症的延伸引起局限性肠曲麻痹，因此，X线诊断提供了一些支持急性胰腺炎的间接依据，主要有以下几个征象：① 反射性肠郁张，与胰腺组织毗邻的肠道改变最明显。十二指肠有弧形压迹改变。② 麻痹性肠梗阻表现，两侧腹脂线增宽模糊。③ 结肠切割征（指自升结肠延伸到横结肠的气体，在结肠的脾曲或横结肠中部气体突然消失）（图12），哨兵征（邻近胰腺的肠道扩张充气）。腹部X线片弥漫性模糊影，腰大肌边缘不清提示腹水。胰腺气泡影提示胰腺脓肿。

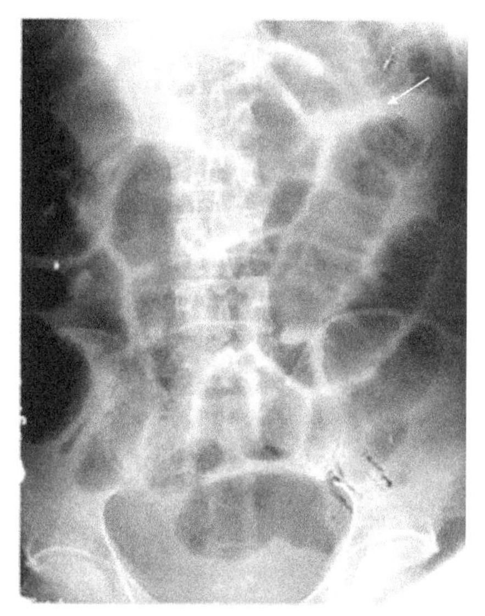

图12 急性胰腺炎结肠切割征的X线影像

气体在结肠脾曲突然消失（↑）

三、急性胰腺炎的磁共振检查

磁共振成像（magnetic resonance imaging，MRI）在急性胰腺炎的诊断和严重性评估中应用较少。文献报道MRI检查评估急性胰腺炎的敏感性、特异性、阳性预测值、阴性预测值、诊断准确性、Bahhazar分级、胰腺坏死等与增强CT检查评估的比较无明显差异。诊断胰腺出血，MRI较CT更加敏感。胰腺出血在T1WI及T2WI均呈高信号（图13）。急性胰腺炎随着炎症的发展，细胞内外水肿加重，间质水分增加，炎症组织水

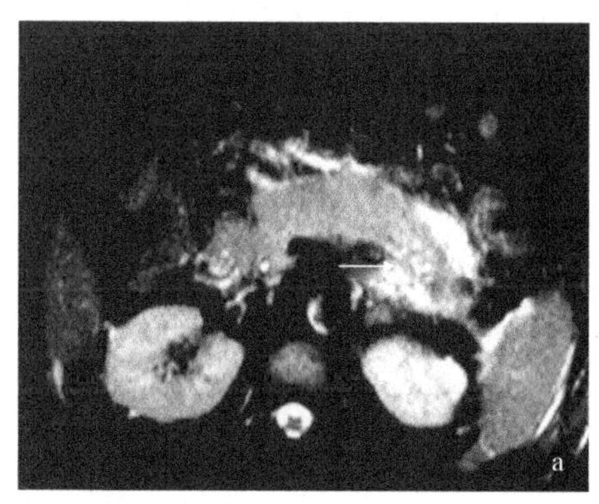

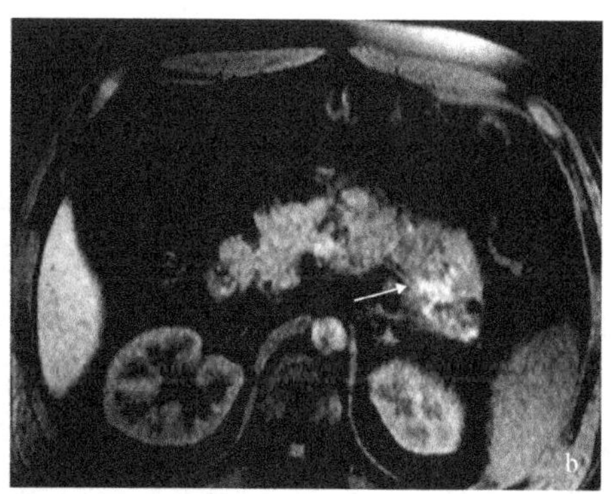

图13 急性胰腺炎的MRI影像

a：T2WI－SPIR，b：T1WI－WATS(b)。

a、b：急性胰腺炎胰尾出血、坏死，在各序列均呈点片状高、低混杂信号，胰周条片状渗出高信号（↑）。

分子弥散速度快于正常胰腺。磁共振弥散加权成像DWI多时点动态监测ADC值变化反映了腺泡细胞水肿向间质水肿的发展。

此外,MRI对部分并发症的显示有一定的价值。如胰内和胰外积液、假性囊肿(图14)、蜂窝组织炎、胰腺脓肿、假性动脉瘤等。

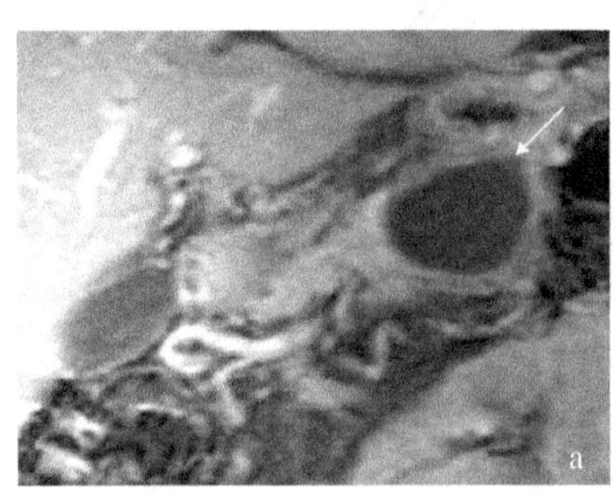

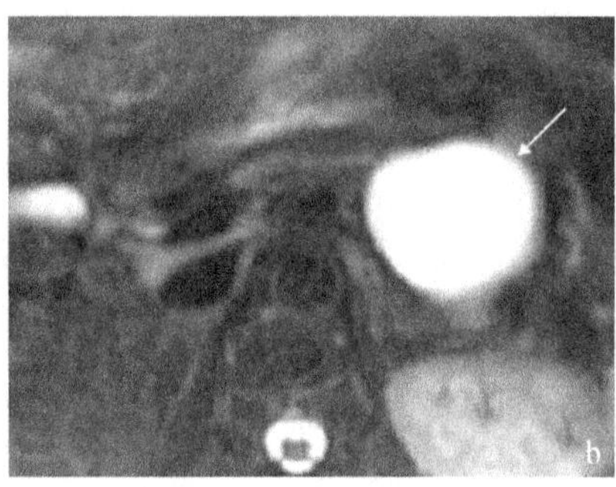

图14 急性胰腺炎的MRI影像

MRI影像显示为胰腺炎假性囊肿。

a: T1WI显示胰腺尾部一类圆形低信号区,边界清楚(↑)。b: T2WI显示胰尾病灶呈均匀高信号,边界清楚(↑)。

四、急性胰腺炎的超声检查

超声检查具有快速便捷、无创、可重复检查等特点,如果有条件,所有急性胰腺炎患者都应行腹部超声检查。

急性胰腺炎水肿型的声像图特征为: ① 胰腺体积明显肿大,可呈弥漫性或局限性肿大,前后径均明显增大。② 边缘包膜完整,连续性好。③ 实质回声呈弥漫性均匀性减低,后方回声可增强,亦可局限性回声减低。④ 胰腺周围较少有渗出的无回声区。

急性胰腺炎坏死型的声像图特征为: ① 胰腺形态不规则,胰腺形态失常。② 边缘包膜模糊不完整,和邻近组织界限不明。③ 实质回声呈高低混合性回声,分布不均匀。④ 胰腺周围可见因渗出积液而形成带状的无回声区。

其他声像图特征: ① 壶腹部胆管内结石嵌顿致胆源性胰腺炎,因胰液排泄不畅,胰管内压力升高,可见主胰管扩张大于正常值。② 胰腺假性囊肿,胃与胰腺之间潜在的间隙为小网膜囊,急性胰腺炎时,渗出液常积聚在小网膜囊内,故小网膜囊积液可作为胰腺炎诊断的重要依据。如积液形成包裹即为胰腺假性囊肿。假性囊肿边界模糊不清,内部透声较差,多为单房,形态不规则,后方回声增强,待病情稳定可行超声引导下穿刺置管引流以缓解病情。③ 左肾前旁间隙积液也是急性胰腺炎的重要佐证,正常时肾前旁间隙超声很难显示,但在胰腺炎性渗出时可扩散积聚在肾前旁间隙,经左肾冠状断面扫查能很好地显示左肾前旁间隙与胰尾的关系，了解是否有积液。④ 盆腔积液：急性坏死型胰腺炎，因胰腺广泛坏死，出血，渗出较多，多数下腹部腹盆腔可见不规则积液暗区，因其为血性腹水或含有大量坏死组织，所以暗区内透声差，可见高回声团。⑤ 气体强反射回声：急性胰腺炎时，因胃肠蠕动减慢而胀气，部分病例只见上腹部气体强回声反射而胰腺显示不清（图 15）。

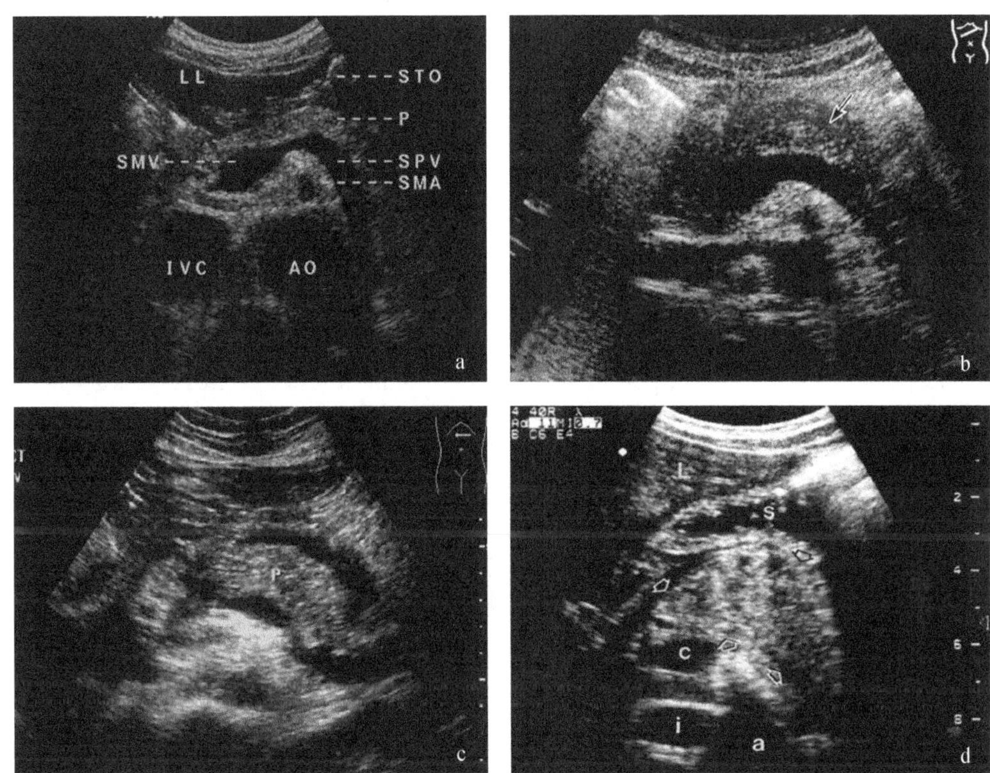

图 15　急性胰腺炎的超声图像

a：正常胰腺声像图，LL 肝左叶，STO 胃腔，P 胰腺，SMV 肠系膜上静脉，SMA 肠系膜上动脉，IVC 下腔静脉，AO 腹主动脉。
b：急性胰腺炎，胰腺弥漫性水肿（↑）。
c：出血性坏死型胰腺炎，胰腺体积肿大，胰腺包膜连续性中断，胰腺周围渗出积液。
d：胰腺体尾部肿大明显，回声增粗不均（⇧）。a 腹主动脉，c 胰腺后方积液，s 胃，i 下腔静脉，L 肝。

在超声诊断急性胰腺炎时，应当注意胆道疾病为急性胰腺炎最主要的致病因素，因此在诊断急性胰腺炎时有必要同时对肝脏、胆囊、胆道进行检查，了解肝内胆管、胆囊是否有梗阻扩张的情况，以避免遗漏重要诊断信息。当临床拟诊为急性胰腺炎时，还应对胰腺周围腹腔加以仔细检查以了解有无渗出积液，将有助于病情程度。此外，虽然超声对急性胰腺炎的诊断敏感性较高，然而某些病例声像改变不明显时，则需检查者仔细认真，当具备丰富的临床经验时，才能最大限度地避免漏诊、误诊。

第四节　急性胰腺炎的诊断标准

不同类型急性胰腺炎预后差别很大，早期识别、早期干预可以改变一部分患者的最终预后。因此，了解急性胰腺炎的分型及其相应的诊断标准显得十分重要。

1889 年 Fitz 对急性胰腺炎的病理变化、临床表现和治疗做了全面的阐述，也为近代胰腺外科奠定了坚实的理论基础。1963 年，在法国马赛召开了第一届国际胰腺炎研讨会，这是首次针对胰腺炎的专题讨论会。当时制定了"首次胰腺炎分类法——马赛 1963"，它将胰腺炎分为急性胰腺炎、复发性急性胰腺炎、慢性复发性胰腺炎、慢性胰腺炎四类。1983 年在英国剑桥召开国际会议，将急性胰腺炎分为轻症及重症急性胰腺炎。1984 年在马赛召开了第二次胰腺炎国际研讨会，将首次胰腺炎分类法进行了简化，制定了"修订版胰腺炎分类法——马赛 1984"，将胰腺炎仅分为急性胰腺炎与慢性胰腺炎两大类，在急性胰腺炎下再分为急性水肿型胰腺炎及急性坏死型胰腺炎两个亚类。此后的 1991 年，德国的 Beger 提出将急性胰腺炎分为四类：间质水肿性急性胰腺炎、坏死性急性胰腺炎（分为无菌性和感染性）、脓肿、假性囊肿。

1992 年在亚特兰大召开了国际急性胰腺炎专题讨论会，制定了"以临床为基础的急性胰腺炎分类法"对急性胰腺炎、轻症急性胰腺炎（mild acute pancreatitis，MAP）、重症急性胰腺炎（severe acute pancreatitis，SAP），以及其四大并发症包括急性液体集聚、胰腺坏死、急性假性囊肿和胰腺脓肿的定义、临床表现以及病理所见都做了明确的描写和界定。其中重症急性胰腺炎指急性胰腺炎伴器官衰竭或局部并发症（坏死、脓肿或假性囊肿），Ranson 评分（表 1）≥3 分，APACHE Ⅱ评分（表 2）≥8 分。轻症急性胰腺炎是指急性胰腺炎伴轻度器官功能不良，无上述重症急性胰腺炎临床表现，对合适的补液反应良好。如 48～72 小时内未见好转，应考虑并发症可能。

表 1　Ranson 评分

入　院　时	入院 48 小时内
（1）年龄＞55 岁	（6）HCT 下降＞10％
（2）血糖＞11.1 mmol/L	（7）血钙＜2 mmol/L
（3）白细胞＞16.0×10^9/L	（8）碱缺失＞4 mmol/L
（4）ALT＞250 U/L	（9）BUN 上升＞1.8 mmol/L
（5）LDH＞350 U/L	（10）估计失液量 6 L
	（11）PaO_2＜8 kPa（60 mmHg）
判定：每项指标阳性为 1 分，3 分以下为轻症，≥3 分为重症，≥5 分预后较差	
总分值：	

表2　APACHE Ⅱ评分

A. 年龄	≤44□0;45～54□2;55～64□3;65～74□≥5	A记分	
B. 有严重器官系统功能不全或免疫损害	非手术或择期手术后 □2 不能手术或急诊手术后 □5 无上述情况 □0	B记分	

GCS评分	6	5	4	3	2	1
1. 睁眼反应			□自动睁眼	□呼吸睁眼	□刺疼睁眼	□不能睁眼
2. 语言反应		□回答切题	□回答不切题	□答非所问	□只能发音	□不能言语
3. 运动反应	□按吩咐动作	□刺疼能定位	□刺疼能躲避	□刺疼肢体屈曲	□刺疼肢体伸展	□不能活动
GCS积分=1+2+3				C. 积分=15－GCS		

D. 生理指标	分值									D记分
	+4	+3	+2	+1	0	+1	+2	+3	+4	
1. 体温(腋下℃)	≥41	39～40.9		38.5～38.9	36～38.4	34～35.9	32～33.9	30～31.9	≤29.9	
2. 平均血压(mmHg)	≥160	130～159	110～129		70～109		50～69		≤49	
3. 心率(次/分)	≥180	140～179	110～139		70～109		55～69	40～54	≤39	
4. 呼吸频率(次/分)	≥50	35～49		25～34	12～24	10～11	6～9		≤5	
5. PaO_2(mmHg)(FiO_2<50%) A－aDO_2(FiO_2>50%)	≥500	350～499	200～349		>70 <200	61～70 ……	……	55～60 ……	<55 ……	
6. 动脉血pH 血清HCO_3^-(mmol/L)(无血气时用)	≥7.7 …… ≥52	7.6～7.69 …… 41～51.9	……	7.5～7.59 …… 32～40.9	7.33～7.49 …… 23～31.9	……	7.25～7.32 …… 18～21.9	7.15～7.24 …… 15～17.9	<7.15 …… <15	
7. 血清Na^+(mmol/L)	≥180	160～179	155～159	150～154	130～149		120～129	111～119	≤110	
8. 血清K^+(mmol/L)	≥7	6～6.9		5.5～5.9	3.5～5.4	3～3.4	2.5～2.9		<2.5	
9. 血清肌酐(mg/dl)	≥3.5	2～3.4	1.5～1.9		0.6～1.4		<0.6			
10. 血球压积(%)	≥60		50～59.9	46～49.9	30～45.9		20～29.9		<20	
11. WBC($\times10^9$)	≥40		20～39.9	15～19.9	3～14.9		1～2.9		<1	
D积分										
APACHE Ⅱ总积分=A+B+C+D										

注：

1. 数据采集应为患者入院或抢救开始后24小时内最差值。
2. B项中“不能手术”应理解为由于患者病情危重而不能接受手术治疗者。
3. 严重器官功能不全：① 心：心功能Ⅳ级；② 肺：慢性缺氧、阻塞性或限制性通气障碍、运动耐力差；③ 肾：慢性透析者；④ 肝：肝硬化、门脉高压、有上消化道出血史、肝性脑病、肝功能衰竭史。
4. 免疫损害：如接受放疗、化疗、长期或大量激素治疗，有白血病、淋巴瘤、艾滋病等。
5. D项中的血压值应为平均动脉压=(收缩压+2×舒张压)/3，若有直接动脉压监测则记直接动脉压。
6. 呼吸频率应记录患者的自主呼吸频率。
7. 如果患者是急性肾衰竭，则血清肌酐一项分值应在原基础上加倍(×2)。
8. 血清肌酐的单位是μmol/L时，与mg/dl的对应值如下：

mg/dl	3.5	2～3.4	1.5～1.9	0.6～1.4	0.6
μmol/L	305	172～304	128～171	53～127	53

《2012 版急性胰腺炎分类：亚特兰大国际共识的急性胰腺炎分类和定义的修订》有关急性胰腺炎严重度分类采用了三分法：轻症患者无器官功能衰竭，而将原重症进一步区分为中重症急性胰腺炎(moderately severe acute pancreatitis，MSAP)和重症急性胰腺炎，两者均有器官功能衰竭，而其主要区别是器官功能衰竭持续时间不同。实际上，我国 2007 年颁发的《重症急性胰腺炎诊治指南》按严重程度将急性胰腺炎分为轻症急性胰腺炎和重症急性胰腺炎两类，其中重症急性胰腺炎按有无脏器功能衰竭分为Ⅰ级和Ⅱ级，与《2012 版急性胰腺炎分类：亚特兰大国际共识的急性胰腺炎分类和定义的修订》三分法比较相似。

2014 年，中华医学会外科学分会胰腺外科学组也对我国 2007 年版《重症急性胰腺诊治指南》进行了修订，急性胰腺炎的严重程度分级与《2012 版急性胰腺炎分类：亚特兰大国际共识的急性胰腺炎分类和定义的修订》保持一致，器官功能衰竭的判断采用改良的 Marshall 评分(表 3)，该评分简单易行，便于客观的对疾病严重程度进行评估。修订后的具体急性胰腺炎病理分型及严重程度分级如下：

表 3　改良 Marshall 评分系统

器官系统	评分				
	0	1	2	3	4
呼吸(PaO_2/FiO_2)	>400	301～400	201～300	101～200	≤101
肾脏*					
(血肌酐 μmol/L)	≤134	134～169	170～310	311～439	>439
(血肌酐 mg/dl)	<1.4	1.4～1.8	1.9～3.6	3.6～4.9	>4.9
心血管(收缩压 mmHg)+	>90	<90	<90	<90	<90
		输液有应答	输液无应答	pH<7.3	pH<7.2
非机械通气患者，FiO_2 按以下估算：					
吸氧(L/min)	FiO_2(%)				
室内空气	21				
2	25				
4	30				
6～8	40				
9～10	50				

注：任何器官评分≥2 分可以定义为存在器官功能衰竭。

* 为既往有慢性肾衰竭患者的评分依据基线肾功能进一步的恶化程度而定，对于基线肌酐≥134 μmol/L 或≥1.4 mg/dl 者尚无正式的修订方案。

＋ 未使用正性肌力药物

呼　吸：0 分 □　1 分 □　2 分 □　3 分 □　4 分 □
肾　脏：0 分 □　1 分 □　2 分 □　3 分 □　4 分 □
心血管：0 分 □　1 分 □　2 分 □　3 分 □　4 分 □

一、病理分型

1. 间质水肿型胰腺炎(interstitial edematous pancreatitis)

多数急性胰腺炎患者由于炎性水肿引起弥漫性或局限性胰腺肿大，CT 检查表现为胰腺实质均匀强化，但胰周脂肪间隙模糊，可伴有胰周积液。

2. 坏死型胰腺炎(necrotizing pancreatitis)

部分急性胰腺炎患者伴有胰腺实质和(或)胰周组织坏死。胰腺灌注损伤和胰周坏死的演变需要数天，早期增强 CT 有可能低估胰腺及胰周坏死的程度，起病 1 周后的增强 CT 更有价值。

二、严重程度分级

1. 轻症急性胰腺炎

轻症急性胰腺炎占急性胰腺炎的大多数，不伴有器官功能衰竭及局部或全身并发症，通常在 1～2 周内恢复，病死率极低。

2. 中重症急性胰腺炎

中重症急性胰腺炎伴有一过性(≤48 小时)的器官功能障碍。早期病死率低，后期如坏死组织合并感染，病死率增高。

3. 重症急性胰腺炎

重症急性胰腺炎占急性胰腺炎的 5%～10%，伴有持续(>48 小时)的器官功能衰竭。重症急性胰腺炎早期病死率高，如后期合并感染则病死率更高。器官功能衰竭的诊断标准依据改良 Marshall 评分系统，任何器官评分≥2 分可定义存在器官功能衰竭。

第五节　急性胰腺炎的中医辨证

一、概述

辨证论治是中医学的主要特点之一，针对辨证，丁赛丹对文献中所出现的急性胰腺炎各种临床证型名称进行规范整理，共获得 25 个中医证型。最主要证型为肝胆湿热证、肝郁气滞证、脾胃实热证，其次为胃肠实热、肝脾气滞、气滞挟瘀、肝脾湿热血瘀、痰瘀阻络、中脏虚寒、肝脾湿热、脾胃实热血瘀、热毒炽盛、肝胆气滞等。杨晋翔等认为急性胰腺炎发病早期，多属里证、热证、实证及阳证，或表现为肝郁气滞证，或为肝胆湿热证，或为胃肠热结证。病情再进一步发展，则为本病的危重阶段——脏衰证期，主要表现为内闭外脱、亡阴亡阳诸证。

在六经辨证方面，急性胰腺炎多属少阳病、少阳阳明合病证或阳明腑实证。

二、中医学对急性胰腺炎的辨证分型

根据中华中医药学会脾胃病分会制定的《中医消化病诊疗指南》，急性胰腺炎可分为初期、进展期、恢复期。初期正盛邪轻，多为气滞邪轻。进展期正盛邪实，多为湿热内蕴、瘀毒互结、邪热内陷、上迫于肺、热伤血络，成气血逆乱之危症。瘀毒互结是疾病加重及变证的病理基础，其中重症急性胰腺炎存在邪从热化，热从燥化的病机特点。恢复期正虚邪恋，多伴气血阴阳不足。如正不胜邪，可发生厥脱、血证等危象。

1. 急性胰腺炎早期的中医辨证

在急性胰腺炎的早期，主要表现为肝郁气滞、邪郁气分两型。

(1) 肝郁气滞证　病因病机主要是抑郁恼怒，木失条达，气机不畅所致，或肝郁克脾，肝脾不和，气机不利，腑气通降不顺而发，或气滞日久，血行不畅，气滞血瘀而成。如《素问・六元正纪大论》记载："木郁之发，民病胃脘当心而痛。"临床以中上腹疼痛、腹胀为主要临床表现，腹痛特点多为阵痛或窜痛，或向左季肋部、左背部窜痛，时痛时止，腹胀则表现为矢气则舒，呃逆、恶心呕吐，食少纳呆，甚则大便秘结。口苦咽干或咽中有异物感。舌质淡红，苔薄白或薄黄，脉弦紧或弦数。这类患者由于肝郁气滞，郁而不舒，平素多表现为情志抑郁，急躁易怒，善太息。

(2) 邪郁气分证　急性胰腺炎早期，胰腺实质损害较轻，胰管不畅、血供障碍是此期的主要矛盾。临床主要表现为上腹疼痛，腹胀，伴恶心呕吐，发热，小便黄，大便少等症状，无明显的腹膜炎体征及严重的代谢紊乱。中医方面表现为舌质红、苔腻，脉弦。证属外邪侵袭，阻滞中焦，气机升降失调，邪居气分，尚未入血分。

2. 急性胰腺炎中期(进展期)的中医辨证

急性胰腺炎若不及时干预，病情将进一步加重，进入进展期。主要证型为肝胆湿热、热结腑实、瘀热(毒)互结、内闭外脱等证。病理上表现为胰腺渗液、出血坏死，并发非感染性多器官功能衰竭，为此期的主要矛盾。临床主要表现为发热，腹痛、腹胀加重，小便黄，大便数日不解。腹部压痛明显，肌紧张，肠蠕动减弱或消失，以腹膜炎、麻痹性肠梗阻较为突出，偶见胁腹部或脐周瘀斑点。

(1) 肝胆湿热证　肝胆湿热证的病机多为肝胆气滞，郁而化热，湿热蕴结而致。临床上以胁肋及上腹部疼痛如绞、拒按、手不可近，发热或往来寒热，口苦咽干，恶心呕吐，不思饮食，有时可见颜面及全身黄似橘色，便秘尿赤，舌红苔黄腻，脉滑或滑数。本证多见于胆源性重症急性胰腺炎患者的急性反应期或全身感染期。患者常伴有心中懊恼，大便秘结或呈灰白色，小便短黄，倦怠乏力，舌红苔黄腻，脉弦数。

(2) 脾胃实热(热结腑实)证　脾胃实热(热结腑实)证的病因病机主要是饮食不节，恣食肥甘厚腻，损伤脾胃，积滞于中，蕴湿化热，邪热食滞互结而致。该证主要表现为上腹或全腹持续性胀痛，阵发性加剧，疼痛难耐。脘腹或全腹硬满，甚至从心下至少

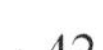

腹痛痞满不可近，有痞满燥实坚征象，或腰背肿胀，触痛明显，腹肌紧张、反跳痛，伴有恶心呕吐，热盛口渴，高热或寒战高热，大便秘结，小便短赤。重者痛、呕、胀、闭或(和)痞、满、燥、实，诸证皆具，或伴休克症状。舌质红绛而干，舌苔黄厚，或腻或燥，脉洪数或弦数。

(3) 瘀热(毒)互结证　　急性胰腺炎病情进一步恶化，瘀血与湿热互结，兼有化毒之象，可见腹部刺痛拒按，痛处不移，皮肤青紫有瘀斑。或热入营血，迫血妄行，皮下出血。此证属临床急危重症，常见于急性重症胰腺炎。

瘀血既为急性胰腺炎的发病因素，又为其病理产物，瘀血产生贯穿于急性胰腺炎发展的始终。如晚清名医唐容川云："瘀血在中焦，则腹痛、胁痛、腰脐间刺痛着滞"；又如《医林改错》言："凡肚腹疼痛，总不移动，是瘀血。"急性胰腺炎腹痛剧烈，且多数患者诉腹痛固定不移，与瘀血疼痛极为相似。现代研究发现，急性胰腺炎早期即有胰腺血流量明显减少的微循环障碍，仅单纯的胰腺血液循环障碍即可诱发和加重胰腺炎。此外，急性胰腺炎急性期病理可表现为胰腺的出血和坏死，以上均说明急性胰腺炎无论是宏观还是微观都有血瘀的特征。瘀血的存在既可阻碍气机，加重中焦气机之不利，又可化热化火，产生瘀毒，继而变生他证。

(4) 内闭外脱证　　胰腺炎病情未能及时控制，胰腺继发感染，波及全身。临床表现为高热，或寒热往来，腹痛，腹胀持续不解，纳差，甚有呕血，黑便，黄疸，大汗烦躁，谵妄。舌紫暗、苔燥或腻，脉沉或滑涩。证属血分瘀热蕴而化毒，热毒炽盛，瘀毒化腐成脓，为内痈，并充斥三焦，灼耗气血。此为内闭之症。

若患者出现烦渴多汗，面色苍白，四肢厥冷，舌干绛、苔灰黑而燥，脉沉细而弱，此为外脱之象，出现在内闭外脱型重症急性胰腺炎，患者病情危重，伴意识障碍。

3. 急性胰腺炎恢复期的中医辨证

胰腺及全身感染得到控制，进入恢复期。恢复期时，正气虚弱，邪气亦不盛，病情呈正虚邪恋状。恢复期主要表现为瘀留正伤。或见肝脾不和、肝胃不和、热灼津伤、胃阴不足等证。

(1) 邪去正虚证　　此型多发生于感染控制以后，主要临床表现为全身营养不良，存在后腹膜或腹腔内残腔，常常引流不畅，窦道经久不愈，有时伴有消化道瘘。病邪虽去，然正气已伤，脏腑功能衰退，元气不足，真阴已伤，中医辨证多见气阴两伤。主要表现为呼吸气短，神疲乏力，少气懒言，自汗，纳呆便溏，口干咽痛，五心烦热，午后潮热，颧红，低热盗汗。还可出现干咳少痰，咳呛咯血，上气喘促，脘痛灼热，头晕目眩，心悸肢肿，腰酸耳鸣。舌红，苔少而数，或有裂纹，脉虚细而数。

(2) 瘀留正伤证　　此期为病情日久，瘀血阻滞于腹部。主要表现为呼吸气短，神疲乏力，少气懒言，自汗，腹部痛处不移，疼痛呈针刺样，痛势较轻。舌淡有瘀斑，脉细涩。

(3) 肝脾不和证　　正气渐复，脾胃已伤。胃脘胀痛，甚至牵连胁背。嗳气反酸，情绪抑郁或易怒，善太息，食欲减少或口苦。肝郁甚者，尚有心烦易怒，胸闷胁痛。气滞盛者，尚有嘈杂，嗳气频频。每因情志不遂而痛作或疼痛加剧。舌红苔薄，脉弦细。

（4）胃阴不足证　　热邪耗伤胃液，久则致胃阴不足。表现为饥不欲食，甚则口干、口渴、口臭等，舌红，苔少或有裂纹，脉虚细而数。

4. 重症急性胰腺炎的中医辨证

重症急性胰腺炎是急性胰腺炎中的特殊类型，2014 年《重症急性胰腺炎中西医结合诊治指南》将急性胰腺炎分为三期。

第一期为急性反应期、结胸里实期，中医以少阳阳明合病或阳明腑实证为主，严重者则表现为结胸里实证。

第二期为全身感染期、热毒炽盛期，中医以毒热炽盛，气营同病，气血同病、热结腑实为主。

第三期为恢复期、邪去正虚期，中医以邪去正虚或余邪未尽为主，热去湿留、瘀血内停，表现为气血两虚，气滞血瘀，湿邪困脾，脾胃虚弱，以补气养血、活血化瘀、健脾和胃为主要治则。

参考文献

[1] 廖家智，王家駹. 美国急性胰腺炎临床指南(诊断部分)[J]. 临床内科杂志，2007，24(3)：210－213.
[2] 中华医学会外科学分会胰腺外科学组. 重症急性胰腺炎诊治草案[J]. 中华消化杂志，2006，21(10)：622－623.
[3] 刘溢，谢敬霞. 急性胰腺炎的 CT 诊断评价[J]. 中国医学影像技术，2001，17(2)：116－118.
[4] 陈喜中，韩静. 16 层螺旋 CT 对急性胰腺炎累及肾周间隙的诊断[J]. 江苏医药，2008，34(7)：690－691.
[5] 梁伟雄. 急性胰腺炎常见并发症的进展[J]. 中华全科医学，2009，7(1)：87－88.
[6] 中国中西医结合学会普通外科专业委员会. 重症急性胰腺炎中西医结合诊治指南(2014 年，天津)[J]. 中国中西医结合外科杂志，2014，20(4)：460－464.

急性胰腺炎的中西医结合治疗

第一节　急性胰腺炎的中西医结合治疗历史沿革

自20世纪60年代至21世纪初，我国医务工作者对急性胰腺炎的诊断与治疗，历经四个阶段，分别是以临床实际经验为基础的初步探索阶段，吸收临床与基础研究成果并转化的逐步深入阶段，基于现代诊疗设备和中西医结合治疗机制研究的走向高层次阶段，以及基于基因与分子信息学及循证医学的高层次中西医结合阶段。近年来，随着对急性胰腺炎的病因、发病机制的深入探讨，对急性胰腺炎的治疗已形成了较为完整的理论体系和日趋成熟的治疗方案，在临床中取得了满意的疗效。

一、中西医结合治疗急性胰腺炎的沿革

1. 中西医结合初步探索阶段(1962～1980年)

1965年郑显理等报告了300例急性胰腺炎的中西医结合疗法的治疗经验。初步分析认为，急性胰腺炎与祖国医学的脾心痛、结胸、膈痛、肝胃不和及木克土等提法一致。胰腺炎的病因多与七情所伤、外感六淫、不内外因等有关。从其病机来看不外两种，即肝气郁结和脾胃虚弱。临床证型包括脾胃实热证、肝胃湿热证、肝郁气滞证、蛔虫上扰证等。在治疗中多采用大柴胡汤加减方获得较好临床疗效。全组300例中72%痊愈，24%尚佳，失败3.4%。施行急性期手术者9例，择期手术者6例。手术率为5%，死亡率为1.3%。与西医对照组相比，除综合组手术率及死亡率均较低外，通过中药治疗症状与体征也消失较快。本组有72例进行了1年以上的随诊，其中复发者3例，复发率为4.1%。该文系统归纳了中药治疗急性胰腺炎的方法、中医学基础，并对急性胰腺炎的病理病机、分期分型做了初步探讨，在临床治疗中也取得了较好成绩，在当时急性胰腺炎中西医治疗领域具有重要指导意义。

2. 中西医结合逐步深入阶段(1981～1997年)

1995年齐清会等严格按照日本厚生省标准和Ranson评分系统等国际公认诊断标准，总结了1983年1月至1994年1月收治的84例重症胰腺炎患者，采用现代医学手段和中医辨证分期治疗将病死率控制到25.6%。另外，张圣道等在1997年，总结了1974～1994年收治的243例急性坏死型胰腺炎患者，均经过外科手术及CT扫描证实，率先在国内将急性坏死型胰腺炎的全病程分为急性反应期、全身感染期和残余感染期三个阶段，填补了我国关于急性坏死型胰腺炎全病程的记载。并以此为指导将坏死型胰腺炎的治疗方式分为三个阶段。第一阶段提倡早期手术，针对胰腺坏死作早期彻底切除坏死组织手术，辅以“三造瘘”“创口敞开”“局部灌洗”等措施。治愈率为61.3%。

第二阶段提倡"个体化治疗"，即对感染者作手术治疗，对非感染者作保守治疗，治愈率提高到 68.5%。第三阶段，首先在手术时间上强调综合治疗，延期手术，如在严密的治疗观察下感染能缓解控制，可延缓到后期手术；对有恶化倾向者，则作早期或急诊手术。其次是建立综合治疗体系，依靠多学科的参与，使手术治愈率提高到 80%，非手术治愈率达到 100%，总治愈率为 83.1%，并提出了治疗急性坏死型胰腺炎的"个体化治疗方案"，这与中医中同病异治、辨证论治异曲同工。可以认为在这一阶段中，已经开始将中医辨证施治的原则与现代医学技术相结合。

3. 中西医结合疗效机制研究阶段(1996～2005 年)

进入 20 世纪 80 年代之后，一些先进的诊疗设备相继进入我国。B 超、CT 的应用使急性胰腺炎的诊断也由一般定性诊断到定量、定位诊断。使我们能清晰的辨认和较准确的判定胰腺坏死、预后与影像变化之间的关系。内镜的发展能采用经内镜下逆行括约肌切开术(endoscopic sphincterotomy，EST)取出结石，从而以微创的形式去除了胆源性胰腺炎的病因。中西医结合医务工作者坚持辨证论治、分期治疗的原则，把辨证分期与急性胰腺炎的病理变化相结合，获得良好的治疗效果。

1999 年崔乃强等通过观察天津市南开医院和天津医科大学总医院 1993 年 3 月至 1996 年 8 月收治的 145 例重症急性胰腺炎患者器官功能不全的发生和疾病的发展规律，探索中西医结合方法在保护器官功能、减少并发症、降低病死率中的价值。研究发现重症急性胰腺炎的病理过程主要包括初期(急性反应期)，进展期(感染期)和恢复期。根据中医辨证论治原则，在患者入院的初期积极采用通里攻下、活血化瘀中药。多采用"清胰陷胸汤"(大黄、芒硝、甘遂、柴胡、黄芩、木香、胡连、川楝子、延胡索)，每日 2 剂，每剂煎煮 2 次，给予口服、胃管注入或保留灌肠；进展期采用清热解毒、活血化瘀治疗的同时，注重攻补兼施，采用"清胰承气汤"(柴胡、黄芩、木香、川楝子、延胡索、枳实、厚朴、大黄)，每日 2 剂，早晚分服；恢复期重用补气养阴、健脾和胃。在初期针对胆源性急性胰腺炎共施行手术 36 例，主要为胆囊切除、胆管探查、T 管引流及胰床引流。另有 17 例行经内镜括约肌切开术及内镜下胆道引流术，未进行开腹手术；进展期共对 47 例行 55 例次手术；恢复期施行 38 例手术，包括胆囊切除、胆管探查、胰腺囊肿空肠 Roux-en-Y 吻合术、胰瘘空肠 Roux-en-Y 吻合术。最终结果显示，早期通里攻下对器官功能不全有明确的治疗作用。有效的通里攻下可明显减轻腹胀，改善肺功能，对肠源性内毒素有直接清除作用，对肠道的机械屏障、免疫屏障和生物屏障有保护作用，从而有效地抑制了细菌的内毒素移位。大承气汤与其主要成分大黄可以抑制内毒素介导的单核-巨噬细胞产生的细胞因子，如肿瘤坏死因子-α、白介素 1、白介素 2 等，减少了细胞因子的"瀑布效应"，减轻了对靶器官的打击，起到脏器保护作用，尤其对呼吸功能不全的患者。有些患者可不经进展期直接进入恢复期，从而提高了治愈率。器官功能不全是重症急性胰腺炎死亡的最重要原因，早期通里攻下法对减少死亡率有明确作用。

4. 基于基因与分子信息学及循证医学的高层次中西医结合阶段(2006年至今)

随着科学研究的不断深入,在急性胰腺炎的治疗中多采用不同级别的临床循证;在机制研究中逐渐进入细胞分子水平,甚至分子信息学水平。天津市南开医院曾对1999年1月至2007年6月收治的302例重症急性胰腺炎患者发病原因进行分析后得出结论:胆源性急性胰腺炎患者135例(44.7%);酒精性急性胰腺炎患者64例(21.19%);高脂血症急性胰腺炎患者62例(20.53%);急性胰腺炎患者ERCP后7例(2.32%);其他急性胰腺炎患者34例(12.26%)。所有患者符合中华医学会外科分会胰腺外科学组和中西医结合普通外科学会2006年、2007年制定的《重症急性胰腺炎诊治指南》。其中,初期是器官功能障碍发病的第一个高峰。在重症急性胰腺炎初期出现的器官功能障碍多见呼吸功能障碍137例(47.4%),其次为外周循环障碍48例(16.6%),肾功能障碍36例(12.5%),胃肠道功能障碍34例(11.7%)。进展期是器官功能障碍发病的第二个高峰。该组共有41例患者发生器官功能障碍。有62个器官受累,分别为呼吸功能障碍24例(38.7%)、胃肠道功能障碍12例(19.3%)等。伴随胃肠动力恢复时间>5天患者的多器官功能障碍综合征发生率均较<3天者明显增高。所有入组患者中,死亡42例,住院病死率为13.9%。入院后24小时死亡4例(9.5%),主要原因为严重休克,心脏骤停;24~72小时死亡6例(14.3%),主要原因为持续性休克伴急性呼吸窘迫综合征(ARDS)或急性肾衰竭;3~10天死亡14例(33.3%),主要原因为ARDS、急性肾衰竭伴多器官功能障碍综合征;10天以后死亡18例(42.8%),主要原因为腹腔脓毒症、腹腔出血、肠瘘、胰胆瘘等手术并发症和继发感染等导致的多器官功能障碍综合征。

二、中西医结合治疗急性胰腺炎理论形成

中西医结合治疗是由内科治疗、内镜治疗、中医药治疗及手术治疗等组成的综合治疗。我国中西医结合治疗急性胰腺炎的过程,可分为两个阶段,从60年代初期到70年代末是第一阶段。在此阶段,根据中西医结合的特点,在诊断上将辨证与辨病结合起来形成中西医结合的辨证分型,制定了选方用药的原则。在中西医两种治疗方法的配合上也积累了较多经验。但从文献中报告的病例来看,多为急性水肿型胰腺炎(或轻症),急性出血坏死性(或重症)胰腺炎较少。这一阶段,中西医结合治疗注意发挥中药与针刺的作用。对轻症患者不严格要求禁食及胃肠减压,解痉镇痛剂及抗生素的应用亦较少,简化了西医的传统治疗方法,减轻了患者的负担。对重症急性胰腺炎还缺乏深刻的认识,目前没有形成有效的中西医结合治疗方法。

1978年8月,在全国中西医结合治疗急性胰腺炎学术会议上,一致认为应将研究的重点转向重症急性胰腺炎,进一步提高诊断水平,在重症度的判定与观察指标方面与国内外先进水平接轨。从此,中西医结合治疗急性胰腺炎开始进入第二个阶段。此后,

国内专家学者不断跟踪国内外对重症急性胰腺炎研究的新进展，转变对该病的认识，注重整体治疗。采用先进的诊断方法监测整体及腹腔局部的变化，作为采取不同治疗方法的依据。充分发挥中医通里攻下、清热解毒及活血化瘀等治则的作用，使中药在保护肠屏障、抑制肠源性内毒素血症及全身炎症反应等方面发挥作用。继续摸索手术指征、手术方式及手术时机，以减轻附加的手术打击和术后并发症。从 20 世纪 90 年代中期以来，已有大量的病例报告及较系统的前瞻性研究报告出现，标志着中西医结合治疗急性胰腺炎的研究日益深入。

通过半个世纪，三代人的努力，国内已经形成一套中西医结合治疗急性胰腺炎的诊疗方法和临床诊疗指南。中华医学会外科学分会胰腺外科学组于 2007 年颁布的《重症急性胰腺炎诊治指南》对我国急性胰腺炎诊治的规范化发挥了重要作用。随后，胰腺外科学组对之进行了修订，修订后的指南更名为《急性胰腺炎诊治指南(2014)》。另外，中国中西医结合学会普通外科专业委员会以循证医学为指导于 2014 年制定《重症急性胰腺炎中西医结合诊治指南(2014 年，天津)》，并随新的证据不断形成则应不断更新。中医药治疗不仅可降低重症急性胰腺炎肺损伤、多脏器衰竭等并发症，还可缩短病程和降低病死率，是被实践证实了的有效手段。多学科间的有力合作与微创手术的开展，极大提高了患者的生存率和生活质量。中西医结合治疗尚有很长的路要走，如治疗措施还应适当简化，以便于推广；中药方剂剂型改革，按照国际标准研制出新型制剂还需要很大努力；以中药为主的中西医结合治疗机制的研究更是一项艰巨的工作，还有待于今后投入更多的研究。

第二节　急性胰腺炎的病因治疗

引起急性胰腺炎的病因甚多，且存在明显地区差异，在确诊急性胰腺炎基础上，尽可能明确并去除病因，对治疗和预防复发有重要意义。

一、胆源性急性胰腺炎的病因治疗

合并有急性胆管炎的急性胰腺炎患者应在入院 24 小时内进行 ERCP。对于胆石性胰腺炎患者大多数无进行性胆道梗阻的实验室或临床证据的，并不需要在中期做 ERCP。无胆管炎和/或黄疸的情况下，如高度怀疑胆总管结石，应行核磁共振胆胰造影(MRCP)或内镜超声检查而不是诊断性 ERCP。在高危患者中，应使用胰管支架和/或术后直肠给予非甾体抗炎药栓剂，以预防 ERCP 术后并发重症胰腺炎。胆囊内存在结石的轻症急性胰腺炎患者，应在出院前行胆囊切除术，以预防急性胰腺炎复发。伴有坏死的胆源性急性胰腺炎患者，为预防感染，应推迟胆囊切除术待活动性炎症缓解、液体积聚消退或稳定后实施。

二、高血脂性急性胰腺炎的病因治疗

12％～38％的急性胰腺炎伴有血脂的异常升高，其中以血三酰甘油升高引起的胰腺炎最为常见。三酰甘油的正常参考值为 0.5～1.7 mmol/L，一般认为三酰甘油＜5.65 mmol/L不易发生急性胰腺炎；三酰甘油＞11.3 mmol/L 易发生急性胰腺炎。治疗高脂血症性急性胰腺炎的主要措施是短期内将三酰甘油水平降至 5.65 mmol/L 以下。推荐的快速降脂方法有血浆置换和或血液滤过，当腹部体征减轻、心率下降至每分钟 90 次、呼吸降至每分钟 20 次、肾功能恢复时停止。持续静脉输注小剂量肝素和/或胰岛素，能刺激脂蛋白酶的活性，加速乳糜微粒降解，能有效地降低三酰甘油水平。可同时酌情加用降脂药物。但在进行肠外营养时要避免使用脂肪乳剂和可能升高血脂的药物。

三、酒精性急性胰腺炎的病因治疗

因为酗酒者大量缺乏维生素及微量元素，所以治疗时需补充维生素及微量元素，直至患者恢复均衡膳食。急性期首选静脉补充 B 族维生素，后逐渐过渡为口服复合 B 族维生素。

病因诊断对急性胰腺炎的后续治疗具有重要指导价值，除了胆道因素、高脂血症、酒精性急性胰腺炎外，其他因素如肿瘤、外伤、药物等所致胰腺炎在临床中也应该得到充分重视，仔细分析病史，排除常见病因。随着对急性胰腺炎流行病学和病因学的深入研究，急性胰腺炎的发病机制将逐渐明确。平时注意去除急性胰腺炎发病的原因，预防急性胰腺炎的发生，在疾病期早期诊治，对降低患病率和死亡率有重要意义。

第三节　急性胰腺炎的分期治疗

根据《急性胰腺炎诊治指南》(2014)，急性胰腺炎病程分为三个时期：早期(急性期)、中期(演进期)和后期(感染期)。早期治疗的重点是加强重症监护，稳定内环境及保护器官功能。此期持续1～2 周，是治疗上的难点。早期过后，患者出现一段时间的平稳期，即中期(演进期)。此期治疗则以进一步稳定内环境、综合防治感染、营养支持为重点，这对胰腺和胰周坏死的演变和转归非常重要。后期(感染期)即发病 4 周以后，是重症患者的第二个死亡高峰，治疗的重点是感染的控制及并发症的处理，原则上应及时进行外科干预。

一、以非手术治疗为主体的早期(急性期)治疗体系

1. 动态评估病情发展

许多病情严重的急性胰腺炎患者在初诊时尚未表现出器官功能衰竭和胰腺坏死，从而导致了一些临床治疗措施的延误。如何在患者入院的第一个48小时内准确的判断患者的严重程度尤为重要。胰腺坏死常在入院48小时后才出现，因此早期的腹部CT和磁共振成像检查并不能准确评估急性胰腺炎的严重程度。

目前认为持续性全身炎症反应综合征是预测重症急性胰腺炎的最佳指标。对早期液体不足、低血容量性休克、器官功能障碍等症状进行动态评估，不仅有助于早期反映器官功能衰竭的发展趋势，区分中重症急性胰腺炎与重症急性胰腺炎，更有助于重症急性胰腺炎患者及时转诊，获得更有效的液体复苏以及脏器功能保护。

2. 早期液体复苏

液体复苏是急性胰腺炎早期治疗的基石，有效的液体复苏可以维持患者血流动力学，改善胰腺的微循环。早期补液原则可概括为：① 早期补液：入院12～24小时内大量补液；② 晶体补液：推荐使用等渗的乳酸盐林格溶液；③ 快速补液：250～500 mL/h，严重容量不足的患者必要时可静脉加压输注；④ 评估补液：入院最初的6小时和24～48小时反复评估患者补液是否充分，在降低血尿素氮水平的同时，需要防治积极补液引起的并发症(容量超负荷、肺水肿、腹腔间隔室综合征等)。

早期补液选择乳酸盐林格溶液的原因是等渗平衡液能够减少全身炎症反应综合征的发生率。研究证实，对伴有严重脓毒血症的急性胰腺炎患者，选用羟乙基淀粉会增加肾衰竭的发生率和病死率。

3. 脏器功能的维持与替代

由于重症急性胰腺炎患者合并器官功能衰竭，因此在入院的48小时至72天内须要对发生衰竭的器官予以支持。肺脏、心血管和肾脏功能是重症急性胰腺炎患者最易受累的器官，也是治疗的重点。建议以下患者转入重症监护病房(intensive cure unit，ICU)进行治疗：① 持续性呼吸困难或心动过速者。② 入院6～8小时内对初始复苏无应答的呼吸衰竭或低血压者。③ 呼吸衰竭须要机械通气者。④ 肾功能不全须要透析者。

4. 抑制胰腺外分泌及胰酶抑制剂的应用

生长抑素及其类似物(奥曲肽)可以通过直接抑制胰腺外分泌而发挥作用，对于预防ERCP术后胰腺炎也有积极作用。H2受体拮抗剂或质子泵抑制剂可通过抑制胃酸分泌而间接抑制胰腺分泌，还可以预防应激性溃疡的发生，均主张在重症急性胰腺炎时

应用。蛋白酶抑制剂(乌司他丁、加贝酯)能够广泛抑制与急性胰腺炎发展有关胰蛋白酶、弹性蛋白酶、磷脂酶A等的释放和活性,还可稳定溶酶体膜,改善胰腺微循环,减少急性胰腺炎并发症,主张早期足量应用。但由于缺乏多中心大样本的临床研究数据,国外指南并未给出明确建议。

5. 营养支持

轻症急性胰腺炎患者在症状缓解后即可经口进食,并且低脂固体食物和流食一样安全。对于重症急性胰腺炎患者,早期肠内营养可以减少感染并发症发生率,降低病死率。通过鼻胃管和鼻空肠营养管进行肠内营养效果差别不大。鼻胃管喂养,优点是放置容易且经济实惠,而鼻空肠营养管优点是能够降低肠道通透性,降低内毒素血症及感染的发病率。

肠内营养停止或减量的指征是:① 肠道出血、机械性肠梗阻、腹痛、腹胀明显加重。② 伴有一般情况恶化。③ 膀胱压＞20 mmHg。

6. 预防性应用抗生素

重症急性胰腺炎和非胆源性胰腺炎预防性应用抗生素的疗效一直存在争议。近期发表的多篇高质量Meta分析显示,预防性应用抗生素不能显著降低患者病死率、胰腺坏死感染发生率及外科手术率,仅能降低胰腺之外的感染发生率。因此,原则上急性胰腺炎不建议预防性使用抗生素。但针对部分易感人群(胆道梗阻、高龄、免疫低下等)可能发生的肠源性细菌易位,可预防性使用抗生素。

7. 中医辨证治疗

祖国医学对于急性胰腺炎的认识,是基于临床实践,逐渐地加以总结而形成独特的理论体系,通过大量的临床和实验研究已经证实,中医药在重症急性胰腺炎的治疗中具有肯定的作用。

在急性胰腺炎的早期,主要表现为肝郁气滞、邪郁气分证。

(1) 肝郁气滞　上腹部及两胁阵痛或窜痛,时痛时止,恶心呕吐,腹不胀或不甚胀;上腹有压痛,无明显的肌紧张或仅有轻度肌紧张;甚则大便秘结,矢气则舒。舌质淡红,苔薄白或薄黄,脉弦或紧。

治则:疏肝理气,活血止痛。

处方:柴胡疏肝散加减。

组成:柴胡、白芍、枳壳、陈皮、香附、郁金、桃仁、牡丹皮、延胡索、川楝子、当归尾、大黄、甘草,可由胃管注入。

加减:恶心、呕吐者可加半夏、竹茹、旋覆花等以降逆止呕;发热者可加黄芩、菊花、红藤、金银花等以清热;矢气不通者,可加青皮、厚朴等以助行气;兼食滞者可加山楂、鸡内金、炒莱菔子以消食导滞。

湖北名老中医田玉美也认为:疏肝理气、通降和胃应是该病证的基本治疗原则,方药也采用柴胡疏肝散加味:柴胡、香附、枳实、川芎、白芍、陈皮、青皮、广木香、厚朴、川楝子、玄胡、丹参。田玉美指出，处方中伍用理气、行气药物，意在尽快畅通气机，阻滞病邪热化深入；伍用延胡索、丹参意在活血行气，气机畅通，则疼痛减轻。因饮食不节，过食油腻之品发病者加焦山楂；有胆结石者加金钱草、鸡内金；虫扰者加川楝子、槟榔。

（2）邪郁气分　上腹疼痛，腹胀，伴恶心呕吐，发热，小便黄，大便少等症状，无明显的腹膜炎体征及严重的代谢紊乱。舌质红、苔腻，脉弦。

治则：疏肝理气，清热通腑，佐以活血通络。

处方：大柴胡汤加减。

组成：柴胡、黄芩、白芍、枳壳、半夏、大黄(后下)、丹参、姜黄。

加减：腹痛重加延胡索、香附、木香；大便不通加芒硝(冲)；巩膜黄染加茵陈、金钱草；蛔虫内扰加使君子、乌梅、苦楝根皮。

二、以稳定内环境、预防感染为主体的中期(演进期)治疗体系

此期患者以胰周液体积聚或坏死性液体积聚为主要表现，胰腺坏死灶多为无菌性，也可能合并感染。如无感染发生，在维持早期治疗的基础上，患者病情逐渐平稳。如胰周感染发生，患者再次出现全身性急性反应。

此期治疗的重点是积极的重症监护(详见“重症急性胰腺炎的ICU监护”)、持续早期的中西医结合非手术治疗和预防感染的发生，降低致炎细胞因子水平和作用，求得致炎细胞因子和抗炎细胞因子的再平衡，争取使疾病缓解或治愈。

中医的中期(急性期)证型涵盖了现在医学中期(演进期)和后期(感染期)的证型，分别为肝胆湿热型、脾胃实热型、瘀热互结型和内闭外脱型，统一在后期(演进期)的中医辨证治疗中论述。

三、以控制感染和并发症为主体的后期(感染期)治疗体系

此期可发生胰腺及胰周坏死组织合并感染、全身细菌感染、深部真菌感染等，继而可引起感染性出血、消化道瘘等并发症。治疗的重点是感染的控制及并发症的处理。

1. 治疗性应用抗生素

（1）急性胰腺炎患者应用抗生素的指征和原则　急性胰腺炎患者应用抗生素应该有如下指征：① 有证据表明存在胰腺或胰腺外的感染；② 对于怀疑存在感染性坏死的急性胰腺炎患者，可在CT引导下行细针穿刺(CT－FNA)，并进行细菌染色加培养，或在获取必要的感染物培养后，依据药敏结果使用抗生素；③ 在等待培养结果的同时，可谨慎使用抗生素，若培养结果为阴性，则及时停药。

急性胰腺炎患者使用抗生素的“降阶梯”治疗策略：即初始治疗选用的抗生素要广谱、强效，随后根据药敏结果尽快调整抗生素。

推荐使用的初始治疗方案包括：① 碳青霉烯类：亚胺培南、美罗培南、多尼培南；② 青霉素＋B-内酰胺酶抑制剂：派拉西林他唑巴坦；③ 第三代头孢菌素＋抗厌氧菌：头孢吡肟＋甲硝唑或头孢他啶＋甲硝唑；④ 喹诺酮＋抗厌氧菌：环丙沙星＋甲硝唑或左氧氟沙星＋甲硝唑。

(2) 急性胰腺炎患者感染的细菌来源与种类　急性胰腺炎时细菌的来源多由于下列两方面：① 肠黏膜屏障功能在各种炎症因子和信号分子的相互作用下受损，免疫力下降，肠道菌谱失衡，某些致病菌生长繁殖，从而发生肠道细菌易位；② 完全肠外营养时感染，特别是因导管的护理不当尤其容易发生。早期感染以革兰阴性杆菌及厌氧菌为主，革兰阴性杆菌中以大肠杆菌和铜绿假单胞菌最为常见，其次为克雷伯杆菌、变形杆菌。近年来鲍曼不动杆菌感染呈上升趋势，胆源性胰腺炎患者还需要考虑革兰阳性球菌(肠球菌)感染的可能。

(3) 抗生素的选择

1) 能够通过血-胰屏障：胰腺内存在着一种类似血-脑屏障的血-胰屏障。抗生素在透过血-胰屏障时，首先要透过毛细血管内皮细胞层和基底膜，然后透过胰腺腺泡及导管的细胞膜而进入胰液。由于细胞膜含有较多量的脂类，故极性小、脂溶性高的抗生素较极性大、水溶性高者更易透过。血清蛋白分子质量的大小、抗生素与血清蛋白的结合率也可影响抗菌药透入胰液。血清蛋白结合率越低，游离抗生素浓度就越高，其透过血-胰屏障进入胰液的浓度就越高。抗生素的 pH、促胰液素的浓度以及抗生素在血清中的原始浓度也都是重要的影响因素。在急性胰腺炎时，炎症影响细胞膜通透性改变，亦影响抗生素向胰液的透入。

2) 在胰腺组织内，特别是胰腺坏死组织内达到有效的药物浓度：选用能在胰腺组织内形成有效浓度的药物经验性治疗应及时评估抗感染效果，疗效不佳时积极调整抗感染方案，疗程一般为 7～14 天，特殊情况可适当延长。

3) 能够有效杀灭或抑制引起胰腺感染的病原菌：急性胰腺炎，尤其重症急性胰腺炎应用抗生素以抗革兰阴性菌和厌氧菌为主，初始经验性治疗以能覆盖上述两类细菌为原则。可选的治疗方案有：① 广谱青霉素类或头孢菌素类联合硝基咪唑类：青霉素类中具有抗铜绿假单胞菌作用的药物(如哌拉西林、美洛西林等)对革兰阴性菌有良好的效果；头孢菌素类中 1 代头孢对阴性菌作用弱，不宜选用，可选用 2～4 代头孢，联合甲硝唑覆盖厌氧菌，头孢西丁或头孢米诺等对厌氧菌也有效的药物，可单用。② β-内酰胺酶抑制剂复方制剂：如头孢哌酮舒巴坦、哌拉西林他唑巴坦。该类药物由于引入了 β-内酰胺酶抑制剂，扩大了抗菌谱，对厌氧菌有效，且舒巴坦制剂对鲍曼不动杆菌有其独特的抗菌活性。③ 氟喹诺酮类联合硝基咪唑类：氟喹诺酮类药物由于其对革兰阴性菌作用强，生物利用度好，组织分布浓度高，联合甲硝唑覆盖厌氧菌为临床常用治疗方案，但由于近年来革兰阴性杆菌尤其大肠杆菌对喹诺酮类药物的耐药性逐年升高，临床经验治疗同时要积极予以病原学检查，为治疗方案的调整提供依据。④ 氨基糖苷类药物联合硝基咪唑类：氨基糖苷类抗菌药对革兰阴性菌有较好的抗菌活性，但对厌氧菌无效，需联合抗厌氧菌药物。由于其有耳、肾毒性，临床选用需要监测听力及肾功能。⑤ 碳青霉素烯类：碳青霉烯类对革兰阳性菌（耐甲氧西林金黄色葡萄球菌、耐万古霉素肠球菌除外）、革兰阴性菌均具有强大的抗菌活性，包括耐药率高的非发酵菌如铜绿假单胞菌、鲍曼不动杆菌等，对 β-内酰胺酶的革兰阴性菌也有效，且可覆盖厌氧菌，对急性胰腺炎患者有很好的疗效，特重症胰腺炎首选该类药物治疗。

此外，此期容易出现深部真菌感染，一般较全身细菌感染的出现时间晚，这是因为广谱抗生素的使用，以及患者免疫力低下所致，深部真菌感染的治疗关键是及时诊断，尽早治疗。

2. 外科干预治疗

此期应不失时机地进行外科干预，具体内容请参见“急性胰腺炎的外科治疗”章节论述。

3. 中医辨证治疗

此期的中医辨证包括中期（急性期）的辨证，主要证型有肝胆湿热证、脾胃实热证、瘀热互结证和内闭外脱证。

（1）肝胆湿热证　胁肋及上腹部疼痛如绞、拒按、手不可近，发热或往来寒热，口苦咽干，恶心呕吐，不思饮食，有时可见颜面及全身黄似橘色，便秘尿赤，舌红苔黄腻，脉滑或滑数。本型多见于胆源性重症急性胰腺炎患者的急性反应期或全身感染期。常伴有心中懊恼，大便秘结或呈灰白色，小便短黄，倦怠乏力。舌红苔黄腻，脉弦数。

治则：清热利胆，化湿通下。

处方：茵陈蒿汤合大柴胡汤加减。

组成：茵陈蒿、栀子、生大黄、柴胡、芍药、枳实、半夏、黄芩、牡丹皮、龙胆草。

加减：湿热重者，可加金钱草、黄连、黄柏；热毒重者，可加金银花、野菊花、红藤；呕吐重者，可加旋覆花、代赭石、竹茹；腹胀重者，可加大腹皮、木香；尿短少赤涩不畅者，可加车前草、赤小豆。《金匮要略·腹满寒病宿食病脉证治》第十云：“按之心下满痛者，此为实也，当下之，宜大柴胡汤。”

急性胰腺炎早期即表现为大便秘结，腑气不通，张静喆认为“早期下不厌早，急下存津”，早用下法，可以减少肠源性内毒素血症的发生，正所谓急病早投攻下，不为大害，强调在传统清热解毒、通里攻下的基础上，佐以养阴生津药，行“养阴护津”之法，“先安其未受邪之地”，方用加味锦红汤：生大黄（后下）、胡黄连、厚朴各 9 g，红藤 30 g，蒲公英、生地黄各 15 g，生山楂 12 g。方中生大黄为君药，以苦寒攻下，务存津液，因势利导，引邪下行，寓以“釜底抽薪，急下存阴”之法；红藤、蒲公英、胡黄连清热以保津；厚朴、生山楂化湿和胃，生地黄清热凉血以滋养阴液，共奏热去阴不伤、邪去正得扶之效。对于减轻患者的临床症状、降低病死率大有裨益。吴迪等认为此型主要为湿热内阻肝胆，肝胆疏泄失常，导致湿热毒邪内蕴，治疗上以祛湿燥湿为主，兼清肝利胆退黄，通腑泻下。《急性胰腺炎中医诊疗专家共识意见》则应用清肝利胆，清热利湿的方法，以茵陈蒿汤(《伤寒论》)合龙胆泻肝汤(《医方集解》)为主方加减。药物：茵陈蒿、龙胆、大黄(后下)、栀子、柴胡、枳实、木香、黄连、延胡索、黄芩、车前子、通草、生地黄、当归。

(2) 脾胃实热(热结腑实)证　　上腹或全腹持续性胀痛，阵发性加剧，疼痛难耐。脘腹或全腹硬满，压痛拒按；或腰背肿胀，触痛明显；腹肌紧张、反跳痛，伴有恶心呕吐，热盛口渴，高热或寒战高热，大便秘结，小便短赤。重者痛、呕、胀、闭或(和)痞、满、燥、实，诸证皆具，或伴休克症状。舌质红绛而干，舌苔黄厚，或腻或燥，脉洪数或弦数。

治则：通腑泄热。

处方：大承气汤加减。

组成：生大黄、芒硝、枳实、厚朴。

通里攻下法作为临床上治疗急性胰腺炎的常用方法，常贯穿于急性胰腺炎治疗的始终。急性胰腺炎早期即表现为大便秘结，腑气不通(腹胀、呕吐、肛门停止排便排气、肠鸣音减弱或消失、肠管扩张或积液有液平)，通腑治疗往往成为疾病治疗的转折点。王垂杰认为应用通里攻下法治疗急性胰腺炎关键在于早期足量使用，起到化瘀通下，釜底抽薪之效，往往能扭转和控制病情。从中医方面讲，下法以通泄大便、逐邪外出为主要作用，可荡涤肠腑，清除瘀滞，为湿热瘀毒之邪提供出路。张淑文教授重视“肺与大肠相表里”“六经实热，总清阳明”“六腑以通为用”的理论观点，强调辨证准确，要早下手，通腑治疗尤其要“下不厌早”，保证腑气通畅，给邪以出路，有釜底抽薪之效，是治疗的关键所在，通腑治疗要攻补兼施，扶正祛邪并重。其所研制的通腑颗粒即在此原则指导下组合配方而成。该方主要由大黄、厚朴等组成，具有通里攻下、清热解毒、益气活血，疏肝理气之功用。从现代药理学角度讲，以大黄为代表的通里攻下类药物能改善胰腺微循环，增强胃肠道蠕动，促进排便，改善患者腹痛、腹胀的临床症状，同时增强肠黏膜的屏障作用，帮助肠道排出蓄积在内的大量内毒素及有害菌，从而减少体内内毒素的吸收及细菌的移位，减轻内毒素对机体的损害，降低胰腺感染的发生，最终阻止急性胰腺炎向重症化发展。

历代医家非常重视泻下阳明的治疗方法。如清代陈士铎《本草新编》言“火之最烈者，无过阳明之焰。阳明之火降，而各经余火无不尽消”。清代俞根初所著《通俗伤寒论》第十节·六经总诀提出“六经实热，总清阳明”。《伤寒论》创立以大黄为君药的承气汤治疗阳明腑实证，即大便不通，频转矢气，脘腹痞满，腹痛拒按，按之硬，甚或潮热谵语，手足濈然汗出，舌苔黄燥起刺，或焦黑燥裂，脉沉实；热结旁流，下利纯青，脐腹疼痛，按之坚硬有块；里热实证之热厥、痉病或发狂等证，为后世“下法”提供了理论与实践方法。清代叶天士谓“凡经脉六腑之病，总是以通为是”。吴鞠通在此基础上创立了五承气汤等治疗阳明温病，即宣白承气汤（生石膏、杏仁、瓜蒌皮、生大黄）治疗喘促不宁，痰涎壅盛，右寸实大。导赤承气汤（生地黄、赤芍、黄连、黄柏、生大黄、芒硝）治疗左尺牢坚，小便赤痛，时烦渴甚。牛黄承气汤（安宫牛黄丸丸、生大黄）治疗邪闭心包，神昏舌短，内窍不通，饮不解渴。增液承气汤（生地黄、玄参、麦冬、生大黄、芒硝）治疗津液不足，无水舟停者，间服增液，再不下者。护胃承气汤（生地黄、玄参、麦冬、牡丹皮、知母、生大黄）治疗下后数日热不退，或退不尽，口燥咽干，舌苔干，以及治疗应下失下，正虚不能运药新加黄龙汤（生地黄、玄参、麦冬、人参、海参、当归、姜汁、生甘草、生大黄、芒硝），极大地丰富了“下法”的治疗手段，提高了治疗危重病的成功率。

（3）瘀热（毒）互结证　　瘀血与湿热互结，可见腹部刺痛拒按，痛处不移，皮肤青紫有瘀斑。或热入营血，迫血妄行，皮下出血。此证属临床急危重症，常见于重症急性胰腺炎。

治法：清热泻火，祛瘀通腑。

处方：清胰汤加减。

组成：柴胡、白芍、生大黄（后下）、黄芩、胡黄连、木香、延胡索、芒硝（冲服）。

本证以化瘀通腑导滞，恢复肝胆胃肠通降功能为主。瘀血既为急性胰腺炎的发病因素，又为其病理产物，瘀血产生贯穿于急性胰腺炎发展的始终。故在治疗上应注意适当配伍丹参、桃仁、红花、三七粉、川芎、赤芍、五灵脂、生蒲黄等活血化瘀之品，以使气机条畅，热毒随瘀而去。同时，在临床普遍应用通里攻下、清热解毒、活血化瘀等治疗原则的基础上，还应在疾病全程中注重顾护阴液，正如《温热经纬》云：“留得一分津液，便有一分生机”，尤其在早期就应采用相应的护养阴液的治疗措施，朱培庭在传统清热解毒，通里攻下的验方——锦红汤的基础上加生地黄，形成了治疗该证的加味锦红汤，方中以生大黄为君药，泻下通便，即釜底抽薪，急下存阴之法；红藤、蒲公英、胡黄连清热以保津；厚朴、生山楂化湿和胃；用生地黄以滋养阴液，即所谓“治热病和补阴，是最为扼要处，知泻阳之有余，即所以补阴之不足，不仅恃增液诸汤，进乎道矣”。

（4）内闭外脱证　　烦渴多汗，面色苍白，四肢厥冷，舌干绛、苔灰黑而燥，脉沉细而弱，此多为急性重症胰腺炎，患者病情危重，伴意识障碍。

治则：① 外脱：益气固脱，回阳救逆；② 内闭：凉血解毒、醒脑开窍。

处方：① 外脱：参附注射液；② 内闭：凉开三宝如安宫牛黄丸。

组成：附子、干姜、生大黄（后下）、芒硝（冲）、制甘遂末（胶囊吞服）、核桃仁、败酱草。附子的用法，应以小剂量（10 g）开始，逐量递加，宜先煎 1 小时左右，以尝味不麻口为宜。

还可采用通腑逐瘀，回阳救逆之法。主方：小承气汤（《伤寒论》）合四逆汤（《伤寒论》）加减。药物：生大黄（后下）、厚朴、枳实、熟附子、干姜、甘草、葛根、赤芍、红花、生晒参（另炖）、代赭石、生牡蛎（先煎）。

四、急性胰腺炎恢复期中医辨证治疗

(1) 邪去正虚　胰腺及全身感染得到控制,进入恢复期。临床表现为神疲乏力,口淡纳差,轻度腹胀,可伴恶心腹痛,低热。舌淡红,苔微腻,脉细。

治则:建中补虚,调理肝脾,清利湿热。

处方:参苓白术散加减。

组成:党参、白术、茯苓、陈皮、蒲公英。

加减:腹隐痛加香附、郁金;纳差腹胀加炒麦芽、焦谷芽、焦神曲、焦山楂;低热加柴胡、升麻;上腹痞满、大便不爽加半夏、制大黄;口腻、尿黄加茯苓、车前草;血尿淀粉酶反复波动,可酌加全瓜蒌、贝母、郁金等。黄芪注射液也可应用。

(2) 瘀留正伤　此期为病情日久,瘀血阻滞于腹部。治以活血化瘀、扶正祛邪,予以膈下逐瘀汤加减,并加强扶正,予人参、黄芪、当归等。也有医家用补中益气汤治疗急性胰腺炎恢复期患者。

(3) 肝脾不和　正气渐复,脾胃已伤。土弱木乘,治宜疏肝和胃、健脾化湿,方选平胃散合柴胡疏肝散。浦江晨等认为此期邪胜正衰,水谷精微大量流失又不得补充,病机以虚为主,此时不可以大黄、柴胡之类苦泄攻下,而应以旋覆代赭汤奏降逆补中运脾之功。

(4) 胃阴不足　热邪耗伤胃液,久则致胃阴不足。表现为饥不欲食,甚则口干、口渴、口臭等,治宜益气生津、滋养胃阴,予益胃汤(沙参、麦冬、冰糖、细生地黄、玉竹)加减。

(5) 气阴两伤　气阴两伤多随气滞血瘀,腑实热结而并发,此时病机特点是正虚邪实,相互交错。急症必须急救,补正祛邪必须同治。即疏肝理气、通腑泄热与益气养阴、扶正固本同用。益气养阴用生脉散(人参、麦冬、五味子),现有成品制剂——生脉注射液,临床选用生脉注射液,意在取其药物能直接由血管内入脏腑,能迅速恢复耗损气阴,提高机体抗御病邪的能力。若阳气大伤时,可加用人参、制附片煎汤内服,回阳固脱。

急性胰腺炎的治疗应早期、足量应用中药,以发挥其增强肠蠕动,清除肠内毒物,抑制肠道内毒素吸收及抗炎作用,并改善微循环,降低胰胆管压力作用,对胰蛋白酶、胰淀粉酶及胰脂肪酶活性具有全面抑制作用,值得进一步深入研究。

第四节　急性胰腺炎的分型治疗

急性胰腺炎患者死亡率与器官衰竭具有显著相关性,因此轻症急性胰腺炎、中重症急性胰腺炎、重症急性胰腺炎以是否伴有器官衰竭及器官衰竭持续时间为分类标准。

急性胰腺炎首诊通常由急诊科医师完成，首诊医师对于病情严重程度的判断，尤其是重症急性胰腺炎的早期识别非常重要。早期及时、正确的临床处置可以最大程度地减少胰腺炎症对机体的损伤，缩短病程、改善预后，建议尽快完成各项实验室检查和胰腺 CT 平扫，建立多学科协调、会诊和转科机制（图 16）。对于重症急性胰腺炎患者，不具备重症监护病房（ICU）条件的单位，建议尽快完成转院治疗。

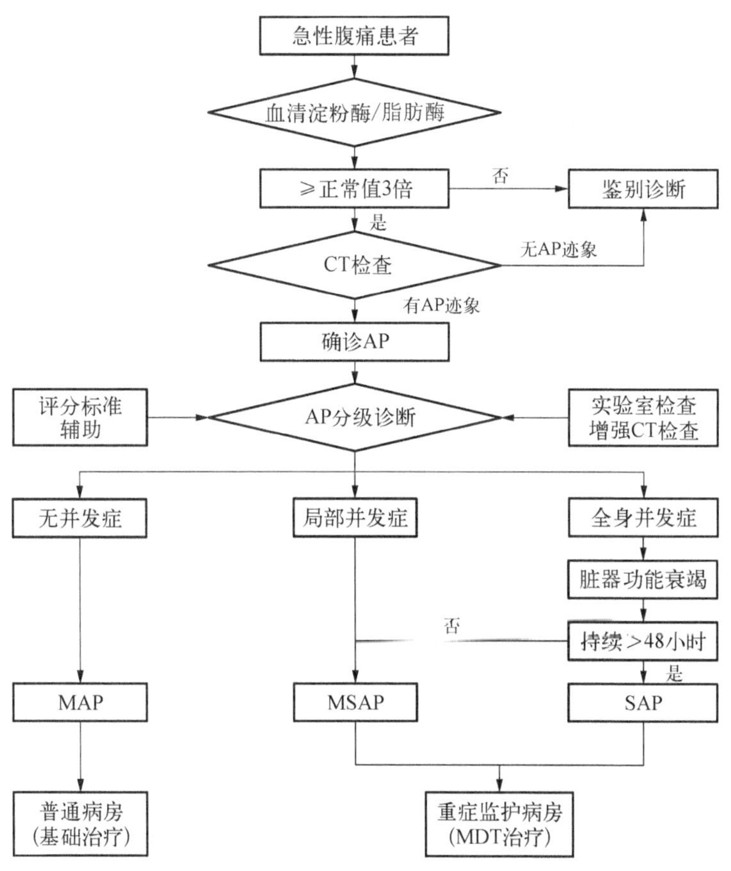

图 16 急性胰腺炎的诊断和分类管理流程

（出自《中国急性胰腺炎多学科诊治（MDT）共识意见（草案）》）

AP 急性胰腺炎，MAP 轻症急性胰腺炎，MSAP 中度重症急性胰腺炎，SAP 重症急性胰腺炎，MDT 多学科诊治

国内学者对符合纳入标准的急性胰腺炎患者进行中医辨证分型，分别进行中医症状积分、Ranson 评分、APACHEⅡ评分和 CT 评分，分析各种证型与急性胰腺炎轻重评分值的关系后发现，轻症急性胰腺炎中医辨证主要为肝郁气滞证和邪郁气分证；中重症和重症急性胰腺炎以胃肠热结证和肝胆湿热兼胃肠热结证为主，并易发生瘀热互结、内闭外脱等证型。

一、轻症急性胰腺炎的治疗

轻症急性胰腺炎通常在1～2周内恢复,CT检查显示胰周渗出不多,无脏器衰竭,亦无局部或全身并发症,预后较好。轻症急性胰腺炎病程较短,可分为急性期和恢复期两期。

1. 轻症急性胰腺炎急性期治疗

轻症急性胰腺炎急性期的治疗重点应放在缓解症状、阻止病情加重(或早期识别中度重症以上急性胰腺炎)等方面,可尽早恢复饮食,除胆源性急性胰腺炎外不需要应用抗生素治疗。

(1) 一般治疗　短期禁食,对有严重腹胀者应采取胃肠减压等措施。轻症急性胰腺炎患者腹痛减轻或消失、血淀粉酶下降至接近正常、肠道动力恢复时可以考虑开放饮食,开始以流质及低脂饮食为主。轻症急性胰腺炎的液体治疗只要补充每日的生理需求量即可,一般不需要进行肠内营养。

(2) 抑制胰酶分泌　胰腺腺泡内胰蛋白酶的活化是急性胰腺炎的始动环节,生长抑素及其类似物(奥曲肽)可以通过直接抑制胰腺外分泌而发挥作用。可选用生长抑素250 μg/h或奥曲肽25～50 μg/h静脉滴注。质子泵抑制剂或H2受体拮抗剂可通过抑制胃酸分泌而间接抑制胰腺分泌,还可以预防应激性溃疡的发生。可选用埃索美拉唑40 mg、泮托拉唑40 mg或兰索拉唑30 mg,间隔12小时静脉滴注。

(3) 抑制胰酶活性　胰蛋白酶活化后将激活各种蛋白水解酶,造成胰腺实质和周围脏器的损伤。蛋白酶抑制剂(乌司他丁、加贝酯)能够广泛抑制有关胰蛋白酶、弹性蛋白酶、磷脂酶A等的释放和活性,还可稳定溶酶体膜,改善胰腺微循环,减少急性胰腺炎并发症,主张早期足量应用。用于轻症急性胰腺炎治疗时可静脉滴注乌司他丁,每日30万U;或加贝酯,每日300 mg。

(4) 镇痛　剧烈疼痛不但引起患者精神不安,又可使Oddi括约肌痉挛,加重病情。因此疼痛剧烈时考虑镇痛治疗,在严密观察病情下可注射盐酸布桂嗪(强痛定)或盐酸哌替啶(哌替啶)。不推荐应用吗啡或胆碱能受体拮抗剂,如阿托品、654-2等,因前者会收缩Oddi括约肌,后者则会诱发或加重肠麻痹。

2. 轻症急性胰腺炎恢复期治疗

轻症急性胰腺炎恢复期的治疗重点应放在寻找病因、防止复发等方面。我国急性胰腺炎的常见病因依次为胆源性、高脂血症性和酒精性。ERCP相关急性胰腺炎需要引起重视。

(1) 胆源性胰腺炎　磁共振胆胰管显影有助于判断胆总管或胆囊结石,超声内镜对于胆源性胰腺炎有较高的诊断价值,有助于发现胆总管泥沙样结石。合并有急性胆管炎的急性胰腺炎患者应在入院24～72小时内进行ERCP治疗。胆源性轻症急

性胰腺炎恢复后应该尽早进行胆囊切除术，以防急性胰腺炎复发。胆囊切除术的实施需要建立通畅的外科会诊制度，避免患者在恢复期等待胆囊手术期间急性胰腺炎复发。

(2) 酒精性胰腺炎　建议补充维生素和矿物质，包括静脉补充复合维生素 B、叶酸等。劝患者戒酒，并给予健康指导。研究表明，医务人员干预（通过护士与患者沟通如何控制饮食）会显著降低 2 年内酒精诱发的胰腺炎复发率。

(3) 高脂血症性胰腺炎　大部分轻度高脂血症可以通过禁食和限制静脉脂肪乳剂的使用来纠正。对于重度高脂血症可用低分子肝素 5 000 U，每日 1 次，或每 12 小时皮下注射 1 次，增加脂蛋白酶活性，加速乳糜微粒降解；必要时可采用血脂吸附和血浆置换疗法，可迅速有效降低血浆三酰甘油浓度。

(4) ERCP 术后胰腺炎　我国 ERCP 术后胰腺炎发生率约为 4.3%，但 90%以上的属于轻、中度。在高危患者当中，使用胰管支架、术前/术后给予非甾体抗炎药栓剂纳肛以预防 ERCP 术后胰腺炎。生长抑素和硝酸甘油也有明确的预防作用，但其最佳给药途径及剂量有待进一步研究。而头孢他啶、加贝酯、乌司他丁、糖皮质激素、抗氧化剂、别嘌呤醇等药物的预防效果不明确。

3. 轻症急性胰腺炎的中医治疗

轻症急性胰腺炎多表现为肝郁气滞证和邪郁气分证，根据证型选用柴胡疏肝散或大柴胡汤加减。

二、中重症急性胰腺炎的治疗

中重症急性胰腺炎可伴有全身炎症反应综合征、感染等全身并发症，亦可表现为急性液体积聚，假性囊肿，胸、腹水，梗阻等局部并发症。因此，中重症急性胰腺炎的治疗重点是有效控制炎症反应、防治并发症。中重症急性胰腺炎病程较长，可分为急性期和恢复期两期。

1. 中重症急性胰腺炎急性期治疗

中重症急性胰腺炎发病 1 周左右，以全身炎症反应综合征为主要表现。治疗的重点是加强监护、对抗炎症反应，另需密切注意中重症急性胰腺炎向重症急性胰腺炎演变的迹象。除采用轻症急性胰腺炎的基础治疗措施之外，还建议采取以下措施。

(1) 维持水和电解质平衡　中重症急性胰腺炎液体治疗除补充生理需要量外，应适当补充因胰周渗出丢失的液体。需要注意补液的速度和剂量，过快、过量输注晶体液容易导致急性肺间质水肿甚至急性呼吸窘迫综合征。补充电解质以纠正低血钙和低血钾，可用 10%葡萄糖酸钙 10 mL 静脉推注补钙。需建立补液通道，记录 24 小时尿量和出入量变化。

(2) 针对全身炎症反应综合征的治疗　全身炎症反应综合征持续存在将会增加器官功能衰竭发生的风险。乌司他丁具有对抗全身炎症反应综合征作用，减少促炎介质释放，提高抗炎介质水平，避免瀑布样级联反应。发生全身炎症反应综合征时推荐早期应用大剂量乌司他丁(每日 60 万～90 万 U)静脉滴注。条件允许时也可采用血液滤过措施，能很好地清除血液中的炎性介质，同时调节体液、电解质平衡，但需注意静脉导管相关血源性感染的风险。

(3) 营养支持　中重症急性胰腺炎患者建议尽早启动肠内营养。早期肠内营养对于维护患者的肠道功能、预防感染等有重要作用。肠内营养的时机需要及早实施(入院 3～5 天内)，最晚不超过 1 周，一些研究认为早期肠内营养(48 小时内)和后期肠内营养的效果近似，但对于中重症急性胰腺炎患者仍建议早期实施肠内营养。肠内营养的途径建议鼻胃管和鼻空肠管，疗效和安全性类似的，针对存在胃流出道梗阻的部分患者，鼻腔肠管为首选途径。肠内营养的能量需求可采用初始 20～25 $kcal \cdot kg^{-1} \cdot d^{-1}$ (1 kcal＝4.184 kJ)，逐渐过渡到 30～35 $kcal \cdot kg^{-1} \cdot d^{-1}$。肠内营养剂型可先采用短肽类制剂，再过渡到整蛋白类制剂，可根据患者血脂、血糖的情况调整剂型。肠内营养的实施时间需要根据胰周积液的范围和包裹情况来定，通常 2～3 周甚至更久。

中重症急性胰腺炎急性期治疗是以对抗炎症反应为主的基础治疗，需要适时采取多学科干预措施，如补液管理可能需要 ICU 医师的指导，中医药的使用可有效缓解胰腺炎症，营养支持可在营养专科医师的指导下完成。

2. 中重症急性胰腺炎恢复期治疗

中重症急性胰腺炎发病 2 周以后进入恢复期，以胰周液体或坏死物积聚为主要表现(多为无菌性)，也可能合并感染。治疗的重点是肠道功能维护和感染的防治。

(1) 肠道功能维护　对中重症急性胰腺炎患者需动态观察腹部体征和肠鸣音改变，同时观察排便情况。因肠黏膜屏障的稳定对于减少全身并发症有重要作用，可及早给予促肠道动力药物，包括生大黄、硫酸镁、乳果糖等，应用谷氨酰胺制剂保护肠道黏膜屏障。病情允许情况下，尽早恢复饮食或实施肠内营养对预防肠道衰竭具有重要意义。益生菌可调节肠道免疫和纠正肠道内菌群失调，从而重建肠道微生态平衡，但目前对急性胰腺炎患者是否应该常规使用益生菌治疗尚存争议。建议对于出现肠功能障碍、肠道菌群失调(如大便中球、杆菌比例失调)的中重症急性胰腺炎患者酌情给予益生菌类药物。

(2) 感染预防　中重症急性胰腺炎的胰周液体积聚是否会合并感染很难预测，可能与急性期肠道的缺氧、细菌移位有关，且胰周积液范围越大越容易感染。前期临床研究证实，预防性应用抗生素不能显著降低急性胰腺炎病死率，不能减少胰腺外感染，不能降低外科手术率，并且容易导致耐药菌播散和二重感染。因此不推荐预防性使用抗生素。但近期的 Meta 分析提出早期使用抗生素可以减少伴有胰腺坏死急性胰腺炎患者的病死率及胰腺感染的发生率。因此建议对于中重症急性胰腺炎患者合理使用抗生素，但应避免抗生素使用等级过高、时间过长导致的肠道菌群失调。

(3) 感染治疗　一旦中重症急性胰腺炎患者出现持续高热(体温>38.5℃)、血白细胞计数显著升高等迹象，应高度怀疑血源性感染或胰周感染合并的脓毒血症，可通过静脉血培养、血清降钙素原或 G. 试验检测、CT 检查提示胰周气泡征等证实。脓毒血症可引起感染性休克，导致第二个病死率高峰，必须采取积极措施加以干预。

1) 抗感染治疗：抗生素的应用应遵循“降阶梯”策略，选择抗菌谱为针对革兰阴性菌和厌氧菌为主、脂溶性强的药物。针对耐药菌感染可选用万古霉素(替考拉宁)、利奈唑胺、替吉环素等药物。疗程为 7～14 天，特殊情况下可延长应用时间。要注意真菌感染的诊断，临床上无法用细菌感染来解释发热等表现时，应考虑真菌感染的可能，可经验性应用抗真菌药，同时进行血液或体液真菌培养。伴有难以控制的腹泻时要怀疑难辨梭菌感染，可予以口服万古霉素或甲硝唑，条件允许时考虑粪便移植治疗。

2) 微创穿刺引流：胰周感染时建议采用“升阶梯”引流策略，首选 B 超或 CT 平扫引导下经皮穿刺置管引流，可根据脓肿范围放置多根引流管，建议对于坏死组织较多的脓肿采用双套管引流＋冲洗，也可采用经皮硬镜或软镜直视下清除胰周坏死组织。如胰周脓肿不具备经皮穿刺路径，可采用超声内镜引导下经胃壁穿刺引流术，放置支架或行鼻囊肿引流管冲洗，必要时行经自然腔道内镜手术清除胰周坏死组织。引流的时间长短取决于胰周脓肿的范围、坏死组织的多少、是否合并胰瘘等因素。

3) 外科手术治疗：微创引流效果不佳时，宜考虑行外科手术。有研究结果表明，早期手术治疗会显著增加手术次数、术后并发症发生率及病死率。手术方式可分为微创手术和开放手术。微创手术主要包括小切口手术、视频辅助手术(腹腔镜、肾镜等)。开放手术包括经腹或经腹膜后途径的胰腺坏死组织清除并置管引流。胰腺感染性坏死病情复杂，手术方式必须遵循个体化原则单独或联合应用。

4) 胰酶替代治疗：研究数据显示，在中度重症以上急性胰腺炎恢复期 4 周时，几乎所有患者均存在胰腺外分泌功能不良，12～18 个月后仍有 80%以上患者存在，尤其是急性期伴有胰腺坏死的患者。因此，中重症急性胰腺炎患者开始肠内营养时早期补充胰酶，可有效治疗胰腺外分泌功能不良，提高患者生活质量。

3. 中重症急性胰腺炎的中医治疗

中重症急性胰腺炎以胃肠热结证和肝胆湿热兼胃肠热结证为主，以茵陈蒿汤合大柴胡汤或大承气汤加减治疗。若合并感染则表现为毒炽酿痈型，易内闭外脱等辨证。因其他辨证前面已有论述，在此只介绍毒炽酿痈型。

毒炽酿痈　胰腺继发感染，波及全身，出现第 2 个多器官功能衰竭。临床表现为高热(体温 39～40℃)或寒热往来，腹痛，腹胀持续不解，纳差，甚有呕血，黑便，黄疸，大汗烦躁，谵妄。舌紫暗，苔燥或腻，脉沉或滑涩。

治则：清热解毒排脓，攻下通腑，固扶正气。

处方：大陷胸汤合薏苡附子败酱散加减。

组成：附子、干姜、生大黄(后下)、芒硝(冲)、制甘遂末(胶囊吞服)、薏苡仁、败酱草。附子的用法：应以小剂量(10 g)开始，逐量递加，宜先煎1小时左右，以尝味不麻口为宜。

加减：神昏加安宫牛黄丸；消化道出血可用犀角地黄液或黄连解毒汤。鱼腥草注射液、清开灵注射液可常规应用。

三、重症急性胰腺炎的治疗

重症急性胰腺炎起病凶险，病程最长，亦可分为急性期和恢复期两期。急性期病死率高，通常伴有脏器功能衰竭，最易受累的依次是循环系统、呼吸系统和肾脏，因此治疗的重点是针对上述系统及脏器功能的维护，还需注意腹内高压的处理。恢复期处理参照中重症急性胰腺炎。

重症急性胰腺炎急性期除采用针对轻症急性胰腺炎和中重症急性胰腺炎的基础治疗之外，还需采取下列措施。

1. 早期液体复苏

重症急性胰腺炎一经诊断应立即开始进行液体复苏。重症急性胰腺炎初期因毛细血管渗漏综合征及第三间隙液体积聚引起循环血量减少，若补液不足极易引起肾衰竭和低血容量休克，补液量包括基础需要量和丢失量。在补充晶体液的同时应注意输注胶体物质和补充维生素、微量元素。除合并有心血管疾病和/或肾脏疾病之外的所有患者均应积极补液，即每小时输注250～500 mL等渗晶体液。同时应频繁对液体需求进行再评估。在最初的12～24小时，积极的静脉补液最为有利。输液种类包括胶体、平衡液或0.9% NaCl。乳酸盐酸林格溶液是首选的等渗晶体液，次之为0.9%NaCl；胶体首选人血白蛋白或血浆，关于羟乙基淀粉存在争议，因其对肾脏和凝血功能有一定影响需慎用，但对肾功能正常的患者每日控制在500 mL范围内仍然可以接受。扩容时应注意晶体与胶体的比例，一般推荐的补液速度是5～10 $mL \cdot kg^{-1} \cdot h^{-1}$，特殊情况下可达到12 $mL \cdot kg^{-1} \cdot h^{-1}$。液体复苏的目标为患者平均动脉压65～85 mmHg (1 mmHg=0.133 kPa)，心率<120次/分，血乳酸显著下降，尿量>1 $mL \cdot kg^{-1} \cdot h^{-1}$，红细胞比容(HCT)下降到30%～35%(满足2项以上)。全身炎症反应综合征消失也是液体复苏成功的标志之一。当判断患者液体复苏过量或组织间隙水肿时，可以适当提高胶体液输注比例，加用利尿剂以减轻组织和肺水肿。必要时可应用血管活性药物，包括去甲肾上腺素和多巴胺。

2. 呼吸功能支持

重症急性胰腺炎发生急性肺损伤时可给予鼻导管或面罩吸氧，维持氧饱和度在95%

以上，要动态监测患者血气分析结果。当进展至急性呼吸窘迫综合征时，可予以有创机械通气。当患者病情好转时尽早脱机，避免出现呼吸机相关性肺炎、气压伤等呼吸机相关并发症。

3. 肾功能支持

持续性肾脏替代疗法的指征是重症急性胰腺炎伴急性肾衰竭，或经积极液体复苏后，持续 12 小时以上尿量≤0.5 mL·kg^{-1}·h^{-1}。可根据病情选用合适的血液净化方式。

4. 腹内高压/腹腔间隔室综合征处理

腹内高压/腹腔间隔室综合征是急性胰腺炎的常见并发症。腹腔间隔室综合征与新发脏器功能衰竭相关，需要 ICU 密切监控，及时处理。具体参照“重症急性胰腺炎的 ICU 监护”。

5. 后期并发症的处理

中重症急性胰腺炎和重症急性胰腺炎的恢复期均可发生胰腺囊肿、感染、出血、消化道瘘等并发症，需要消化内镜、放射介入、外科等医师的积极干预。

综上所述，虽然急性胰腺炎的病情千变万化，但仍有其自身规律，按病情轻重，不同的病因及不同的病程选择相应的合理的治疗方案，多数患者仍取得了较好的治疗效果。

6. 重症急性胰腺炎的中医治疗

重症急性胰腺炎的中医辨证也分为三期。

第一期为急性反应期、结胸里实期。中医见证以少阳阳明合病或阳明腑实证为主，严重者则表现为结胸里实证，以通里攻下、理气开郁、活血化瘀、益气救阴为主要治则。推荐方剂为大柴胡汤合大陷胸汤加减。首煎 200 mL 胃管灌注，二煎 400 mL 灌肠，每日 3～4 次。依照病情随症加减，并增加或减少给药次数。可静脉给予益气救阴和活血化瘀药物，同时芒硝全腹外敷，每日 1～2 次。

第二期为全身感染期、热毒炽盛期。中医见证以毒热炽盛，气营同病，气血同病、热结腑实为主，以清热解毒、活血化瘀辅以通里攻下、益气养血为主要治则，推荐方剂为清胰承气汤加减。水煎 200 mL 口服或胃管灌注，每日 2～4 次。依照病情随症加减，并增加或减少给药次数。

第三期为恢复期、邪去正虚期。中医见证以邪去正虚或余邪未尽为主，热去湿留、瘀血内停，表现为气血两虚，气滞血瘀，湿邪困脾，脾胃虚弱，中医则以补气养血、活血化瘀、健脾和胃为主要治则辨证施治。

急性胰腺炎因为临床表现的多样性和可变性，整个救治过程需要急诊科、内科、外科、重症医学科、影像医学科、放射介入科、营养科、中医科等多学科医师的通力合作(图17)，才能充分发挥急性胰腺炎多学科诊治(MDT)的优势，最大限度地提高诊治率。

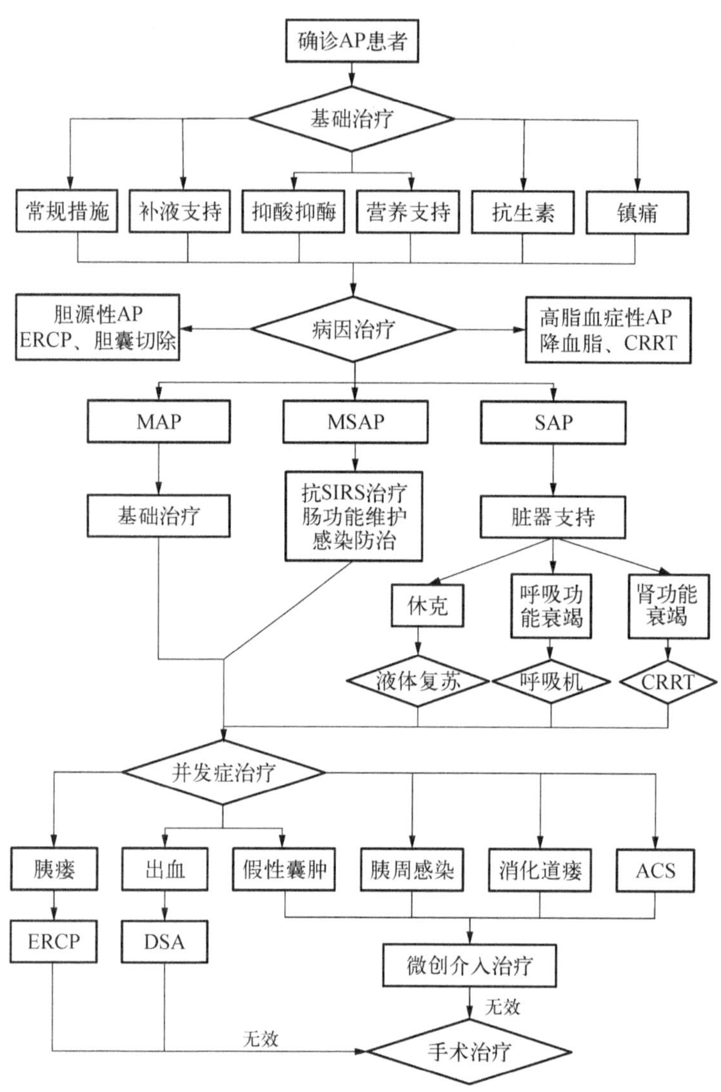

图 17　急性胰腺炎多学科治疗流程

（出自《中国急性胰腺炎多学科诊治（MDT）共识意见（草案）》）

ERCP 经内镜逆行胰胆管造影，CRRT 持续性肾脏替代疗法，MAP 轻症急性胰腺炎，MSAP 中度重症急性胰腺炎，SAP 重症急性胰腺炎，SIRS 全身炎症反应综合征，ACS 腹腔间隔室综合征，DSA 数字减影血管造影

四、常用中药方剂及中成药

1. 常用中药

（1）清热凉血药　　生地黄、牡丹皮、犀角、玄参。

（2）清热解毒药　　金银花、连翘、紫花地丁、蒲公英、土茯苓、栀子、虎杖、红藤。

（3）清热燥湿药　　黄连、黄芩、黄柏、龙胆草。

(4) 健脾化湿药　白术、党参、扁豆、山药、藿香、佩兰。

(5) 疏肝和胃药　柴胡、佛手、橘皮、枳壳、厚朴、香附、青皮、川楝子。

(6) 活血化瘀药　延胡索、丹参、红花、桃仁、银杏叶、王不留行、银杏叶。

(7) 清热利湿药　泽泻、金钱草、海金沙、茵陈。

(8) 淡渗利湿药　猪苓、薏苡仁、茯苓。

(9) 破血消癥药　三棱、莪术。

(10) 峻下逐水药　甘遂、商路。

(11) 攻下药　大黄、芒硝。

(12) 养阴药　沙参、麦冬、玉竹。

(13) 驱虫药　使君子、槟榔、百部。

(14) 消导药　莱菔子、神曲、鸡内金、麦芽、谷芽。

(15) 开窍药　麝香、冰片、石菖蒲、苏合香。

2. 常用方剂

(1) 疏肝理气类　四逆散、柴胡疏肝散。

(2) 清热泻下类　大柴胡汤、大承气汤、小承气汤、增液承气汤、调胃承气汤、柴芍承气汤。

(3) 清热利湿类　龙胆泻肝汤、茵陈蒿汤、清胰汤、茵陈承气汤。

(4) 凉血解毒类　安宫牛黄丸、黄连解毒汤、犀角地黄汤、清营汤、大黄牡丹皮汤。

(5) 健脾和胃类　平胃散、六君子汤、养胃汤。

(6) 活血化瘀类　血府逐瘀汤、膈下逐瘀汤、失笑散、丹参饮、桃仁承气汤。

3. 常用中成药及中药注射剂

(1) 六味安消胶囊

组成：土木香、大黄、山柰、寒水石(煅)、诃子、天然碱。

功能主治：和胃健脾，导滞消积，行血止痛。

适应证：胃痛胀满，消化不良，便秘，属于脾失健运，水谷不化，食积停滞证。

用法用量：口服，每次 3 粒，每日 3 次。

(2) 安宫牛黄丸

组成：牛黄、麝香、珍珠、黄连、郁金、栀子、雄黄、朱砂等。

功效主治：清热解毒，镇惊开窍。

适应证：用于神昏谵语。

用法用量：口服，成人一次 1 丸，每日 1 次；小儿 3 岁以内一次 1/4 丸，4～6 岁一次 1/2 丸，每日 1 次；或遵医嘱。

(3) 血必净注射液

主要成分：红花、赤芍、川芎、丹参、当归等中药材提取物，主要成分为红花黄色素

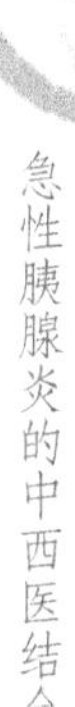

A 等。

功能：活血化瘀、疏通经络、溃散毒邪。

主治：① 腹腔内感染。② 因感染、创伤、烧伤等引起的多器官功能障碍综合征（瘀毒互结、邪毒内陷证）的器官功能受损期及衰竭早期。

（4）丹参注射液

主要成分：丹参。

功能：活血化瘀，通脉舒络。

主治：适用于伴有瘀血阻滞者（如伴有高血脂、高血黏度、高凝血症、血黏稠、急性弥散性血管内凝血等）。

注意遵医酌情使用。

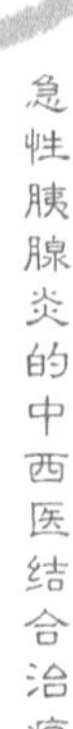

第五节　重症急性胰腺炎的ICU监护

重症急性胰腺炎治疗的关键在于发病72小时和急性反应期内患者得到及时、合理的治疗与监护，因此上海交通大学附属瑞金医院提出了“强化治疗方案”。对需要接受“强化治疗”的患者必须在重症监护病房（ICU）内才能完成。

一、重症急性胰腺炎的“强化治疗方案”

该方案具有3个特点，时间[发病（腹痛）至接受治疗]依从性、统筹性（“3R”原则）和目标性。时间依从性是指患者必须接受的治疗措施在规定时间内完成。统筹性的“3R”原则是指合适治疗措施（right strategies）、合理实施顺序（right sequence）和合理治疗场所（right ward）的选择。目标性是指必需治疗措施的疗效是否达到目标以及周期性（4小时评估疗效1次）评估。

发病72小时内，属于时间依从性的医疗干预措施包括明确诊断、病因处理、液体复苏、血液滤过、降低腹腔内压力、脏器功能支持和抗生素的早期应用；发病72小时至1周内，必需启动肠道营养。如何统筹上述干预措施是保证疗效的前提，首先需要确定哪些措施必须实施，然后决定实施的顺序，而合适的病房则是保证医疗干预措施顺利实施的保证。尽管明确了需要实施的措施以及顺序，但反复评估疗效是否达标则是目标性管理的重要体现。

需要强化治疗的措施包括确诊重症急性胰腺炎、处理病因、液体复苏、控制和缓解全身炎症反应综合征、脏器功能支持、处理腹腔间隔室综合征、营养支持、抗生素治疗。

1. 诊断

(1) 重症急性胰腺炎的诊断标准　2013 年《国际胰腺学会指南》将急性胰腺炎定义为以临床(上腹部疼痛)、实验室(血清淀粉酶或脂肪酶超过正常上限的 3 倍)和/或影像学(CT、MRI、超声)检查中的 2 项或以上即可诊断。然后根据 2012 年亚特兰大修订的标准(持续的器官衰竭超过 48 小时)即可诊断为重症急性胰腺炎。持续器官衰竭是指呼吸、循环和肾脏 3 个器官系统中任何 1 个或以上的 Marshall 评分>2 分。

关于诊断急性胰腺炎的国际标准,存在一定的缺陷,例如,如果按照上腹部疼痛和血淀粉酶超过 3 倍即诊断为急性胰腺炎的话,有一定的假阳性。临床实践表明,影像学的资料是诊断急性胰腺炎的必需条件,也就是说腹部 CT 扫描是诊断重症急性胰腺炎的必需手段,否则存在一定的误诊或漏诊风险。

(2) 鉴别诊断　急性胰腺炎是常见的急腹症之一,因此尽快排除和明确其他急腹症是诊治过程中的重要环节。引起外科急腹症的病因繁多。在急诊科中以急性腹痛为主要表现的患者多数为非特异性的腹痛(35%),其次依次为急性阑尾炎(17%)、急性肠梗阻(15%)、泌尿系统疾病(6%)、胆道疾病(5%)、急性肠系膜血管缺血是外科急腹症中另一较少见的类型(约 1%),但其病死率一直维持在 50%～70%的高水平。重症急性胰腺炎病情发展迅速、可迅速发生休克及呼吸衰竭等严重并发症,尤其是高血脂性胰腺炎,患者可在几小时内即发生严重的休克。

1) 常用方法　所有急腹症的患者均应做立卧位腹部 X 线、腹部至盆腔的 CT 检查,必要时进行肝胆胰的 B 超检查。而血尿淀粉酶、心肌酶谱与肌钙蛋白则是必需的检查项目。

2) 假性重症急性胰腺炎　这是一类与重症急性胰腺炎病理生理相同,但发病机制不同的急腹症的总称,分为两类。一类是胰酶的胰腺外激活(胰漏导致的胰酶在胰腺外的激活),常见于十二指肠侧后壁穿孔(如 ERCP/EST、异物吞食史、胆道手术史、外伤等)、胰周器官手术(结肠、肾脏、胃部、脾脏手术)、创伤等引起的胰腺损伤。第二类是无胰酶激活(全身中毒、急性糖尿病或胰腺周围器官的炎症导致的胰腺水肿或渗出)。这一鉴别诊断的意义在于防止误诊而耽搁治疗。自从急性胰腺炎早期以非手术治疗为主以来,“假性重症胰腺炎”被误视为真正的胰腺炎而接受非手术治疗。这带来的严重后果是需要外科介入的患者被耽搁而失去最佳救治时机,而对需要接受其他内科治疗措施的患者也同样被忽视,这就带来了严重的误诊误治。因此“强化治疗方案”必须做到这一步。

2. 病因诊断与处理

重症急性胰腺炎确诊后即应迅速明确病因以防止其持续损伤导致病情的恶化。

(1) 急性胆源性胰腺炎　① 发病 72 小时内任何时间出现胆红素升高和/或转氨酶升高;② 影像学证据,胆道内微小结石、泥沙样结石、胆总管梗阻、十二指肠憩室、胆总管囊肿等;③ 排除其他病因。同时满足上述 2 项或以上指标即可诊断,但肝功能正常并不能完全排除急性胆源性胰腺炎。

进一步明确胆道状态是确定干预措施的基础。胆源性胰腺炎的胆道状态可分为三种：① 梗阻型：胆总管完全梗阻伴胆总管扩张和急性胆管炎。② 非梗阻型：单次胆道结石事件引起胆总管短暂梗阻，机体自行将结石排入肠道而解除胆道梗阻。这类似于牛磺胆酸钠动物模型的制备，其特点是血清总胆红素轻度升高或不升高，无胆总管扩张、残留的胆囊和胆总管结石。③ 非完全梗阻型：胆总管反复间断性梗阻或通而不畅。多为胆道泥砂样结石、十二指肠憩室、胆总管囊肿等引起等；血清总胆红素水平可反复升高，胆总管轻度扩张或不扩张，也可见胃管内有胆汁流出。

梗阻和非完全梗阻型，均建议急诊 ERCP、EST 或内镜下鼻胆管引流术（endoscopic naso-biliang drainage，ENBD）（＜48 小时）；如果内镜治疗失败或无条件进行内镜治疗的情况，可以根据不同的条件接受经皮经肝胆囊穿刺置管引流胆汁。该方法对胆囊管有阻塞的患者不适合，因为无法引流胆总管的胆汁；急诊开腹手术行胆囊切除和/或胆总管引流，但对胰腺应当采取“No Touch”方案，即原则上不打开胰腺包膜，仅在相应的渗液部位留置单腔引流管。一般不主张采取三腔引流管持续冲洗和负压吸引，同时行空肠造瘘，以便用于肠内营养。非梗阻型急性胆源性胰腺炎，原则上对胆道不干预，这类患者可以接受非手术治疗，但仍建议给予松弛 Oddi 括约肌的药物，如 25%的硫酸镁。

（2）高脂血症性胰腺炎　　患者往往有高脂血症病史，且空腹血三酰甘油＞5.65～6.8 mmol/L 即可诊断。这类患者有其自己的特点，血三酰甘油水平与疾病严重度成非线性关系，其早期的局部病变主要是以快速胰腺周围渗出为主，会在很短的时间内进入休克期。后期则容易形成假性囊肿。

急诊行血脂吸附、分离，血脂吸附可采用聚砜材料的血滤器行血液滤过，每 4 小时更换 1 次血滤器，每换 1 次血滤器可以降低血三酰甘油 3～5 mmol/L。血脂分离采用血脂分离仪可迅速降低血三酰甘油水平。这一技术已逐渐用于重症急性胰腺炎的治疗，且可以在床边进行，是首选的方法。另外，普通肝素可以加快三酰甘油的分解，同时加用口服的降血脂药物。

（3）酒精性急性胰腺炎　　长期（＞5 年）饮酒病史，每日＞50 g 的酒精，并排除其他病因后即可以诊断。对此尚无特殊的处理方法，但是其疾病严重度往往较其他原因的要重。

（4）妊娠急性胰腺炎　　妊娠期和产褥期内发生的急性胰腺炎均归为妊娠急性胰腺炎，主要是胆囊排空减慢、Oddi 括约肌收缩、高血脂和雌激素等因素引起，可以同时有两个因素。原则上对重症急性胰腺炎应尽快终止妊娠，同时对病因进行处理。

（5）高血钙性急性胰腺炎　　血钙升高或正常和/或有高钙血症病史，排除其他因素即可以诊断。对这类患者的血钙水平应当仔细分析，重症胰腺炎患者的血钙往往低于正常人，而高钙血症的患者，其血钙正常或高于正常。最为多见的是甲状旁腺腺瘤引起。

降钙素、双磷酸盐和血液滤过均可迅速降低血钙；度过急性期且无腹腔感染状态时应尽早手术切除甲状旁腺腺瘤。

3. 重症急性胰腺炎的液体复苏——控制性液体复苏策略

目前重症急性胰腺的液体复苏建议采取控制性液体复苏，这是发病72小时内至关重要的一个治疗策略，2013年国际胰腺学会也特别强调需要严格控制输液速率和总量，以防止“医源性的重症急性胰腺炎”。其扩容达标标准是下述指标之一或以上，① 非创伤性临床目标，HR＜120次/分钟，轻症急性胰腺炎的平均动脉压在65～85 mmHg，尿量＞0.5～1 mL/kg/h。② 创伤性临床指标，每搏输出量变异率、胸腔内血容量测定。③ HCT 35％～44％。

重症急性胰腺控制性液体复苏策略总共分为三部分：① 血容量扩充。晶、胶体比值为2∶1，两条血管通路同时输注。如果轻症急性胰腺炎＜60 mmHg，在30分钟内通过升压药和快速输液将轻症急性胰腺炎提高至60 mmHg以上，然后输液速率以5～10 mL/kg/h为佳，这是第一个“控制”。第二个“控制”是输液总量，主要通过每4小时评估一次血容量扩充是否达标。满足以下其中2项或以上即判定为扩容达标，轻症急性胰腺炎的平均动脉压65～85 mmHg、尿量≥1 mL/kg/h、HR≤120次/分、HCT 30％～35％，入院24小时内缓慢达到即可。② 体液分布调整。扩容达标后应当迅速进行体液分布调控，将扩容阶段输注的过多液体排出体外，以防止体液潴留引起组织细胞隐匿性缺氧。方法为胶体和晶体比值为3∶1，加用利尿剂和/或连续肾脏替代疗法。③ 液体复苏终点。其金标准是氧债消失，然而由于获取氧债需要漂浮导管或脉搏指示连续心排血量监测(PiCCO)等技术，这限制了临床常规应用，因此简单易行的临床指标判断复苏终点势在必行。目前多以将全身炎症反应综合征消失视为重症急性胰腺炎的液体复苏终点，因为只有在全身炎症反应综合征消失后毛细血管渗漏才能消失，此时的毛细血管间的距离才趋于正常，氧摄取才有可能恢复正常，从而消除氧债。

4. 腹内高压及腹腔间隔室综合征

(1) 腹内高压(IAH)及腹腔间隔室综合征的机制和临床表现　　腹腔可视为一个单独的室腔，其顺应性有一定的限度。腹腔内压力随着器官体积的增大而升高，一旦腹腔压力达到一个临界水平，若再出现相对较小腹腔压力的升高即可迅速出现机体对腹内高压的失代偿而发展为腹腔间隔室综合征。其主要临床表现有胃肠道胀气、呼吸道阻力增加、肺顺应性下降甚至进行性缺氧，心输出量减少、周围循环阻力增加，少尿甚至无尿。

胃肠道对腹内高压反应最敏感、最早受影响的器官；主要表现为黏膜缺血而导致肠道胀气和易发生细菌移位。肺脏受到影响后出现呼吸功能障碍，表现为高通气阻力、低氧血症及高碳酸血症；对心血管系统的影响主要是回心血量和心排量降低，外周血管阻力升高。同时胸腔内压力升高可出现中心静脉压、肺动脉楔压的升高，此时采用这两个指标判断有效血容量应当十分慎重；腹内高压可降低肾脏的灌注而引起少尿，由于肾脏的灌注压＝平均动脉压(轻症急性胰腺炎)－2×腹腔压力，因此，随着腹腔压力的升高，肾脏的灌注压也随着降低，当腹内高压升高到 15～20 mmHg 时即出现少尿；达 30 mmHg时即出现无尿。同样，肝动脉、门静脉和肝静脉血流量均下降而导致肝功能降低。另外，腹内高压也可导致颅内压的升高。

（2）重症急性胰腺炎中腹内高压和腹腔间隔室综合征的定义

1）腹内高压定义：腹腔内的压力持续升高＞10 mmHg 以上，引起功能性腹膜内外器官的损伤。

2）重症急性胰腺炎腹内高压的分类：一般多分为两种情况：一是查体发现以腹部胀气为主，鼓音区面积大大超过浊音区；二是腹腔、肠腔、后腹膜内有大量游离液体，浊音区面积远超过鼓音区面积。因此，重症急性胰腺炎的腹内高压分为胀气型（Ⅰ型），其主要特点是消化道严重扩张，肠道内、游离腹腔几乎无游离液体，仅在后腹膜有部分液体渗出，全腹膨隆，叩诊以鼓音为主。其主要是后腹膜的炎性浸润导致内脏神经丛功能丧失而引起肠道蠕动减弱和扩张。液体型（Ⅱ型），主要是由于腹腔、后腹膜、小网膜囊和或肠腔内有大量的游离液体所导致。同时伴有腹壁、腹膜、肠壁的严重水肿，全腹叩诊为浊音。发病 72 小时内必需常规监测腹腔压力（每 6 小时测定一次）。部分Ⅰ型患者随着液体复苏的进行转化为Ⅱ型。

3）腹内高压的分级：分为四级，Ⅰ级 12～15 mmHg，Ⅱ级 16～20 mmHg，Ⅲ级 21～25 mmHg，Ⅳ级＞25 mmHg。

4）腹腔间隔室综合征的定义：腹腔内压力＞20 mmHg 同时伴有新的脏器功能异常伴或不伴有腹腔灌注压＜60 mmHg。

（3）腹内高压的监测方法　腹腔压力测定的方法有两种，无论哪种测量方法，其零点都在平卧位的耻骨联合或腋中线水平。

1）直接测定方法：将导管直接植入腹腔内，连通压力传感器进行直接测量压力，一般临床上不采用该方法。

2）间接测定法：① 下腔静脉压力：经股静脉插入导管至膈下下腔静脉测定。采用经外周中心静脉导管（Cavafix 导管），长度为 45 cm，连接压力传感器。② 胃内压力：经胃管注入 50～100 mL 水后，测量管道内液平面至腋中线的垂直距离。③ 膀胱内压力：排完膀胱内尿液后，经导尿管注入 50 mL 生理盐水，测量尿管内液平面至耻骨联合的垂直距离。④ 腹腔前后径与横径比值：在腹部 CT 中测量，经过双侧肾动脉和腹主动脉相交的点，分别测量腹腔前后径和横径的长度，计算其比值，若＞0.8，则为腹内高压。

（4）干预的策略　一旦出现腹内高压，即应当开始干预，而不是出现腹腔间隔室综合征时才开始干预。干预策略为二十字方针——疏通肠道、负水平衡、血液滤过、外科干预、镇痛肌松。根据不同的类型决定采用具体措施。

1）胀气型腹内高压（Ⅰ型）的处理。原则上首先采取疏通肠道和增加肠道蠕动、负水平衡、血液滤过和镇痛镇静为主。如果疗效不佳，可以给予肌肉松弛药。疏通肠道至关重要，由于患者处于休克状态，机体过度重吸收肠道粪便内的水分而引起大便干燥，严重者出现粪块梗阻肠道，因此在给予泻药前应当给予生理盐水保留灌肠，必须保证肠道内的粪便排出后方可以给予泻药。泻药可以采用生大黄、硫酸镁、芒硝和或液状石蜡，可以单用或合用。疏通肠道后，腹腔压力可以降低。在肠道内粪便开始排泄后，可以适当加用足三里注射新斯的明以增加肠道蠕动排除积存在肠道内的粪便。如果仍不能降低腹压，则可通过输注较大量的胶体（人工或天然），给予强效利尿剂，以排除第3间隙中过多的液体。

血液滤过在降低腹腔压力方面具有重要作用。首先在液体复苏的同时或完成后，通过加用胶体提高血浆胶体渗透压，将第3间隙（肠壁、腹膜、腹壁等组织）中的液体吸收回循环中，通过超滤作用将过多的液体排出体外以降低腹腔压力。我们认为这是血液滤过降低腹压的主要机制。但是也有文献报道，血液滤过通过清除白介素6可以降低毛细血管的渗漏而降低腹压。

对于胀气型腹内高压，一般不采用手术方法减压，因为开腹后往往不能关腹而导致消化道漏。经过12～24小时内，通过上述措施不能使腹压降低至30 cm H_2O以下，则仍需要开腹减压，但需要延迟关腹，空腔脏器则用肠外营养的三升袋覆盖，再加用油纱布等材料覆盖防止浆膜干燥引起消化道漏。最近的动物实验表明，腹压超过20 mmHg后，可发生肠道细菌移位，因此建议早期手术减压，这一观点基本与30 cm H_2O开腹减压的标准相差不多。

对于胀气型是否应当采取预防性结肠造瘘，存有争议。因为引起胀气型的主要原因是后腹膜神经丛受到炎症强烈刺激导致肠道失弛缓而不是肠道内的大量气体积存所导致，因此造瘘的疗效并不是非常明显。但是肠道造口后，尤其是双口造瘘是否可以借此释放腹腔内的压力，则需要进一步探讨。总之，降低该型患者腹腔压力的难度较大，应予注意。

2）液体型腹内高压（Ⅱ型）的处理。疏通肠道和增加肠道蠕动、负水平衡、血液滤过、单腔穿刺被动引流、手术。大量游离液体是导致液体型腹内高压的重要原因，因此除采取疏通肠道、增加肠道蠕动、负水平衡、血液滤过外，单腔被动引流具有重要作用。在B超和/或CT扫描定位下放置深静脉导管引流腹腔和后腹膜的渗液。由于重症胰腺炎的渗液中含有大量蛋白质，因此超声波下可能观测不到液性暗区，此时则可以根据腹部CT检查结合叩诊在浊音界明显的低位进行诊断性腹腔穿刺，一旦穿刺到液体即可放置深静脉导管引流渗液。一般放置的位置在左、右下腹部和左右结肠后，由于小网膜囊内液体较少和穿刺困难，一般不放置单腔引流管。腹内高压时，腹腔内的空间非常有限，不宜放置口径较大的引流管，并且不能采用负压吸引，这些措施都会导致腹腔内组织与管壁的密切接触而无法引流游离液体。1例腹内高压患者，CT检查发现有大量的液体，在放置单腔深静脉导管后没有液体流出，但是随着血液滤过超滤液体的进行，腹腔压力开始下降，管道与内脏之间出现间隙，随后引流管内有大量的褐色液体流出，每小时600～1 000 mL。采用单腔管引流的30例患者都获得了良好的效果。另外双腔负压引流管(内径为 0.8 cm)的放置并不能引流腹腔内游离液体。基于此，急性期腹内高压的患者，应采取深静脉导管单腔被动引流而不是采用粗管负压吸引。在放置单腔引流管后，液体流出的速度太快会导致血压下降，此时应加快补液速度，而不是关闭引流管。该引流管系统包括深静脉导管、3 cm 左右的乳胶管、引流袋，通过乳胶管连接导管和引流袋。因为腹腔内的渗液内含有大量的纤维蛋白，容易堵塞管道，除了静脉滴注低分子右旋糖酐外，每日用甲硝唑冲洗管道保持通畅。如果采用上述措施12～24 小时内不能将腹腔压力降至 30 cm H_2O 以下，则应当采取开腹手术。开腹手术后，游离的渗液可被引流，但是由于导致腹内高压的原因较多，因此宜部分敞开切口以释放腹腔内压力。

5. 脏器功能支持与缓解全身炎症反应综合征

(1) 呼吸功能　对于伴有呼吸功能异常的患者，在经过 6 小时的正规液体复苏或治疗后仍不能缓解呼吸功能异常，应接受有创机械通气，迅速提高，该措施可以迅速改善缺氧，其益处还在于镇静深度较大，有利于抑制交感神经兴奋，达到抗炎症反应的目的。

(2) 肾脏功能　接诊患者 30 分钟内，通过补液试验完成肾前性和肾性少尿的鉴别诊断。同时积极处理腹内高压避免对肾脏的再次损伤。一旦诊断为急性肾衰竭，则必需开始积极预防感染期内腹腔大出血，这是该期的重点之一，也是提高后期存活率的有效措施。预防策略包括三个方面：① 改善血管收缩性，维生素 C 每日 5～10 g，持续静脉推注；② 显著抑制中性粒细胞及其释放的弹力蛋白酶，乌司它丁每日≥90 万 U，静脉持续滴注，至少持续 2 周；③ 肾功能恢复前，每日的血肌酐必须控制在 300 μmol/L 以下。这三项措施是防治急性肾衰竭患者感染期内手术后血管出血和创面渗血的有效方法。目前，这是预防感染期腹腔内出血的唯一方法。

(3) 肠道功能　入院 24 小时内必须有排便。首先采取温开水或生理盐水灌肠(24 小时内可以间断灌注 2 000 mL)；然后足三里注射新斯的明增加肠道动力，这一策略与 2013 年世界腹腔间隔室综合征协会的指南相一致；最后经上消化道，最好经鼻腔肠管内注入泻药(单味生大黄、大承气汤、硫酸镁等)。2009 年至今的文献，均不支持在重症急性胰腺炎早期给予益生菌，以防止加剧肠道缺血导致肠道坏死。

(4) 内分泌功能　应激性高血糖是必然发生的，甚至发生非酮症高渗昏迷，一定范围内的血糖升高有益于机体，但过度升高对机体产生损伤，因此必须在 6～12 小时内将血糖严格控制在 150～200 mg/dl；对于正常甲状腺病态综合征，原则上不给与甲状腺素片替代治疗，但暴发性胰腺炎出现 T3 极度低下时，仍建议给予甲状腺素片进行适当替代，但存争议。

(5) 缓解全身炎症反应综合征　除去除病因、液体复苏、器官保护等措施外，还可加用广谱蛋白酶抑制剂(如乌司他丁)、血液滤过和/或糖皮质激素。早期应用血液滤过的目的是控制全身炎症反应综合征和阻断胰腺坏死，因此一旦心率≤90 次/分和呼吸频率≤20 次/分，必需尽早停止血液滤过。上海交通大学医学院附属瑞金医院自 1997 年应用血液滤过治疗重症急性胰腺炎以来，已在国内广泛推广应用，但也带来了一些负性影响，部分指征掌握不严、血滤持续时间太长等。血液滤过必需严格控制在发病 72 小时内应用，且暂无手术指征。血液滤过模式影响预后，故重症急性胰腺炎采用高流量短时血液滤过，而暴发性胰腺炎采取高流量持续血液滤过。

6. 营养支持与肠道保护

疏通肠道是应用肠内营养的关键，也是早期控制炎症反应的重要措施。疏通肠道的方法已在前面阐述，首选肠内营养。如果初期液体复苏达标、腹内压<20 mmHg、肠道已疏通，那么在发病 48 小时至 5 天内必需启动肠道营养，最迟不能晚于 7 天。早期启动肠道营养的目的在于保护肠道黏膜防止肠道细菌移位，并不强求达到全肠内营养。缺乏的热量可联合静脉营养支持，但高脂血症性胰腺炎禁用脂肪乳剂。当完全具备应用肠内营养的条件后，应逐渐达到完全肠内营养喂养。

7. 抗生素

关于抗生素问题的争论可能有两个方面，一是预防性抗生素是否需要应用；二是急性反应期内应用抗生素是预防还是治疗。目前国内外的指南，均不建议预防性应用抗生素，然而实际工作中均在早期加用抗生素。

临床实践显示，应根据疾病严重度区别对待，而不是一概而论。根据动物实验，重症急性胰腺炎发病后 15 分钟，即可见细菌移位到达胰腺组织，而患者就医的时间平均在发病 12 小时以后，故所谓的预防性抗生素实际上是治疗性抗生素的应用。各种 Meta 分析得出预防性抗生素不能改善预后的原因可能是抗生素应用得太晚。抗生素的应用基本原则包括：轻症急性胰腺炎不应用抗生素；中重症急性胰腺炎抗生素一般采用喹诺酮类联合甲硝唑；重症急性胰腺炎可采取三代头孢＋甲硝唑或碳青霉烯类；暴发性胰腺炎则采取碳青霉烯类和万古霉素或利奈唑胺联合应用。目前尚无确切的停用抗生素的指征，一般来说在感染指标(体温、白细胞、降钙素原、C 反应蛋白、脂多糖等)正常后 1 周以及腹部 CT 检查显示坏死组织和胰内、外侵犯已完全包裹时，可尝试停用抗生素。从时间上讲，一般需要在发病后 3 周以上可尝试停用抗生素。

总之，重症急性胰腺炎患者在发病 72 小时内接受及时、合理、有效的治疗措施后，可显著降低并发症、显著缩短病程和降低医疗费用。就目前关于重症胰腺炎发病和加重机制的研究水平来说，仍无特效措施能完全终止重症急性胰腺炎的恶化，因此应积极应对急性反应期内的几大问题，以达到事半功倍的效果。

二、重症监护病房(ICU)在重症急性胰腺炎救治中的作用与地位

1. ICU 收治指征

发病早期，急性胰腺炎的严重度随时间和治疗措施而变化，因此，从理论上讲，发病

72 小时内的急性胰腺炎均应在 ICU 内接受监护治疗；72 小时后，重新评估疾病严重度以确定是否需要在 ICU 内需要继续治疗。

继续接受 ICU 病房救治的常见指征：① 意识障碍或昏迷，难以配合治疗措施的实施。② 血流动力学不稳定：心动过速(心率>110 次/分)、血压升高或需要升压药物维持。③ 呼吸频率>30 次/分，持续 6 小时以上。④ 腹腔内压力>20 mmHg 或伴有腹腔间隔室综合征。⑤ 急性肾功能不全或衰竭。⑥ 内环境紊乱：严重的水、电解质和酸碱平衡紊乱。⑦ 需要进行负水平衡的患者。⑧ 凝血功能异常。⑨ 体温持续>39℃。⑩ 应用呼吸机的患者。上述任何 1 项指标均建议在监护病房内接受观察与治疗。

2. “强化治疗方案”实施的场所

重症胰腺炎患者接受“强化治疗方案”的实施必须在重症监护病房(ICU)内。因为该方案的实施必须基于严密的观察各项指标基础之上才可能完成。病因的处理中，血脂吸附或分离、ERCP 术后均需要严密观察。控制性液体复苏策略的实施必须记录每小时尿量、每 4 小时抽血监测 HCT、每小时血压测量以及持续动态的监控心率。只有在即时获得这些指标的基础之上，控制性的液体复苏策略才能准确实施。脏器功能支持的所有措施均在 ICU 内方可实施，呼吸机、血液净化、大剂量维生素 C 的应用等。腹内高压的处理需要密切持续监护和接受血液净化、呼吸及支持等，因此无法离开 ICU。肠内营养的实施，尤其是在早期阶段，仍存在一定的风险，因此必须密切观察是否有腹胀、腹泻以及严重的肠道坏死等并发症，在稳定后方可转入普通病房。

由上可见，重症胰腺炎的精细化治疗必须是建立在密切观察的基础之上，在 ICU 病房内实施“强化治疗方案”。

3. 重症医学(ICU)是保证救治成功的重要基础

重症医学的迅猛发展对提高重症急性胰腺炎的救治成功率做出了卓越的贡献。20 世纪 80 年代早期，许多患者因呼吸衰竭而在发病后 1 周内死亡，随着重症医学技术与理念的发展，此类事件已不再出现。重症急性胰腺炎的全过程中，往往涉及休克、腹内高压、急性肾衰竭、呼吸衰竭、肠道衰竭、脓毒血症、中枢神经系统功能障碍、凝血功能障碍、营养等问题，因此重症急性胰腺炎的整个救治过程离不开重症医学。

(1) 重症医学和重症急性胰腺炎互相需要　　重症医学是救治重症急性胰腺炎不可缺少的学科，重症急性胰腺炎是研究危重病相关理论、技术的最佳模型。反之，重症急性胰腺炎的救治需要重症医学的理论、理念和技术。

1) 早期(急性期)：休克、ARDS、ARF 和腹内高压是该期需要重点处理的问题。休克的监测，无论是一般监测(心率、神志、呼吸、血压、平均动脉压、四肢温度等)还是特殊监测[中心静脉压、混合静脉血氧饱和度($ScVO_2$)、体循环阻力(SVR)、每搏输出量(CO)、肺动脉楔压(PAWP)、氧债等]均需要密切观察和特定仪器设备的参与。同样，呼吸机的应用以及肺开放技术均需具备 ICU 资质的专业人员进行操控与调整；急性肾衰竭发生后，需要应用血液净化技术，如何恰当地将该技术用于重症急性胰腺炎的救治是一个综合的分析过程，而非类似于单纯的慢性肾衰竭患者的救治，否则极易出现因血液净化带来的严重并发症。这不但无益于患者的恢复，反而导致严重的后果，这在实际临床工作中并非少见，例如超滤速率的调控、抗凝策略的选择以及持续时间等问题均影响疗效。腹内高压的处理原则有 4 个：疏通肠道、血液滤过、负水平衡和外科干预，从这些救治原则中可以看出，除外科干预（其实微创引流技术也由 ICU 完成）外，其余三部分均需要 ICU 医生精细调控和管理，同样负水平衡的重症医学理念也贯穿在其中。在该期中如何预防感染也是重要环节，早期肠道营养、抗生素的经验性应用、如何尽早及时发现腹腔的感染，以及与导管相关性血流感染、肺部感染等问题相鉴别。

2）中期胰腺坏死合并感染或后期（感染期）：治疗重点在于如何诊断感染源以及防止，因为与此相关的脓毒血症所导致的多器官功能障碍综合征。脓毒血症的治疗除感染源需要外科介入外，其他相关的措施均需在 ICU 内完成，例如感染性休克、呼吸衰竭、感染性肾衰竭、心肌损伤、DIC 等均是重症医学的范畴。ICU 在该期内的重要作用之一是及时寻找感染灶，协助外科医生处理外科感染。多部位的胰腺外感染灶的出现对全身的影响与脓肿的压力及毗邻的器官密切相关。因此是否需要手术介入外科感染应以对全身的影响大小来判定，而不是单纯根据脓肿体积作为依据，完成这一工作则需要长时间、连续的观测患者才能得出较为准确的判断，往往需要在 ICU 内进行监测与观察。

3）恢复期伴有残余的外科感染：应由外科医生作为主要责任人。但该期内的风险在于器官功能恢复与残余感染同时存在，也就是合成代谢与分解代谢相互交替，而此期患者的器官储备功能低下，难以承受再次中度至重度的急性应激，尤其是肾上腺功能处于低下水平，一旦出现新的急性应激，患者容易迅速发生多器官功能衰竭而死亡，同样其他器官（肝脏、肾脏等）均处于储备功能的低限。这些问题的处理离不开重症医学。因为一旦出现肾上腺的低反应，进行糖皮质激素的替代治疗是必然的措施，然而剂量、速率等问题均需在 ICU 内完成。

（2）重症急性胰腺的治疗需要多学科配合　　偏离于重症急性胰腺炎病理生理之外的重症医学并不能提高救治率，重症医学的发展对重症急性胰腺炎的救治具有划时代的意义，但 ICU 作为“综合治疗方案”中的科室之一必须与其他学科密切配合，多角度协商，而不是单纯地将重症急性胰腺炎患者视为普通的危重患者。

1）重症医学理念、方法和技术与重症急性胰腺炎的融合：重症急性胰腺炎是一个十分复杂的危重病，但有其自身的发生发展规律，其既符合危重病的一般发展规律，同时又有其自身的特点。在救治过程中，重症医学的理念、方法和技术必需恰如其分的与不同病因的重症急性胰腺炎、不同阶段的重症急性胰腺炎相结合。液体复苏策略往往需要控制性的方法，而非快速大容量地扩充血容量。营养有利于患者，然而对高脂血症的重症急性胰腺炎是不能应用脂肪乳剂的，同样在血流动力学尚未稳定及存在腹内高压时，也无法启动肠道营养。另外，血液滤过对阻断胰腺坏死有积极的作用，但是对于一个出血坏死型胰腺炎的患者，就可能引起后腹膜腔的大量出血而导致患者死亡。因此重症医学用于重症急性胰腺炎的救治应当根据患者的具体情况选择技术、方法与理念。

2）过度干预导致更多的风险，如何选择重症医学的监测手段、治疗手段以及防止由此带来的新的并发症也是救治的重要内容。对危重患者的干预越多，带来的医源性风险就越高。中心静脉导管似乎非常重要，然而一旦患者渡过急性反应期，应尽快评估是否继续留置，从而降低导管相关性的血流感染。呼吸机相关性肺炎的发生、过度超长时间的应用广谱抗生素、过度镇静和肌肉松弛药应用等均对机体造成一定的负性作用。因此，ICU 医务人员应当尽可能降低一些不必要的有创操作、不必要的药物和不必要的治疗方法。

完善的评估系统和规则是降低过度医疗的重要保证。每日对患者的医疗干预措施进行评估是防止过度医疗的方法之一。目前尚无统一的方法与策略，但每个 ICU 可尝试简化适合自身条件的评估系统，规范化治疗。

总之，及时早期合理评估和识别重症急性胰腺炎是治疗的重要基础，而积极的实施“强化治疗方案”是缩短住院时间、降低医疗费用和提高治愈率的关键步骤，重症监护病房是实施重症急性胰腺炎“强化治疗方案”的场所，而重症医学理念、技术与重症急性胰腺炎的有机结合则是提高救治成功率的关键。

第六节　急性胰腺炎的中医特色补充治疗

中医的特点和优势是辨证论治，即针对不同患者的不同的证而给予不同的治疗方案，同时在中医诊治过程中还有中药灌肠、针灸、外敷等西医所不具备的优势治疗方法。正是这种针对性极强、立体化、个体化的治疗方案取得了良好的临床疗效和业内对中医药治疗胰腺炎作用的广泛共识。

一、灌肠治疗

对于急性胰腺炎并发腹腔压力增高，甚至腹腔间隔室综合征的患者，可中药灌肠明显降低腹腔压力及由腹压增高所引起的呼吸窘迫、肾功能不全症状。对大便不通、腹胀明显者，可有效防止肠功能衰竭及细菌移位，提高临床疗效，减少并发症，降低死亡率。最常用中药为生大黄 15 g，直肠内滴注，每日 2 次。其他常用灌肠药物有芒硝、甘遂、丹参、牡丹皮、赤芍、栀子、柴胡、黄芩等。另外，中药复方大承气汤灌肠，既能改善肠麻痹，促进肠道蠕动，又能抗菌消炎，防止菌群移位，具有较好的外治优势。大承气汤中生大黄具有通腑泄热、行瘀破结之功效，可改善微循环障碍，促进肠蠕动，抑制肠内细菌移行；芒硝具有泻下利尿、消肿抗炎之功效，可促使渗出液的吸收，改善消化道功能；枳实、厚朴则具有行气化瘀之功效，可改善肠麻痹，促进肠道蠕动，且具有一定的抗菌作用，因此，这剂方药味虽简，功效卓著。在大承气汤的基础上还根据病情辨证加减，灵活运用，如加赤芍、丹参等活血化瘀；加柴胡、白芍疏肝理气止痛；加茵陈、龙胆草清热化湿退黄等。

二、外敷治疗

外敷也是非常重要的治疗手段，最常用的中药是芒硝，常用 500 g 芒硝包裹敷于中上腹，每 2 日换 1 次。芒硝外敷具有清热泻下，消肿软坚之功，既能促进胰酶性腹水和积液吸收，减少炎症因子吸收、降低腹压，又有利于肠蠕动恢复，减轻腹内炎症及肠壁水肿，从而减少肠间脓肿和胰腺囊肿的发生率，缩短腹胀持续时间。

中成药方面，应用双柏散、芒硝大黄冰片散、六合丹(大黄、黄柏、白及等七味药)、金黄散，外敷上腹部，可达局部清热解毒、消痈排脓之功，对于炎症吸收，缓解疼痛，胰周液体及囊肿的吸收有一定的促进作用。

另外，将甘遂 30 g，大黄 15 g，冰片 5 g，研成细末，蜂蜜调之，软硬适度，适量填于脐中，行穴位贴敷治疗，外以胶布固定，每日 2 次。脐中乃神阙穴所在，该穴位为任脉之气聚集之地。研究表明刺激神阙穴会使脐部皮肤上各种神经末梢进入活动状态，改善各组织器官功能活动，尤其能加速血液循环。予以甘遂、大黄、冰片寒凉药物，进行穴位(天枢、关元、中脘)贴敷，清腹中湿热。天枢为大肠之募穴，可疏调肠腑，理气消滞通便；关元为小肠之募穴，调畅腹部气血；中脘为胃之募穴；“肚腹三里留”，足三里可调理气血，理气止痛。诸穴合用，相得益彰。

三、针灸治疗

针灸对于疼痛的缓解作用非常明确，急性胰腺炎患者的主要症状是中上腹疼痛，适当使用针灸手法，不仅会缓解患者的疼痛，还有松弛胆道口括约肌的功能。可用体针、耳针等，常用穴位为脾俞、胃俞、中脘等，一般采用强刺激，也可用电刺激。临床尚可酌情选取公孙、神阙、天枢、合谷、章门、气海、内庭、阳陵泉、期门、血海、膈俞、太冲、膻中等穴，以增强疗效。另外，针刺足三里、内关、中脘、天枢、脾俞、胃俞，行捻转提插，以泄法为主，得气后留针 30 分钟，每次选 4～5 穴，每日 3 次，5 天为 1 个疗程，症状缓解后每日 1 次，具有宽胸理气，和胃降逆，缓急止痛，解除平滑肌痉挛，特别是 Oddi 括约肌痉挛的作用，有利于胆汁和胰液排泄，从而有利于胰腺功能的恢复。

现代医学对针灸的研究表明：针刺足三里、中脘、脾俞、胃俞等穴对肠管的运动具有双向调节作用，对高张力运动亢进的肠管具有抑制作用，可使肠管病理性痉挛减轻，减轻腹痛；对低张力肠管则有兴奋作用，尤其是对内毒素所致的肠麻痹的兴奋作用强烈，可刺激肠管蠕动，减轻腹胀。进一步研究表明：中脘穴可使肠鸣音亢进，X线检查显示肠活动增强，钡餐移动迅速；足三里能加速实验性空肠顺向与逆向套叠的还纳时间，提高肠鸣音频率；中枢、脾俞对肠机制正常化有明显促进作用。

诸多研究表明，中医特色疗法能改善急性胰腺炎患者临床症状、体征及实验室指标，提高临床疗效，其机制可能是对神经-内分泌-免疫网络的整体调节：① 提高免疫功能，激发抗病能力。② 双向调节肠腑，降低腹内压。③ 改善自由基代谢。④ 加速血液循环，改善胰腺微循环。

参考文献

[1] 吴咸中，崔乃强. 中西医结合治疗重症急性胰腺炎的沿革、现况与展望[J]. 中国中西医结合外科杂志，2012，(6)：543-546.

[2] 陆必存，周华武，高谓杰，等. 中西医结合治疗急性胰腺炎的价值探讨[J]. 中国医药科学，2013，(14)：76-77.

[3] 张圣道，张臣烈，汤耀卿，等. 急性坏死型胰腺炎全病程演变及治疗对策[J]. 中华外科杂志，1997，35(3)：156-157.

[4] 崔乃强，齐清会，孔棣，等. 重症急性胰腺炎的中西医结合治疗——附145例报告[J]. 中国中西医结合外科杂志，1999，5(03)：129-132.

[5] 张鹏，饶朝晖，梁国如，等. 急性胰腺炎患者病因分析及内科治疗[J]. 亚太传统医药，2013，9(11)：133-134.

[6] National Associated Group for Acute Pancreatitis Etiology and mortality of acute pan creatitis in China: analysis of 6223 clinical cases[J]. Chin J Pancreato, 2006, 6(6): 321-325.

[7] 查祥飞. 急性胰腺炎病因及治疗探讨[J]. 临床合理用药杂志，2013，6(11)：118.

[8] 钱家鸣，王淑君. 药物性胰腺炎的诊断与治疗[J]. 临床肝胆病杂志，2014，(8)：722-725.

[9] 杨国红，王晓，李春颖，等. 中药四联疗法分期辨证优化治疗急性胰腺炎[J]. 中国实验方剂学杂志，2013，19(14)：301-304.

[10] Thandassery RB, Yadav TD, Dutta U, et al. Prospective validation of 4-category classification of acute pancreatitis severity[J]. Pancreas, 2013, 42(3): 392-396.

[11] 杨磊，曹锋，李非，等. 急性胰腺炎《修订版亚特兰大分类标准》的应用评价[J]. 中华肝胆外科杂志，2015，21(6)：365-368.

[12] 吴迪，王垂杰. 中医治疗急性胰腺炎现状[J]. 实用中医内科杂志，2012，26(7)：85-87.

[13] 张喜平，吴俊，石焱. 中医辨证治疗急性胰腺炎研究概况[J]. 医学研究杂志，2008，37(10)：101-103.

[14] 梁晓强，张静喆. 养阴护津法在重症急性胰腺炎治疗中的应用[J]. 新中医，2010，7(42)：3-4.

[15] 顾宏刚，张静喆，朱培庭，等. 朱培庭治疗重症急性胰腺炎的经验[J]. 上海中医药杂志，2005，39(12)：33-34.

[16] 梁丽俊，吴尧，高伟，等. 急性胰腺炎中医证候演变规律及辨证治疗研究进展[J]. 四川中医，2014，32(3)：190-190.

[17] 中华中医药学会脾胃病分会. 急性胰腺炎中医诊疗专家共识意见[J]. 中华中医药杂志，2013，28(6)：1826-1831.

[18] 中国中西医结合学会消化系统疾病专业委员会. 急性胰腺炎中西医结合诊治方案[J]. 中国中西医结合消化杂志，2011，19(3)：207-209.

[19] 周秉舵，徐亭亭，王宏伟，等. 试述急性胰腺炎的中医治疗[J]. 中国中医急症，2015，24(1)：99-101.

[20] 张荣荣，郭徽，朱世峰，等. 针刺治疗急性胰腺炎的作用及其机制探讨[J]. 针灸临床杂志，2013，29(4)：68-70.

[21] 张晓. 胰痹方内服和灌肠对重症胰腺炎肠黏膜屏障功能的影响[J]. 中国实验方剂学杂志，2014，20(16)：187-191.
[22] 中华医学会消化病学分会胰腺疾病学组，《中华胰腺病杂志》编辑委员会，《中华消化杂志》编辑委员会. 中国急性胰腺炎诊治指南(2013，上海)[J]. 中国实用内科杂志，2013，33(7)：530-535.
[23] Tenner S, Baillie J, DeWitt J, et al. American college of gastroenterology guidelines: management of acute pancreatitis[J]. Am J Gastroenterol, 2013, 108(9): 1400-1416.
[24] Working Group IAP/APA acute pancreatitis guidelines. IAP_APA evidence-based guidelines for the management of acute pancreatitis[J]. Pancreatology, 2013, 13(4 Suppl 2): 1-15.

急性胰腺炎的外科治疗

第一节　急性胰腺炎外科治疗的历史沿革

在急性胰腺炎的外科治疗历史上，曾有过三次重大争议。首次争论发生于19世纪末，主要针对急性胰腺炎属于内科治疗还是外科治疗的范畴而展开。1866年，美国外科医生Senn最先认为当胰腺发生坏死和脓肿时，应当实行手术治疗，然而在当时未能引起重视。1899年美国病理学家Fitz认为早期手术对重症急性胰腺炎预后较好，能够明显降低病死率。此观点得到了广泛认可，为外科治疗普遍引入临床奠定了扎实基础。然而许多外科医师对急性胰腺炎外科治疗的理解只停留在急腹症层面，而手术结合活检治疗只应用于诊断急性胰腺炎，致使其仅能起到缓解腹部急性症状作用。而自从1963年Watts等成功实施胰腺切除治疗急性胰腺炎后，使得外科手术治疗急性胰腺炎获得重大突破，并正式从内科治疗转向外科治疗。直至20世纪80年代初，多数医师均主张重症急性胰腺炎应早期手术治疗，并且手术方式逐渐倾向于扩大化，甚至主张全胰切除术。然而，手术的效果不甚理想。在这一时期，腹腔灌洗技术得到了广泛发展。应用腹腔灌洗的目的是清除腹腔内坏死物质，阻止其进入血液循环，阻断全身炎症反应综合征。这一技术也存在较大的局限性，希望通过腹腔灌洗来去除坏死组织是不可能的，它无法彻底清除腹膜后坏死组织。而且腹腔内积液常常形成分隔，无法彻底灌洗引流。由于在这一时期对急性胰腺炎发病认识的局限，以及当时整体医疗水平的制约，急性胰腺炎的死亡率高达50%以上。

第二次争议发生于这一时期前后，主要围绕手术指征、手术时机和手术方法等展开。主要由于外科医生间认识不同而产生争议，历时20余年，并且推动了治疗方案的不断更新。1970年，美国率先开展了胰周引流、三造瘘法，即在小网膜腔置数根引流管、胆总管置T管、胃造口、空肠造口术等。由于手术未完全清除坏死组织，使得术后残余脓肿发生率高。对于坏死广泛的胰腺炎效果较差。1981年，Gebhardt和Gall报道了坏死组织的清创术联合术后腹腔灌洗获得了比单纯灌洗满意的疗效。这一方法得到了广泛的应用，至今仍是最常用的治疗方法之一。其优点是创伤小，清除了坏死组织以及毒性渗出液；缺点是难以完全清除坏死组织，再次手术率高。1981年，Gerzof报道了一组经皮穿刺置管引流治疗腹腔脓肿，获得满意的疗效。尽管经皮穿刺置管引流不能彻底清除和引流坏死组织，也不能立即阻断脓毒血症，并有可能会增加感染概率；但是对于出现感染性休克的患者，可以改善休克患者的一般状况，为手术创造更好的条件，也可使部分患者避免手术。近年来，由于CT技术的发展和普及，经皮穿刺置管引流术的应用已经越来越广泛。进入80年代，医学工作者对急性胰腺炎的发病机制有了进一步的认识。1988年Rindernecht提出“白细胞过度激活学说”，认为单核/巨噬细胞释放的多种细胞因子造成胰腺及邻近组织损伤，进一步引起了粒细胞和内皮细胞过度激活，大量释放出损伤性炎症介质，如肿瘤坏死因子、白介素1、白介素6、白介素8等，造成全身炎症反应。在此基础上，医学工作者发现早期外科手术并不能阻断重症急性胰腺炎的病理生理过程，外科介入亦不能阻止胰腺感染和坏死，带来其他满意效果。1990年后“综合治疗体系”逐渐形成，使急性胰腺炎的治疗观点和措施逐渐统一，从而结束了第二次的争论，使急性胰腺炎的总体存活率提高到了70%～80%。

目前，还没有哪一种治疗方法能独自应用以阻断急性胰腺炎的全身炎症反应综合征或其并发症的产生。是否行外科手术治疗应该根据临床表现、细菌学检查、动态CT检查等资料决定。是否需要手术、何时需要手术，不能一概而论。在手术方式的选择上，应该尽可能以简便的手术方式为宜。

关于急性胰腺炎的第三次争论方兴未艾，其核心为如何进一步提高临床疗效、如何控制有害炎症介质的爆发等。外科手术目前仍然是急性胰腺炎及后期并发症治疗中不可缺少的部分。特别是如胆源性胰腺炎和有解剖学病因的胰腺炎等，外科治疗仍然是主要治疗方法。

第二节　急性胰腺炎外科治疗的原则

一、急性胰腺炎手术治疗指征

在急性胰腺炎的早期，应尽快去除病因，争取非手术治疗，对需要通过手术治疗去除病因的病例，或非手术疗法无效时应考虑手术治疗。而经过不同治疗过度到了中期和后期的病例，出现需要手术的情况（坏死感染灶被包裹、胰腺或胰周脓肿等），则应及时选择手术治疗。

急性胰腺炎手术治疗主要针对胰腺局部并发症继发感染或产生压迫症状，如消化道梗阻、胆道梗阻等，以及胰瘘、消化道瘘、假性动脉瘤破裂出血等其他并发症。具体指征可分为：

（1）经保守治疗无好转或加重者。

（2）胆源性急性胰腺炎合并胆囊疾患以及黄疸加深者。

（3）出血坏死型胰腺炎、胰周积液、多张力高者。

（4）有明显胰腺出血坏死表现，出现弥漫性腹膜炎体征者。

（5）影像学检查提示胰腺明显肿大或胰周大脓（囊）肿者，以及长期胰瘘者。

（6）腹腔诊断性穿刺有血性混浊液者。

二、急性胰腺炎手术治疗时机

不同病因的急性胰腺炎手术时机不同，根据不同情况可分为早期手术和延迟手术。

1. 早期手术

重症急性胰腺炎手术时机的选择在临床上争议最多，并且能直接影响疗效。下列情况目前考虑应早期进行手术。

（1）胆源性重症急性胰腺炎　　急性胰腺炎中胆源性急性胰腺炎较常见，合理地选择手术时机及治疗方法对提高患者疗效非常重要。胆源性急性胰腺炎患者，若症状以胆道为主（如合并胆管炎、黄疸），影像学检查提示胆道扩张或存在结石，则应早期积极处理，解除胆道梗阻。若患者胆道梗阻征象不明显，以胰腺炎症状为主，应选择保守治疗。因此，胆源性急性胰腺炎患者选择手术治疗时机应根据患者CT、B超检查，病情发展变化，临床表现等方面情况，合理选择治疗方法及手术时机，使患者疗效有所提高。

（2）急性期迅速出现腹内高压和脏器功能障碍　　急性期的首要问题是预防循环衰竭、肾衰竭和ARDS，避免或者缩短休克期，这是预防多器官功能障碍综合征的关键之一。在发病后经24小时的正规非手术疗法若病情未见好转，甚至迅速恶化，出现严重腹胀、多脏器功能衰竭综合征时，应早期手术以挽救生命。手术引流酶性腹腔渗液及腹腔灌洗引流可减少毒素吸收，缓解腹腔内高压，有利于生命体征稳定。

2. 延迟手术

近年来，众多的有关急性坏死型胰腺炎手术时机的研究表明，延迟手术有利于坏死组织与正常胰腺组织间界限变得清晰，从而减少术中出血、避免清除时损伤正常胰腺，易于更彻底清除坏死物，因此延迟手术可以减少手术次数、降低并发症的发生率，从而降低手术死亡率。手术时机对患者预后有重要影响，患者死亡与手术时间呈显著负相关。但过度强调和依赖非手术治疗、过度延迟手术干预，可能会因多器官功能障碍综合征的出现而丧失手术机会。

临床上出现脓毒血症，CT检查出现气泡征，细针穿刺抽吸物涂片或培养找到细菌或真菌者，可诊断为感染性坏死，需要考虑手术治疗。无菌性坏死积液无症状者无须手术治疗。胰腺及胰周坏死合并感染也是外科手术治疗的指征。伴有胃肠道压迫症状者，也往往需要外科干预。一般认为坏死组织清除术理想的时机是发病4周以后，通常可延迟到平均发病后6～8周。胰腺或胰周坏死合并感染的患者可首先采用抗生素治疗及局部引流缓解毒血症状，延缓手术时机。

也有观点认为胰腺及胰周坏死者在密切观察病情变化的同时，应动态进行APACHE Ⅱ评分，同时定期进行病灶评估，了解坏死组织范围、胰周及腹膜后积液的增减以及坏死与正常组织的分界是否清楚等，以确定手术最佳时机。胰腺坏死组织清除应尽量避免随意性和“计划性”多次手术。

第三节　急性胰腺炎外科治疗的手术方法及应用

一、急性胰腺炎的手术方法

急性胰腺炎的手术方法力求有效、简单，以充分引流胰腺或清除失活组织为目的。常规行胆囊切除、胆管切开引流、坏死组织清除、腹腔灌洗引流、腹膜后引流术等。

1. 坏死组织清除及灌洗引流术

可采用微创手术或开放手术，对胰腺坏死病灶和胰腺外侵犯的脂肪坏死组织进行清除。术毕于小网膜囊及腹腔内放置多根引流管进行灌洗引流。常用的三腔引流管有两种主要类型：① 在 Sump 引流管的基础上加装冲洗管制成；② 在 Chaffin 引流管的基础上加装冲洗管制成。术后注意保持引流管通畅。等引流管窦道形成，既无坏死残留又无胰瘘存在时，可拔出引流管。

2. 再次清创术

包括感染性坏死组织或脓肿的再次清创术。再次手术相对困难，由于正常的解剖关系发生了变化，在清创引流手术的同时，要注意预防内脏损伤。手术时不可强行分离，应当因势利导，细致轻柔，避免不必要的内脏损伤。尽量从引流管窦道经腹膜外途径进入病灶。原则上，不应进入游离腹腔使感染扩散。若无窦道则应根据 CT 检查提示病灶部位，另行设计切口及路径。

3. 腹膜后残腔敞开引流术

术前应做窦道造影，结合增强 CT 检查全面了解残腔的范围，在此基础上做好手术设计以避免遗漏残留病灶。做手术切口时应沿窦道逐步进入残腔。病灶彻底清除后，再放置三腔灌洗引流管，术后持续灌洗。

4. 三造瘘手术

包括胆总管切开 T 管引流、减压性胃造瘘和营养性空肠造瘘，应该根据病情进行选择。胆总管切开 T 管引流有利于胆道减压。对于预计病程较长者可采用胃造瘘。胃造瘘手术必须注意预防造瘘口周围漏，一旦发生处理十分棘手，因为胃液和胰液共存的创面难以愈合并极易发生出血。胃造瘘的方法包括荷包缝合法（Stamm 法）和隧道缝合法（Witzel 法）。营养性空肠造瘘术用于术后空肠营养。手术时将空肠上段提至切口外，两端夹以肠钳。在离十二指肠悬韧带约 15 cm 处的肠系膜对侧缘做相距约 0.5 cm的双重荷包缝线。于第一道荷包缝线中央切开肠壁，向肠腔远端放入尖端有2～3 个侧孔的 16 号橡皮导尿管，深 10～15 cm，再结扎荷包缝线，将导管平置于近端肠壁上，在横结肠下将导管从左侧腹壁引出。

二、急性胰腺炎的手术应用

1. 经皮穿刺置管引流术

急性胰腺炎发病的不同阶段，针对腹腔及腹膜后积液或积脓，可采用经皮穿刺置管引流(percutaneous catheter drainage，PCD)。PCD也可以常规用于开放或微创术式之前。在全身炎症反应综合征期出现腹腔积液，通过PCD可以减少坏死液的毒素吸收、促进全身炎症反应综合征下调及降低腹腔内压力，但可能引发引流管逆行感染，要求在腹腔渗液减少后尽早拔除。全身炎症反应综合征期过后如出现腹膜后大量积液可能引起胃肠道梗阻而无法实施肠内营养，可以尝试通过B超或CT引导下腹膜后通路行PCD，以减轻压迫症状，保障肠内营养的实施。其主要的风险在于原来封闭的无菌性环境被开放，会增加感染概率。对于有坏死合并感染积脓、一般情况较差的患者，在使用抗生素基础上，经PCD可部分缓解中毒和压迫症状，但由于管径及穿刺入路的限制，往往不能代替开放性的彻底清创手术。对于行坏死组织清除术后有脓肿残余的患者，采用PCD往往可以避免再次手术。

2. 腹腔镜手术

腹腔镜手术用于治疗重症急性胰腺炎已经有十几年的历史，开创了临床治疗重症急性胰腺炎的新途径。腹腔镜手术可吸除腹腔内血管活性物质及胰源性毒素，有利于炎症介质及细胞因子的减少，可阻止机体产生进一步损伤。同时，解除了腹腔内高压，有利于改善腹腔脏器灌注，为进一步治疗创造条件。

3. 微创手术

近年来微创胰腺坏死组织清除术成为研究的热点。微创手术主要包括小切口手术、视频辅助手术(腹腔镜、肾镜等)及Van Santvoort等提出的微创递进法等。对于范围局限、液化良好，或单腔脓肿可以考虑经腹膜后、经腹或经胃的视频辅助微创清创术，否则应采用经腹或经腹膜后的开放手术。Femdndezdel认为：这些新的微创术式，缺乏对照研究的结果，且与传统开放手术比较，其临床积累的患者例数有限，纳入研究的患者个体差异也影响研究的可靠性。但微创手术的损伤最小化原则可以使部分坏死型胰腺炎患者获益。

4. 开放手术

开放手术包括经腹或经腹膜后途径的胰腺坏死组织清除并置管引流。对于有胆道结石患者，可考虑施行胆囊切除术或胆总管切开取石术，建议术中放置空肠营养管。对于开放手术而言，合理掌握手术适应证及手术时机，避免随意性和反复多次的坏死组织清除术，行确定性手术是降低死亡率的关键。

总而言之，胰腺感染性坏死病情复杂多样，须遵循个体化原则，采用微创与开放手术递进式或互补式应用的策略，提高患者治疗效果。

三、内镜下逆行胰胆管造影术在急性胰腺炎中的应用

ERCP 是目前公认的一项比较安全、有效的胆胰疾病诊断和治疗方法。通过十二指肠镜，在直视下于十二指肠降部乳头插入导管，在 X 线检查显示下注入造影剂，使胰管、胆管显影并摄片，以更好地观察胰腺、胆管的微小病变。《美国胃肠病学会急性胰腺炎临床处理指南(2013 版)》推荐，急性胰腺炎合并急性胆管炎患者入院后 24 小时内应接受 ERCP 检查，如无胆道梗阻的证据则不建议进行 ERCP。对于可能发生 ERCP 术后胰腺炎的高危患者，术中可置入胰管支架，术后直肠给予非甾体类抗炎药栓剂，以降低发生严重术后胰腺炎的风险。

1. 适应证与禁忌证

(1) ERCP 的适应证

1) 存在急性胆管炎症状，如寒战高热、黄疸。

2) 明确存在胆道结石，并因此导致胆道梗阻。

3) 反复急性胰腺炎发作，怀疑胆胰管汇流异常或胰腺分裂者。

(2) ERCP 的禁忌证

1) 严重心、肺功能不全，不能耐受检查者。

2) 精神异常不能配合者。

2. 操作过程

(1) 操作前详细了解适应证、禁忌证，告知家属操作过程及可能出现的风险和并发症，并签署知情同意书。

(2) 术前检测血小板，停服抗血小板药物及抗凝药，作碘过敏造影试验。

(3) 患者一般取左侧卧位，或俯卧位，十二指肠镜经口依次通过食管、胃，进入十二指肠降段，找到十二指肠乳头。经活检孔插入导管，调节角度钮及抬钳器，使导管与乳头开口垂直，将导管插入乳头。

(4) 在透视下经造影导管注入造影剂，在荧光屏上见到胆管或胰管显影，显示病变。尽量减少不必要的胰管显影，以防术后胰腺炎的发生。显影后，进行摄片存储。

3. 术后处理及并发症

由于 ERCP 是一种创伤性的检查，术后有一定的并发症，包括出血、胆道感染、胆管炎、急性胆囊炎、穿孔、急性胰腺炎等。因此，ERCP 检查后需注意以下几点：

(1) 常规使用抗生素 3 天，以预防感染。

(2) 监测生命体征，注意有无发热、腹痛、消化道出血等症状。

(3) 术后 2 小时及第 2 天复查血尿淀粉酶，升高者每日复查直至恢复正常水平，并

监测血象变化。

（4）如出现并发症，及时行胃肠减压、药物治疗，必要时手术治疗。

第四节　急性胰腺炎外科治疗的并发症及防治

轻症急性胰腺炎极少有并发症发生，而重症急性胰腺炎则常出现多种并发症。早期手术治疗可显著增加手术次数、术后并发症发生率及病死率。但在某些特殊的情况下，早期手术仍然被作为重症急性胰腺炎的治疗手段。因此提高相关并发症的防治水平是降低总病死率的一个重要方面。

一、术后胰腺、胰周坏死组织继发感染

针对需要早期手术的病例，术式多采用胰周引流术，原因是早期胰腺和胰周的坏死组织与有生机的组织并无明显的界限，不可能彻底清除坏死组织，且疾病仍然在发展之中并不断产生新的坏死组织，因此在坏死组织存在和疾病尚未稳定的情况下，术后胰腺、胰周坏死组织继发感染的发生率可高达30%～40%。

术后胰腺、胰周坏死组织继发感染的防治除选用广谱、能透过血-胰屏障和胰腺组织浓度高的抗生素及保证引流管通畅等措施外，还应通过胃管采用通里攻下药并加口服抗生素，辅以高浓度硫酸镁和灌肠剂来改善肠麻痹状态和降低肠道细菌移位，以加强感染的预防。术后胰腺、胰周坏死组织继发感染与非手术治疗中发生感染的病原菌略有不同，即混合感染和真菌感染比例较高，因此在使用抗生素1～2周后，适当加用抗真菌药物。监测和及时处理感染也是提高治愈率的关键环节之一。如发现出现继发感染，即应及时再次手术处理。并根据细菌培养和药敏结果将经验选用的抗生素转为针对性的抗生素用药。

二、胰腺和胰周残余感染

胰腺和胰周坏死继发感染或胰周脓肿经手术引流后，由于感染的坏死组织清除不彻底或引流不畅，导致残余感染。原因有三：一是首次手术引流时，部分坏死组织与有生机的组织界限不清，或胰腺外观未能反映实质深处的病变，致坏死组织清除不彻底，而术后的多管引流未能有效排出多量的坏死组织，使感染持续存在。二是首次手术时探查不充分，胰尾脾门、横结肠系膜根部，升、降结肠和腹膜后的感染坏死组织或

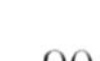

脓肿被漏诊，导致长期脓肿残留或感染扩大。三是引流术式选择不当。若首次引流后的引流处长期有脓液排出，经反复冲洗和局部抗生素治疗无效，或术后持续低热、持续的白细胞计数（WBC）高水平，或影像学检查提示残余脓肿存在，应再次手术引流。

三、胰周出血

手术后胰周出血并不罕见，出血的主要原因在早期和晚期手术也不尽一致，由于早期手术时坏死组织与正常组织间的分界尚不清楚，不顾后果地强调彻底清除坏死组织是导致术后胰周创面出血的主要原因。晚期手术后出血则主要为胰及胰周组织感染和坏死组织液化、脱落，渗漏积聚的胰液对胰及胰周血管的侵蚀破坏所致，部分与手术操作时“过度”地清除坏死组织有关。由于近期早期手术率大大下降，手术时机和清除坏死组织“度”的把握更趋恰当，与手术操作有关的术后出血也随之减少。

术后胰周出血的诊断往往通过术中放置的引流管观察。胰周出血视出血量和出血速度的不同而采取不同的处理方法。术后引流管流出的血液少且速度慢，非大量和快速补液即可维持脉率和血压稳定者多为创面渗血，可给予静脉滴注止血药物的同时，密切观察，必要时给予新鲜血。如果引流管流出的血液量大、速度快，或胰周出血引起脉搏和血压的波动，提示胰周活动性出血，即应及时行动脉造影。明确诊断和出血部位后，进行选择性动脉栓塞止血或再次剖腹探查止血。活动性出血或导致循环不稳定，尽早进行选择性动脉栓塞止血或手术止血，避免出现低血容量性休克后再进行。胰周出血通常有手术创伤，积聚的胰液和感染因素的参与，因此引流胰周积液和抗感染治疗是止血的前提。通过引流和抗感染治疗，多数出血能通过非手术治疗得到控制，只有10%～20%的出血需要急诊手术治疗。

若早期手术后发生的创面活动性出血需要再次手术，术中可以采用简单的缝扎，对较大面积的渗血，可用纱布压迫，必要时加用局部止血药物，如可吸收止血纱布或凝血酶，并在出血邻近部位放置一根或多根引流管。损伤大的手术（如胰腺切除等）不仅可能加重病情，而且可能因术中出血等原因促进休克发生或加重休克。

对后期手术后创面发生的胰周出血，坏死组织与正常的组织已有明显界限，止血后应同时清除积液和坏死组织，这对再次出血有预防作用。如果坏死组织多或发生感染，应选择碟式引流术，一方面纱布的压迫有止血作用；另一方面则利于坏死组织的反复清除。

四、肠瘘

肠瘘是胰腺炎手术治疗，尤其是晚期手术治疗后的常见局部并发症，发生率居腹部瘘的首位。肠瘘带来的胰及胰周感染、营养问题和水电解质平衡紊乱，病程延长是不容忽视的影响胰腺炎预后的一个重要方面。肠瘘中以结肠瘘最为常见，其次是十二指肠瘘，小肠瘘较为少见。

1. 结肠瘘

发生的原因多为胰腺炎时的炎性胰外侵犯和手术创伤所致。在结肠系膜根部、结肠后区和小网膜囊坏死。侵蚀性积液或脓肿发生时，腹膜后或横结肠系膜内的结肠边缘血管受到炎症的损伤，如炎性血管栓塞所致的结肠血运障碍。而手术在清除坏死组织、积液或脓肿的过程中，使已脆弱的结肠局部血循环进一步受到破坏，造成结肠局部缺血性坏死，术后短期内发生结肠瘘。

结肠瘘是手术治疗的绝对指征，急性胰腺炎时发生结肠瘘，其自闭的可能性很小，一般均需手术处理。术中发现某段结肠血运障碍，必须切除血运障碍肠段或直接将该肠段提出腹壁外作造瘘。如果是手术损伤，在清创后（即切除不健康的肠壁）也可修补损伤的肠段、近端结肠或末端回肠造瘘。术后换药中发生的结肠瘘，则不应急于手术切除和吻合，因为此时的胰腺炎病程并未中止，肠功能也未恢复或恢复不全。因此有肠道准备的肠切除和肠吻合并不容易做到，可以考虑瘘口外置或近端结肠造瘘或末段回肠造瘘，以做到有控制地粪便转流，减少瘘口对周围组织和腹腔的污染。等到胰腺炎病情稳定、胰周器官炎性水肿消失后再进行肠修补或肠吻合。

2. 十二指肠瘘

十二指肠瘘的发生率较低，最常见的部位是降段和横段。胰腺炎时肿胀的胰腺对十二指肠相应肠壁造成局部的压力性缺血，因而可能发生瘘。更主要的原因是手术时“过度”地清除胰头的坏死组织，致十二指肠的血供受到进一步的损害，特别是置引流管贴近肠壁对血循环不良的十二指肠的压迫和术后的高负压吸引的结果。

胰腺炎炎症或并发感染未控制的情况下，十二指肠瘘几乎无闭合的可能，但可以用大网膜封堵，有可能将高流量瘘变为低流量瘘，增加后期瘘自行闭合的可能性，同时宜行胃、小肠造瘘。胃造瘘管宜经幽门放入十二指肠内，促进肠瘘的愈合必须有营养支持，并纠正和保持水电解质的平衡。在胰腺炎感染及胰周炎症控制和稳定后可以考虑使用生长抑素和生长激素促进瘘的闭合。在营养支持下，若炎症或感染已控制，肠瘘6～8周未能闭合时应采取手术治疗。手术宜采用瘘部位的Roux-en-Y十二指肠空肠吻合术，而不宜直接修补。

五、全身并发症

包括全身多器官衰竭和感染（如腹腔、呼吸道、泌尿道等）。感染扩散可引起败血症。后期因机体抵抗力极低，加上大量使用抗生素，易发生真菌感染。

第五节 对急性胰腺炎外科治疗的思考

急性胰腺炎的诊断与治疗是一个认识逐步加深、方案不断完善的过程。其目标是简化治疗、缩短疗程和提高疗效。急性胰腺炎中的重症胰腺炎病情危急，发展迅速，而且并发症较多，病死率高，临床主张早期实施多学科联合，个体化的综合治疗，并实施24小时重症监护。而对于胰腺感染、坏死严重患者，选择适宜的手术时机。重症胰腺炎的发生发展是一个复杂的过程，其治疗过程趋于简化，治疗效果却在提高。这归功于早期液体复苏、多脏器功能保护等有效减少了器官功能衰竭的发生率，营养支持治疗有效降低了感染的发生概率；延期手术的原则减少手术次数、降低并发症的发生率，从而降低了手术死亡率。腹腔镜手术可在微创下行清创和引流术，减少外科手术对重症胰腺炎患者的伤害，但重症胰腺炎发作时存在水肿、粘连等问题，腹腔镜手术应慎重。应由有经验的医师有选择地进行，方能取得较好的疗效。

目前，还没有哪种治疗方法能独自应用以阻断重症胰腺炎的全身炎症反应综合征或并发症的产生。是否进行外科手术应根据临床表现、细菌学检查和动态CT检查决定。

展望未来，随着对急性胰腺炎和多器官功能衰竭的发病机制的深入了解，特别是针对急性胰腺炎早期炎症反应综合征调控机制的了解，重症监护持续的进步，微创外科技术的发展，越来越多的重症胰腺炎患者将通过非手术治疗获得治愈。但外科手段仍是重症胰腺炎及后期并发症治疗过程中不可缺少的部分。

参考文献

[1] 熊翔，彭文静. 腹腔镜灌注引流术治疗早期重症急性胰腺炎分析[J]. 中华腔镜外科杂志，2014，(2)：105－107.

[2] 张雯雯，史宪杰，何蕾，等. 外科手术在治疗重症急性胰腺炎中的作用[J]. 解放军医学院学报，2013，34(1)：53－55.

[3] 王春友，赵玉沛. 重症急性胰腺炎诊治进展及国内外指南解读[J]. 中华外科杂志，2013，51(3)：198－200.

[4] 蔡守旺，刘志伟，董家鸿，等. 经皮肾镜治疗胰腺坏死感染技术要点[J]. 中国实用外科杂志，2012，32(7)：596－597.

[5] 苗毅. 重症急性胰腺炎诊断及治疗的难点与争议[J]. 中国实用外科杂志，2012，32(7)：520－522.

[6] 王春友，赵玉沛. 重视重症急性胰腺炎多学科综合治疗[J]. 中国实用外科杂志，2012，32(7)：517－519.

[7] Madenci AL, Michailidou M, Chiou G, et al. A contemporary series of patients undergoing open debridement for necrotizing pancreatitis[J]. Am J Surg, 2014, 208(3): 324－331.

[8] Babu RY, Gupta R, Kang M, et al. Predictom of surgery in patients with severe acute panereatitis managed by the step-up approach[J]. Ann Surg, 2013, 257(4): 737－750.

[9] Gou S, Xiong J, Wu H, et al. Five-year cohort study of open pancreatic necrosectomy for necotizing

pancreatitis suggests it is a safe and effective operation[J]. J Gastrointest Surg, 2013, 17(9): 1634－1642.

[10] Banks PA, Bollen TL, Dervenis C, et al. Classification of acute pancreatitis－2012: revision of the Atlanta classification and definitions by international consensus[J]. Gut, 2012, 62(1): 102－111.

[11] Van Santvoort HC, Bakker OJ, Bollen TL, et a1. A conservative and minimally invasive approach to necrotizing pancreatitis impmves outcome[J]. Gastroenterology, 2011, 141(4): 1254－1263.

[12] Fernández－Del Castillo C. Open pancreatic necrosectomy: indications in the minimally invasive era[J]. J Gastrointest Surg, 2011, 15(7): 1089－1091.

[13] Wittau M, Mayer B, Scheele J, et a1. Systematic review and meta — analysis of antibiotic prophylaxis in severe acute pancreatitis[J]. Scand J Gastroenteml, 2011, 46(3): 261－270.

[14] van Santvoort HC, Besselink MG, Bakker OJ, et al. A step-up approach or open necrosectomy for necrotizing pancreatitis[J]. N Engl J Med, 2010, 362(16): 1491－1502.

[15] Cheung MT, Li WH, Kwok PC, et al. Surgical management of pancreatic necrosis: towards lesser and later [J]. J Hepatobiliary Pancreat Sci, 2010, 17(3): 338－344.

[16] Bradley EL, Dexter ND. Management of Severe Acute Pancreatitis[J]. Ann Surg, 2010, 251(1): 6－17.

[17] Pezzilli R, Zerbi A, Di Carlo V, et al. Practical Guidelines for Acute Pancreatitis[J]. Pancreatology, 2010, 10(5): 523－535.

急性胰腺炎的常见并发症及中西医结合治疗

第一节 胰　　瘘

一、临床表现

胰瘘的定义为术后 7 天以上，腹腔引流液＞50 mL，淀粉酶含量高于血清淀粉酶 3 倍以上，多由胰腺炎症、坏死、感染导致主胰管或其分支破裂，胰液溢出体外或引入空腔脏器而引起。凡每日引流量＞200 mL 的为高流量瘘，＜200 mL 的为低流量瘘。临床多见于重症急性胰腺炎、胰十二指肠切除术等胰腺手术、胰腺损伤和非胰腺手术的医源性损伤。临床体征可有腹痛、发热、心率快、腹肌紧张等。当急性胰腺炎发生时，会导致胰管不同程度的狭窄，胰液不能顺利流出而外溢至组织间隙，自行消化胰腺组织而造成胰瘘。胰液的大量丢失，可导致水、电解质与酸碱失衡，并造成营养物质消化吸收障碍，同时胰液中的活性胰酶还可以消化腐蚀软组织造成胃肠道吻合口瘘、大出血及感染等严重并发症。

二、中西医治疗

胰瘘的治疗包括通畅引流和抑制胰腺分泌以及内镜、放射、外科手术和中医药多学科合作治疗。

1. 内科治疗

内科治疗包括抑制胰液分泌，包括鼻腔肠管饲食或全胃肠外营养，奥曲肽抗分泌治疗，反复或长期置管引流。约 80％的患者经过 3～6 个月的引流可以自愈。但长期不闭合或有并发症的胰瘘则应外科手术。

2. 内镜治疗

内镜治疗包括在主胰管仍保持连续通畅时，置入胰管支架以桥接瘘两端，使胰液或胰源性囊肿的液体引流入十二指肠，达到促进胰瘘愈合的目的。支架愈合胰瘘的成功率为2/3～3/4，取决于多种因素，包括胰管裂隙的部位和大小、二重感染、胰管狭窄或结石所致胰管下游梗阻、胰管瘘能否被桥接，以及是否存在“胰管离断综合征”。“胰管离断综合征”发生于坏死所致的主胰管宽裂隙，不能为支架桥接，常需外科手术切除胰尾或行 Roux-en-Y 吻合内引流术。

3. 放射治疗适应证

(1) 经保守治疗，每日胰液仍多于 500 mL 者。

(2) 有严重的胰源性胸水、腹水，一般情况差不能手术者。

放射治疗,能有效抑制胰腺外分泌,有利于局部组织修复。

4. 外科治疗

一般在保守治疗4～6周后胰液引流量不减或形成假性囊肿,需经造影检查明确胰瘘病情,然后选取相应的手术。外引流术适用于胰瘘伴有腹腔内感染或胰腺周围水肿者;全身情况许可者,可行远侧胰腺切除术;巨大胰源性囊肿、胰管狭窄不能切除胰瘘或胰瘘位于胰头部,选用胰-空肠吻合或囊肿空肠 Roux-en-Y 吻合术。

第二节　急性胰周液体积聚

一、临床表现

发生于病程早期,胰腺内或胰周、或胰腺远隔间隙至胰腺之外到达肾前间隙或其他部位的液体积聚,并缺乏完整包膜,可以单发或多发。胰周积液多见于间质性和坏死型胰腺炎。大部分胰周积液持续无菌,随病情恢复而逐渐消失。如液体没有自然吸收,4～6周后纤维组织包裹,则变为假性囊肿。

二、中西医治疗

大多数胰周积液可在发病后数周内自行消失,无须干预,仅在合并感染时才有穿刺引流的指征。病程中可以使用中药皮硝外敷加快吸收,500 g皮硝装在棉布袋内作腹部大面积外敷,每日更换2次。

第三节　胰腺假性囊肿

一、临床表现

胰腺假性囊肿是有完整非上皮性包膜包裹的液体积聚,内含胰腺分泌物、肉芽组织、纤维组织等。可发生于急性胰腺炎、胰腺外伤或慢性胰腺炎。急性胰腺炎时,胰腺实质坏死,胰液及消化酶外溢,血性、炎性渗出,坏死组织等液体积聚在小网膜囊内,刺激周围器官的腹膜,引起纤维组织增生逐渐形成囊壁,包裹渗出物,形成囊肿。一般情况自急性胰腺炎发病之始到形成完整的由肉芽和纤维组织构成的囊肿壁需至少 4 周。胰腺假性囊肿富含胰酶，通常无菌，已感染的胰腺假性囊肿称之为胰腺脓肿。胰腺脓肿也可能发生于胰腺坏死后继发液化、感染。囊壁破裂或有裂隙使囊液外渗，容易造成病情反复，导致胰源性腹水。胰腺假性囊肿可分为三型：Ⅰ型或急性坏死后假性囊肿，发生于重症急性胰腺炎发作后，胰管正常，囊肿不与胰管相通；Ⅱ型或坏死后假性囊肿，发生于慢性胰腺炎急性发作后，胰管受损但无明显狭窄，有胰管囊肿交通存在；Ⅲ型或潴留型假性囊肿，发生于慢性胰腺炎，均有胰管狭窄和囊肿胰管交通。

胰腺囊肿形成后，压迫胆管者可以出现黄疸，上腹部可以触及包块等。可行腹部超声、CT 检查确诊。大部分囊肿会在半年至一年之内自然吸收。囊肿不吸收或有增大趋势时，也容易诱发感染、消化道梗阻、囊肿出血或破裂，以及形成肠瘘等新的并发症。

中医认为胰腺假性囊肿属于“伏梁”“癥瘕”“积聚”等范畴，《灵枢·五变》篇曰：“皮肤薄而不泽，肉不坚而淖涤，如此则胃肠恶，恶则邪气留止，积聚乃伤脾胃之间，寒温不次，邪气稍至，蓄积留止，大聚乃起。”病因主要为肝脾气结，郁久则生湿化热，湿热交阻中焦，气机阻滞，血运不畅，聚结而成包块，或热毒外侵，或肝胆湿热之体，复感外邪，或暴力外伤导致胰脏气血损伤，热毒蕴郁，其后期多正气亏虚，气血水互结，终成本虚标实之证。

二、中西医治疗

胰腺假性囊肿的治疗包括内科保守治疗、内镜下治疗、手术治疗。

1. 内科保守治疗

急性胰腺炎的严重程度与胰腺坏死范围的大小影响假性囊肿的消退。一般情况下，囊肿＜6 cm，不做任何处理，可自行吸收，一般采用抑制胰液分泌、强化营养支持、预防感染等。

中医药治疗假性囊肿的治则多为通腑泄热、活血化瘀、软坚散结。有文献报道使用大黄牡丹汤加减内服，四黄散外用清热解毒、消肿止痛，促进假性囊肿的吸收消退。另有报道用大黄粉外敷，通过活血化瘀、抑菌消炎达到扶正祛邪、治愈的目的。

2. 内镜下治疗

囊肿在半年之内不吸收，则再吸收的可能性变小，需要通过内镜治疗处理，临床中一般采取内镜下胰腺假性囊肿胃肠道置管引流术、内镜下经乳头胰腺假性囊肿引流术、超声内镜引导下胰腺假性囊肿胃肠道置管引流术等。

3. 手术治疗

一般认为囊肿形成超过 6 周、直径＞6 cm，伴有症状，并进行性长大、有破裂可能，或不能排除胰腺囊性肿瘤者应积极行手术切除；或囊肿经过 3 个月仍不吸收者，出现症状，或体积增大，或出现感染症状时可行囊肿空肠 Roux-en-Y 吻合术、序贯式外-内引流术、B 超或 CT 引导下经皮穿刺引流术等积极手术治疗。

第四节　重症急性胰腺炎合并急性肾损伤

急性肾损伤(acute kidney injury，AKI)是重症急性胰腺炎一种常见而严重的并发症，是死亡率升高的重要标记。

一项纳入了 563 例患者的研究，发现重症急性胰腺炎如发生急性肾衰竭(acute renal failure, ARF)则病死率增加 10 倍(74.7% v.s. 7%)，另外的一些研究表明急性胰腺炎发生 ARF 的病死率75%～81%。由于对 ARF 诊断标准的更新，近期有研究采用了 AKI 诊断标准进行研究，重症急性胰腺炎发生 AKI 达 71.4%，病死率 57.1%。重症急性胰腺炎和 AKI 存在学科交叉性，但同时这也带来了疾病认识的不同步性。

一、重症急性胰腺炎合并 AKI 的发病机制

重症急性胰腺炎存在多种原因导致 AKI 发生。这些包括全身炎症反应、低氧血症、胰腺胰淀粉酶释放导致的肾微循环障碍、由于腹腔间隔室综合征或腹腔内高压及低血容量等导致肾灌注压下降。内毒素和反应性氧化物(reactive oxygen species, ROS)在急性胰腺炎和 AKI 的病理生理学中也起着重要的作用。其中机体炎症反应及抗炎症反应、肾脏血流动力学改变是主要的发病机制。

1. 炎症反应与抗炎症反应

AKI 与重症急性胰腺炎存在相似的形成发展机制。重症急性胰腺炎过程呈双向性，初始的 1～2 周，促炎症反应导致全身炎症反应综合征。如果严重的话，可导致早期多器官功能衰竭。1～2 周后，从促炎症反应为主向抗炎症反应为主转变，并可能发生“代偿性抗炎反应综合征”。在这个过渡期间，患者面临肠道菌群易位及组织坏死后继发感染的风险，并进一步导致脓毒症和迟发多器官功能衰竭。因此全身炎症反应综合征和代偿性抗炎反应综合征阶段均容易发生 AKI。

重症急性胰腺炎发病是由于异常激活的胰酶，一方面造成胰腺组织的损伤；另一方面激活了胰腺内的炎症细胞使其释放炎性介质，进入血液循环后过度激活单核巨噬细胞，释放大量的肿瘤坏死因子-α、白介素 1 等炎症细胞因子，刺激粒细胞并激活吞噬细胞的功能，释放大量的氧自由基、过量炎性介质及蛋白酶和水解酶，加重胰腺及胰外脏器的损害，引起严重的后果。全身炎症反应综合征中大量的炎症因子可以对肾脏产生毒性作用，加重肾脏本身的血流动力学变化。

也有研究表明磷脂酶 A_2 导致肾脏损坏。在急性胰腺炎时胰腺中的磷脂酶 A_2 迅速进入肾近端小管细胞造成损害，然而其细胞毒性的确切机制尚不清楚。

在全身炎症反应综合征发生后机体会出现“代偿性抗炎反应综合征”即代偿性抗炎反应综合征，是机体启动限制脓毒症或非感染性全身炎症反应综合征的过激炎症反应。代偿性抗炎反应综合征的一个主要后果是修饰了机体的免疫状态，从而可能有利于增强危重患者院内感染的易感性，即指机体在感染或非感染情况下，发生全身炎症反应综合征的同时还伴发了代偿性抗炎反应，产生内源性抗炎介质以对抗炎症介质引起的自身组织细胞破坏而起保护作用。但如果抗炎反应过强则发生机体免疫功能降低，导致机体容易发生感染，同样可诱导或加重多脏器功能不全。

2. 肾脏血流动力学改变

重症急性胰腺炎时肾脏血流动力学改变导致肾脏缺血而发生 AKI。肾脏血流动力学改变常常继发于全身性低血压，也与炎症、内毒素等刺激下的肾脏血流发生变化相关。肾脏缺血后出现小管上皮细胞极性改变、细胞凋亡坏死，其中凋亡多发生在远端肾单位的部分，坏死更容易发生在近端肾单位。

3. 腹内高压和腹腔间隔室综合征

腹内压升高会对心血管、肺和肾产生不利影响。增大的腹压影响肾脏的血供和静脉回流，导致肾脏低灌注，加重肾功能的损伤，并且进一步引起肠道菌群移位，这是也是 AKI 的常见原因。具体表现为腹内高压导致肾动脉血流减少和肾皮质灌注下降。引起肾皮质血液分流，从而发生肾小球和肾小管功能受损和尿量显著减少。当腹内压＞15 mmHg 会出现少尿，而＞30 mmHg 则会无尿。研究显示腹内压 12 mmHg 是使用 RIFLE 分级来确定 AKI 的最佳切断点。

二、重症急性胰腺炎合并 AKI 的临床表现和诊断

重症急性胰腺炎合并 AKI 除重症急性胰腺炎的临床表现外，肾脏表现为尿量减少、血肌酐升高、氮质血症、电解质紊乱、代谢性酸中毒等。之前 40 余年临床都是应用 ARF 的概念近年来提出了 AKI。

在 2002 年急性透析质量倡议提出 AKI 的 RIFLE 标准（表 4），2007 年提出了急性肾损伤网络标准（acute kidney injury network，AKIN），即突发（48 小时内）的肾功能减退，以血肌酐绝对值增加≥0.3 mg/dl（26.5 μmol/L）或较基线增加 50%以上或尿量减少（＜0.5 mL/kg/h×6 h）（表 5）为标准。AKIN 标准在诊断 AKI 时可能有更高的灵敏度和特异度。AKIN 和 RIFLE 主要是根据血肌酐、尿量和肾小球滤过率来诊断和评估 AKI。2013 年改善全球肾脏病预后组织（kidney disease improving global outcomes，KDIGO）使用了统一的标准（表 6）。

表 4　AKI 的 RIFLE 标准

RIFL 分级	GRF 标准	尿 量 标 准
肾功能障碍的危险(R)	Scr×1.5 或 GFR 下降>25%	<0.5 mL/kg/h 时间>6 小时
肾损伤(I)	Scr×2 或 GFR 下降>50%	<0.5 mL/kg/h 时间>12 小时
肾衰竭(F)	Scr×3 或 GFR 下降>75% 或 Scr≥4 mg/dl 时，急性升高>0.5 mg/dl	<0.3 mL/kg/h，时间>24 小时 或无尿时间>12 小时
肾功能丧失(L)	肾功能彻底丧失持续>4 周	
终末期肾病(E)	肾功能彻底丧失持续>3 月	

注：GRF 肾小球滤过率；Scr 血肌酐。

表 5　AKI 的 AKIN 标准

AKIN 分期	Scr 标准(mg/dl)	尿 量 标 准
1 期	Scr 升高≥0.3 或升高达基础值 1.5～1.9 倍	<0.5 mL/kg/h 时间>6 小时
2 期	Scr 升高达基础值 2.0～2.9 倍	<0.5 mL/kg/h 时间>12 小时
3 期	Scr 升高达基础值 3 倍以上或基础 Scr≥4 伴急性升高≥0.5 或需要肾脏替代治疗	<0.3 mL/kg/h，时间>24 小时 或无尿时间>12 小时

注：AKIN 急性肾损伤网络；Scr 血肌酐。

表 6　AKI 的 KDIGO 标准

KDIGO 分期	Scr 标准(mg/dl)	尿 量 标 准
1 期	Scr 升高≥0.3 或升高达基础值 1.5～1.9 倍	<0.5 mL/kg/h 时间 6～12 小时
2 期	Scr 升高达基础值 2.0～2.9 倍	<0.5 mL/kg/h 时间≥12 小时
3 期	Scr 升高达基础值 3 倍以上，或 Scr≥4，或需要肾脏替代治疗，或年龄<18 岁，GFR 降低到<35 mL/min/1.73 m²	<0.3 mL/kg/h，时间≥24 小时 或无尿时间≥12 小时

注：KDIGO 改善全球肾脏病预后；Scr 血肌酐；GRF 肾小球滤过率。

2013 年急性透析质量倡议提出了非血肌酐升高的 AKI 概念，主要表现为尿液新型损伤标志物升高。然而目前尚没有确切临床路径的参数作为 AKI 早期诊断标准。传统的 AKI 诊断主要依靠肌酐和尿素氮水平，这些指标已经不能满足当前的诊断需要，他们的变化远远滞后于肾脏实质的损伤。既往认为重症急性胰腺炎相关 AKI 特征主要是肾脏排泄功能快速丧失，表现为尿素氮和肌酐的升高或尿量减少，但是临床中如果等出现 AKI 的临床表现再给予干预，则已晚。如何在肾小管功能紊乱之前进行早期的诊断 AKI，从而预防 AKI 发生和进展、改善重症急性胰腺炎预后是临床面临的难点。

重症胰腺炎相关 AKI 早期诊断研究较少，可参考其他的一些研究结果来讨论。如尿液镜检和实验室检查（FeNa<1%则提示肾前性氮质血症，FeNa>1%提示急性肾小管坏死。尿液显微镜检查中如出现细胞管型、透明管型、颗粒管型等常提示急性肾小管坏死）、常用尿液生物标记（中性粒细胞明胶酶相关脂质运载蛋白、白介素 18、肾损伤分子 1、半胱氨酸蛋白酶抑制剂 C、白介素 6、细胞间黏附分子-1、尿胰岛素样生长因子结合蛋白 7、基质金属蛋白酶组织抑制剂-2、尿 Nestin、尿肝脂肪酸结合蛋白等）。

三、重症急性胰腺炎合并 AKI 的治疗

重症急性胰腺炎合并 AKI 患者的治疗原则包括对急性胰腺炎本身的基本治疗和对 AKI 的治疗。AKI 的治疗包括早期积极的液体复苏，保证肾灌注积极处理腹内高压，存在危险因素的患者应避免使用肾毒性药物，确定容量状态和灌注压，监测血流动力学、尿量、血肌酐，避免高血糖，进行非侵入性诊断，必要时可予以侵入性诊断，肾小球滤过率下降后调整药物剂量、肾脏替代治疗、收入 ICU 等。

1. 连续性肾脏替代治疗（连续性血液净化治疗）

目前已经证实连续性血液净化可迅速解除高热及水、电解质和酸碱失衡对机体内环境的影响，保护心、肺、脑、肾功能，同样可以清除大量的炎症介质，从而使患者免疫内稳态机制得以重建。

（1）指征　建议重症急性胰腺炎患者出现下列情况之一时可行连续性血液净化治疗：① 持续高热（体温>39℃，持续 6 小时以上），常规治疗无效；② 胰腺脑病综合征；③ 合并多器官功能障碍综合征；④ 合并少尿（尿量<0.5 mL/kg·h），持续 2 小时或急性肾衰竭；⑤ 明显水肿或液体正平衡（>20 mL/kg 持续 24 小时以上）；⑥ 合并电解质紊乱；⑦ APACHEⅡ评分≥12 分。

（2）治疗时机　动物实验资料显示，开始连续性血液净化时机可影响重症急性胰腺炎动物的预后。南京军区南京总医院肾病研究所回顾性研究的资料显示，存活组从发病至高流量持续血液滤过间隔时间明显短于死亡组，但何时开始连续性血液净化仍无定论。从临床实践来看，如患者出现以下一些情况宜行连续性血液净化治疗：发热、呼吸急促及动脉血氧分压降低、心率增快至 100～120 次/分、血压偏低、腹胀或明显胰腺脑病综合征等症状。既往认为出现急性肾衰竭后才需要进行血液净化治疗，目前认为重症急性胰腺炎合并 AKI 应尽早血液净化。

（3）持续时间　有学者认为短时高流量持续血液滤过有较好的疗效，也有研究提出至少连续治疗 72 小时的方案，因此目前还需要更多的临床试验研究来确定连续性血液净化的疗程。

（4）净化方式　由于连续性血液净化治疗的目的是为了清除相关炎性介质及细

胞因子，重建机体内稳态，故倾向于选择血液滤过器超滤系数大、吸附性能好和生物相容性好的滤器，常选用 AN 69 膜及聚砜膜。由于对流清除中、大分子的清除效果好，故多选择连续性高容量血液滤过（置换量>75 L/d）。为减轻滤器凝血，置换液以前以稀释为主。建议采用中心静脉置入双腔导管建立血管通路，首选颈内静脉置管，气管切开或已在颈部留置其他导管的患者，亦可选择股静脉置管。

此外，重症急性胰腺炎患者常合并腹腔内出血和应激性溃疡，并需要反复穿刺、手术和冲洗引流等有创性操作，常需要抗凝剂，宜选用局部枸橼酸抗凝和低分子肝素抗凝，剂量宜小，必要时不用抗凝剂。

2. 中医药治疗

由于 AKI 是继发于重症急性胰腺炎，并且 SAP 临床表现以腹部症状为主，主要根据 SAP 进行辨证分型、论治。如果以肾衰竭为主要表现，要强调个体化治疗。一般在早期、少尿期表现为实证，以热证居多，故治疗以通为原则，通腑泄热、通络祛瘀、通淋泄浊等是基本方法。

（1）少尿期

1）邪毒内侵：突然出现少尿，甚则尿闭，小便滴沥不出，神昏或嗜睡，呕吐恶心。苔厚腻，脉濡滑或细滑。

治法：通腑泄浊，解毒导滞。

用方：大柴胡汤合黄连解毒汤。

2）热毒瘀滞：突现高热，神昏谵语，少尿，吐血，咯血，斑疹紫黑或鲜红。舌深绛紫暗，苔焦黄，脉滑数。

治法：清热通腑，活血化瘀。

用方：大承气汤合犀角地黄汤加减。

3）津液枯涸：患者出现了大汗大泻、大失血后，血压下降，尿量减少，进一步出现汗出肢冷。舌淡或淡白，脉微细欲绝。

治法：温阳固脱，益气养阴。

用方：独参汤、参附汤、参麦饮等。

（2）多尿期

1）气阴两虚：全身疲乏，咽干思饮，尿多清长。舌红少津，脉细。

治法：益气养阴。

用方：参芪地黄汤加减。

2）湿热余邪：头晕心烦，纳呆，恶心，口中黏腻。舌红，苔黄腻，脉实有力。

治法：清利湿热。

用方：黄连温胆汤加减。

3）肾阴亏损：腰酸疲乏，尿多不禁，口干欲饮。舌红，苔少，脉细。

治法：益肾养阴。

用方：知柏地黄丸加减。

总之，AKI是重症急性胰腺炎的严重并发症，可导致患者预后不良。早期诊断重症急性胰腺炎相关AKI可预防相关严重的并发症，如脓毒症休克、腹内高压、腹腔间隔室综合征导致的多脏器功能衰竭。目前已经有很多早期诊断AKI的标记，然而明确识别早期AKI的标志物相对困难，值得深入研究。治疗方面应该综合重症急性胰腺炎本身及预防和治疗相关脏器衰竭，血液净化治疗应该得到重视。

第五节 重症急性胰腺炎合并急性肺损伤/急性呼吸窘迫综合征

急性肺损伤(acute lung injury，ALI)/急性呼吸窘迫综合征(acute respiratory distress syndrome，ARDS)是指由心源性以外的各种因素导致的急性、进行性缺氧性呼吸衰竭。ALI和ARDS具有性质相同的病理生理改变，严重的ALI被定义为ARDS。ALI的病理基础是由多种炎症细胞(巨噬细胞或嗜中性粒细胞和淋巴细胞等)介导的肺脏局部炎症反应和炎症反应失控所致的肺毛细血管膜损伤。其主要病理特征为由肺微血管通透性升高，肺泡渗出富含蛋白质的液体，进而导致肺水肿及透明膜形成，可伴有肺间质纤维化。病理生理改变以肺顺应性降低，肺内分流增加及通气血流比例失衡为主。临床表现为呼吸频数和呼吸窘迫、顽固性低氧血症，胸部X线片显示双肺弥漫性浸润影，后期常并发多器官功能衰竭。

一、重症急性胰腺炎合并ALI/ARDS发病机制

重症急性胰腺炎常并发多脏器功能不全，成为其主要死亡原因。在胰外器官中，尤以肺损伤最为突出。15%～60%的重症急性胰腺炎将并发ALI/ARDS在1周内病死率为60%。

重症急性胰腺炎时机体会发生过度的全身性炎症反应，肺泡-毛细血管膜会因感染性或非感染性炎性反应引起的继发性损伤，它是重症急性胰腺炎全身性炎症反应的肺部表现。目前研究表明重症急性胰腺炎致呼吸功能损伤的物质有磷脂酶 A_2、胰蛋白酶抑制剂、游离脂肪酸/脂蛋白脂肪酶、补体激活、巨噬细胞抑制因子(MIF)、白介素6、白介素8、白介素1β、氧化亚氮、肿瘤坏死因子-α、细胞间黏附分子-1、β-2-整合素(CD11b/CD18)、胰蛋白酶、NF-κB、P物质等。这些炎症介质的过度生成，可诱导血管活性物质(如血栓素A和内皮素)产生，它们的协同作用促进血管收缩，产生肺动脉高压，通气比例失调，产生持续性低氧血症。其中磷脂酶 A_2 是前列腺素和血小板活化

因子合成的重要限速酶，可导致血小板活化因子在肺组织中的大量积聚，两者造成肺组织进行性损伤。磷脂酶 A_2 将卵磷脂转变成溶血性卵磷脂，破坏细胞的脂质细胞膜和肺泡表面活性剂，使肺泡通气和换气不良，这些因素共同作用构成了 ARDS 的病理基础。

ALI/ARDS 时肺内主要的病变为严重的肺泡和间质水肿、透明膜形成、不均匀的充血、出血、微血栓、肺不张、弥漫性炎性细胞浸润，后期间质、肺泡管或细支气管内纤维化。由于水肿液、纤维化引起的气道阻塞及炎性介质引起的支气管收缩，或因低氧性肺血管收缩反应受损，导致功能分流增加；炎症介质、低氧性肺血管收缩、微血栓等，以及纤维化时期动脉扭曲狭窄和壁增厚，引起无效腔样通气增加；肺不张导致真性静脉血掺杂增加。虽然总的肺通气量及心排出量可以不减少甚至增加，但因通气血流的分布不均匀，导致通气血流比例失调，这是 ARDS 发生呼吸衰竭的最主要的机制。另一个可能机制是弥散膜因水肿、透明膜形成或纤维化而增厚致换气障碍。患者常首先出现Ⅰ型呼吸衰竭，严重患者尤其发生呼吸肌疲劳时可出现Ⅱ型呼吸衰竭。传统上将 ALI/ARDS 发展过程大致分为渗出（或炎症）期、增生期和纤维化期。在渗出期大量促炎因子及抑炎因子释放，导致炎性损伤。增生期间质成纤维细胞游走增殖和分泌细胞外基质成分，最后导致肺间质和肺泡内纤维化。

二、重症急性胰腺炎合并 ALI/ARDS 的临床表现与诊断

急性胰腺炎合并 ALI/ARDS 的患者常可见到动脉氧分压、氧饱和度降低和肺泡动脉氧梯度增大，即低氧血症。原因是多方面的，包括隔肌上抬使肺容量降低，体位影响，咳嗽和深呼吸能力下降致肺底部不张，区域性的肺通气/血流比率失调和肺内分流增大，及由胰腺炎触发的全身炎症反应和细胞因子引起的肺损伤。

1. 肺通气改变

绝大多数急性胰腺炎都存在或多或少的肺容量降低和肺不张的改变，部分人还合并有胸腔积液。肺容量改变轻（常见于轻症），或心肺功能储备良好者，临床无显著的呼吸困难和气体交换障碍。体格检查可发现双下肺叩诊浊音、呼吸音降低、呼吸浅快。改变严重者（多见于重症）出现呼吸困难、低氧血症、发绀等急性呼吸功能不全表现，常需要面罩加压给氧或机械通气治疗。

肺容量的降低包括肺总量及其各组成部分的降低。在评估肺容量的改变时以监测肺活量最为常用。这是由于肺活量容易测定，且与患者的呼吸储备功能（如深呼吸和有效咳嗽能力）密切相关。正常成人肺活量为 55～85 mL/kg，急性胰腺炎患者可降低 50%～75%，甚至更多。如肺活量＜15 mL/kg，则不能保证足够的通气储备和气体交换，不能进行有效的深呼吸和咳嗽，临床上即可能表现为急性呼吸功能不全。肺活量降低的原因主要是腹胀致使膈肌上抬和全身炎症反应、低蛋白血症所致的膈肌和肋

间肌收缩功能下降。此外，肺不张、肺顺应性降低、胸腔积液、手术患者使用的麻醉剂、镇痛剂等也会引起肺活量降低。肺活量的监测除可借助肺功能仪直接测量外，临床上最简单的办法是连续观察患者的呼吸频率。如果呼吸频率＞30 次/分，常提示该患者的肺活量和通气储备降低，需要进一步监测肺活量、潮气量、氧合指标和胸部 X 线检查。治疗上常需要采取一些可使肺扩张的疗法，如深呼吸、咳嗽、雾化或经面罩持续正压呼吸以减轻肺不张，避免急性呼吸功能不全或肺部感染等并发症的发生。

2. 肺弥散与通气血流比值异常

通气/血流比率降低及肺内分流增加的程度与低氧血症的严重程度成正比。正常情况下，整肺的通气/血流比率 0.84，分流率＜15%。急性胰腺炎时肺损伤最重的区域是肺的低垂部位，即肺下部和基底部。这些部位的区域性通气/血流比率可低至零，而分流率可增至近 100%，这是由于区域性的小气道闭塞、肺泡萎陷、肺不张所致，即肺泡毛细血管有血流通过但肺泡无通气。从这些区域回流致肺静脉的仍然是静脉血，与来自其他（气体交换功能相对完好的）区域的肺静脉血混合后回流至左心，使总的氧分压和氧饱和度降低，这就是低氧血症的原因，因此肺损伤的程度越重，通气/血流比率失调越重，肺内分流率越高，低氧血症就越重。对于肺底部（低垂部位）氧疗是无效的，即使高流量的氧疗也无助于氧合的改善，因此常需借助于机械（正压）通气或呼气末正压使不张的肺泡重新开放，恢复通气，才能从根本上纠正低氧血症。在肺的上部，通气/血流比率失调相对较轻，肺泡通气下降但不等于零。肺泡通气下降是由于小气道狭窄或肺容量降低所致，这部分肺对低流量氧疗反应良好。

两种区域性通气/血流比率在不同类型的急性胰腺炎所占的比例是不同的，轻症水肿型胰腺炎以低通气/血流比率改变为主，胸部 CT 检查可见肺底部湿变或盘状肺不张，而重症急性胰腺炎，尤其在全身炎症反应最剧烈的进展期，零通气/血流比率的情况不仅常见且面积较大，临床呼吸困难和低氧血症表现明显。如呼吸困难和低氧血症经氧疗不能改善，且进行性加重，即为机械通气的指征。

3. 呼吸形式的改变

急性胰腺炎呼吸形式早期的改变主要是呼吸频率增快和潮气量降低，即浅快呼吸形式，随着胰腺炎类型的不同和病情的加重，呼吸频率可增加 50%～300%，潮气量可降低 20%～60%，呼吸形式可由浅快呼吸变为呼吸困难、急促、呼吸辅助肌参与活动、张口呼吸或濒死状呼吸。产生浅快呼吸或呼吸困难的原因主要是肺容量尤其是功能残气量和肺顺应性降低（后者主要由肺不张和血管外肺水增加所致），以及应激、炎症反应等所致的通气需要增加与气体交换降低之间的供需矛盾。呼吸形式发生改变可进一步加重氧耗、肺通气减少等，进而加重低氧血症。

在早期以浅快呼吸形式为主时，每分钟通气量和二氧化碳排出均增加，表现为呼吸做功增加，二氧化碳分压降低和呼吸性碱中毒。当发生急性呼吸功能不全时，呼吸困难加重，氧分压降低（低氧血症），如无氧分压增高，称为Ⅰ型呼吸衰竭，这是急性胰腺炎合并急性呼吸功能不全最常见的一种类型。在很严重的病例或呼吸衰竭晚期，出现二氧化碳潴留，二氧化碳分压可增高和出现呼吸性酸中毒，称为Ⅱ型呼吸衰竭。两种类型的呼吸衰竭都需要机械通气治疗。

4. 氧耗量增加

氧耗量增加是加重缺氧的原因之一。发热、寒战、呼吸困难、恶心呕吐、腹痛等均可增加氧耗量。

与急性胰腺炎有关的其他一些损伤气体交换的因素还包括胃液的吸入，低血压，休克，输液过量、过速等。胃液的吸入引起的肺损伤类似于ARDS的改变，即肺泡Ⅱ型细胞减少，表面活性物质破坏，肺泡萎陷、不张，肺内分流增加。血流动力学不稳定不仅会影响氧的输送，还可能需要增加液体的输注量或其他物治疗学支持手段。过多的液体输入可能显著增加血管外肺水，使肺泡毛细血管膜增厚，气体交换效能降低。

总之，重症急性胰腺炎肺损伤与多种机制相关，主要与全身炎症反应、血流动力学改变，及合并的急性肾损伤、腹腔间隔室综合征、肠功能紊乱、凝血功能异常等密切相关。

ALI/ARDS可以用呼吸衰竭指数(respiratory failure index, RFI)反映，呼吸衰竭指数＝氧分压(mmHg)/吸入氧浓度。呼吸衰竭时呼吸衰竭指数≤300 mmHg (40 kPa)，ALI时呼吸衰竭指数≤300 mmHg，ARDS时则呼吸衰竭指数≤200 mmHg。国内学者根据我国高原地区发病特点提出以ALI时呼吸衰竭指数≤200 mmHg，ARDS时呼吸衰竭指数≤150 mmHg为高海拔地区的诊断标准。2000年中华医学会呼吸病学分会提出ARDS的临床诊断标准包括：有发病的高危因素、起病急、呼吸频数和(或)窘迫、顽固性低氧血症、胸部X线检查两肺浸润阴影、肺毛细血管楔压≤18 mmHg或临床上能排除心源性肺水肿等。2012年柏林标准取消了既往ALI的诊断，提出新的ARDS诊断。

重症急性胰腺炎合并ALI/ARDS同时表现为重症急性胰腺炎和呼吸系统的临床表现。重症急性胰腺炎合并肺部病变分为三个阶段：第一阶段为低氧血症不合并肺部影像学异常；第二阶段是低氧血症合并肺部影像学病变；第三阶段则出现ARDS。主要临床表现：① 呼吸困难，气紧，严重者有窒息或濒死感；② 呼吸增快，＞25次/分；③ 呼吸费力，张口呼吸，三凹征，呼吸辅助肌活动增强；④ 唇、面、肢端发绀；⑤ 血气分析示氧分压＜60 mmHg，氧饱和度＜90%，氧分压/吸入氧浓度＜200 mmHg，二氧化碳分压早期多降低(＜35 mmHg)，严重者后期可升高(＞45 mmHg)并伴pH下降(呼吸性酸中毒)；⑥ 听诊双下肺呼吸音降低及叩诊浊音提示可能有肺不张或湿变，可有干、湿啰音；⑦ 胸部X线及CT检查可见双肺纹理增多，呈间质性改变，或斑片状阴影，或肺底大片不张、湿变，或合并胸腔积液。重症急性胰腺炎合并ALI/ARDS诊断标准应该符合重症急性胰腺炎的诊断标准，同时又符合ALI/ARDS的诊断标准。ARDS的诊断可以参考2012年柏林标准(表7)。

表 7　ARDS 的柏林标准

因　素	ARDS
起病时间	起病 1 周以内具有明确的危险因素，或在 1 周起病时间以内出现新的/突然加重的呼吸系统症状。
肺水肿原因	呼吸衰竭不能完全用心力衰竭或液体过负荷解释；如无相关危险因素，需行客观检查(如多普勒超声心动图)以排除静水压增高型肺水肿。
胸部影像学	两肺透光度减低影，不能完全用胸腔积液、肺不张或结节影来解释。
氧合状态*	轻度：PEEP/CPAP≥5 cm H_2O 时 200 mmHg<PaO_2/FiO_2≤300 mmHg 中度：PEEP/CPAP≥5 cm H_2O 时 100 mmHg<PaO_2/FiO_2≤200 mmHg 重度：PEEP/CPAP≥5 cm H_2O 时 PaO_2/FiO_2≤100 mmHg

注：* 如果海拔>1 000 m，可用公式校正[氧分压/吸入氧浓度×当地大气压/760]。
CPAP 持续气道正压；PEEP 呼气末正压。

三、重症急性胰腺炎合并 ALI/ARDS 的治疗

重症急性胰腺炎合并 ALI/ARDS 患者，重症急性胰腺炎本身应该得到积极的常规治疗，如给予禁食、胃肠减压、抑酸、抑制胰酶活性、抑制消化液分泌、液体复苏、营养支持、抗炎症等。ARDS 一经确立，均应采取积极的治疗措施即机械通气，但在呼吸功能不全发生之前，或机械通气的同时，还需采取其他的呼吸道管理和呼吸功能支持的措施，包括氧疗，呼吸道湿化、雾化，舒张支气管，稀释痰液，控制感染及肺扩张治疗等。

1. 氧疗

吸氧是最常使用的治疗措施之一，只要患者有气紧的主观感觉，或呼吸困难的临床表现，或低氧血症的证据，或有心、肺基础疾病，都应常规吸氧。吸氧的方法很多，常用的有鼻塞法、鼻咽导管法、面罩法，或经气管插管、气管切开导管吸氧。

ALI/ARDS 时及时进行氧疗，可以改善气体交换功能，保证氧输送，防止细胞缺氧。患者治疗的基本目的是改善低氧血症，使动脉氧分压达到 60～80 mmHg，维持氧饱和度在 90%～100%，但吸入氧浓度尽可能<60%，如吸入更高浓度氧尽可能<24 小时，一旦氧合改善就应尽快调整吸入氧浓度。氧疗方式应根据低氧血症改善的程度和治疗反应调整。首先使用鼻导管，当需要较高的吸氧浓度时，可采用可调节吸氧浓度的文丘里面罩或带贮氧袋的非重吸式氧气面罩。ARDS 患者往往低氧血症严重，大多数患者一旦诊断明确，常规的氧疗常难以奏效，机械通气仍然是最主要的呼吸支持手段。

2. 机械通气

机械通气是 ALI/ARDS 最为重要的支持治疗手段，尤其是 ARDS 患者。在掌握 ARDS 呼吸力学改变特点的基础上合理使用机械通气技术对于提高 ARDS 的抢救成功率具有重要意义。机械通气的目标是改善氧合(最大的氧输送量)，预防和减少呼吸

机所致肺损伤的发生，改善 ARDS 患者的预后。需切记的是，机械通气仅是应用于纠正严重呼吸衰竭，而对于原发病或其加重因素，一般无明显治疗效果。

机械通气的实施需建立可靠的人工气道，如经鼻或口的气管插管、气管切开等，人工气道的选择应根据患者病情及通气需求而定。重症急性胰腺炎合并 ALI/ARDS 机械通气的目的主要包括：① 改善肺脏气体交换功能，纠正严重的低氧血症，缓解急性呼吸性酸中毒，以避免即时的生命危险，获得治疗肺、气道疾病及原发病的机会。② 缓解呼吸窘迫症状，减少呼吸做功和氧耗量，改善呼吸肌疲劳，因为在严重患者，呼吸肌的氧耗量甚至占总氧耗量的 50%，且通常存在明显的呼吸肌疲劳。③ 预防和逆转肺含气不全或不张，并根据压力-容量的关系改善肺顺应性，预防更进一步的肺损害。④ 避免因呼吸衰竭而致的全身脏器缺氧的严重并发症。

急性胰腺炎需机械通气治疗的有两种情况：一是术后呼吸支持，这种患者往往术前已存在呼吸困难，或有其他系统并发症，或脏器功能不全，或内环境紊乱。机械通气时间通常不超过 4～72 小时，当围术期的急性生理紊乱纠正后即可撤机。另一种情况是合并 ARDS，可发生于术前、术后或非手术治疗的患者，机械通气的设置和管理均比术后支持要求更高、更复杂。

（1）无创机械通气　低氧血症在经过氧疗后仍难以纠正，或呼吸困难等症状改善不明显时，无创机械通气是一个较好的选择。无创机械通气是通过面罩或鼻罩与患者连接而进行的人工通气方式。

早期无创正压通气的优点是既可以改善氧合，又可以防止肺泡及小气道萎陷，减少肺泡内渗出，防止通气/血流比率比例失调，还可避免气压伤的发生。重症急性胰腺炎并发 ALI 早期，由于肺的代偿，血气分析可无明显异常，氧分压正常或轻度下降，因此不能仅仅依赖氧饱和度或血气分析结果，但动态监测血气分析、胸部 X 线及 CT 检查对重症急性胰腺炎早期并发 ALI 具有重要意义。若患者出现意识异常、心率增快、呼吸急促等，即便患者血氧饱和度、血气分析、胸部 X 线片无明显异常，都应该考虑到并发 ALI 的可能。呼吸深快≥30 次/分是重症急性胰腺炎并发 ALI 最早期的表现。氧合指数＜300 mmHg 时应考虑 ALI，重症急性胰腺炎患者一旦出现呼吸深快，应及时给予无创机械通气，而不必强求血气分析及胸部 X 线片异常。

当 ARDS 患者神志清楚、血流动力学稳定，并能够得到严密监测和随时可行气管插管时，可以尝试无创机械通气治疗。如无创机械通气治疗 1～2 小时后，低氧血症和全身情况得到改善，可继续应用无创机械通气。若低氧血症不能改善或全身情况恶化，提示无创机械通气治疗失败，应及时改为有创通气。在治疗全身性感染引起的 ALI/ARDS 时，如果预计患者的病情能够在 48～72 小时内缓解，可以考虑应用无创机械通气。

无创机械通气的应用患者必须具备的基本条件包括：较好的意识状态、咳痰能力、自主呼吸能力、血流动力学稳定和良好的配合早期无创正压通气的能力。一般认为，

ALI/ARDS 患者在以下情况时不适宜应用无创机械通气：① 意识障碍；② 血流动力学不稳定；③ 呼吸微弱或停止，气道分泌物明显增加而且气道自洁能力不足；④ 危及生命的低氧血症；⑤ 因脸部畸形、创伤或手术等不能佩戴鼻面罩；⑥ 上消化道出血、剧烈呕吐、肠梗阻和近期食管及上腹部手术，严重腹胀；⑦ 未经引流的气胸或纵隔气肿。

有学者评估早期无创正压通气治疗对急性胰腺炎 ARDS 的疗效。在这项回顾性、单中心队列研究中，379 例患者中入选 127 例，早期无创正压通气治疗超过 24 小时。其中 ARDS 的表现轻度 44 例，中度 64 例，重度 19 例；气管插管率分别为0(0/44)、23.4%(15/64)和 47.4%(9/19)；病死率分别为 0(0/44)、9.4%(6/64)、15.8%(3/19)。无创正压通气治疗后，收缩压、心率、呼吸率和吸入氧浓度降低，与失败组比较，无创正压通气成功组血氧饱和度和生存率明显升高。无创正压通气是急性胰腺炎合并 ARDS 患者初始治疗的有效选择，但严重的病例应慎重运用。

(2) 常规机械通气　常规机械通气包括容量控制通气、压力控制通气，以及自主呼吸与控制通气并存的通气模式，如间歇性指令通气、同步间歇指令通气等。

近年来随着通气机制造技术的进步，通气模式不断增加，如今已经有多种模式可供临床选择。但是目前哪一种模式对 ARDS 患者最好尚无定论。医生可以选择自己最熟悉、操作经验最多的通气模式，或者根据本单位现有的通气机条件和可供应用的模式来选择。无论哪一种模式，均应该遵循肺保护策略原则(严格限制潮气量和吸气平台压、允许适当高碳酸血症、选择恰当的呼气终末正压和呼气末肺容量)(表 8)。

表 8　ARDS 机械通气参数设计参考

通气指数	具体参数
气管内插管	
间歇正压通气	
通气模式	容量切换(控制、辅助/控制、间歇强制通气)
潮气量	10～15 mL/kg
呼吸频率	10～25 次/分，调整至接近正常的 $PaCO_2$ 和 pH
FiO_2	50%～100%，调整到正常或正常以上的 PaO_2
呼气终末正压	5～10 cm H_2O，如果 FiO_2＞70%为达到 PaO_2 目标，呼气终末正压可更高
吸气与呼气时间比例	1∶1～1∶3

呼气终末正压即机械呼吸机在吸气相产生正压，气体进入肺部，在呼气末气道开放时，气道压力仍保持高于大气压，以防止肺泡萎缩塌陷。其机制主要是借助呼气终末正压阀，在呼气相使气道仍保持一定的正压。设置呼气终末正压的作用是使萎陷的肺泡复张、增加平均气道压、改善氧合，同时影响回心血量，以及左室后负荷，克服呼气终末正压引起呼吸功的增加。

ARDS 最佳呼气终末正压的选择目前仍存在争议。一般使用呼气终末正压在 5～10 cm H_2O 之间，合理选择的目标是在避免肺泡萎陷的趋势下尽可能将呼气终末正压对机体的不利影响降到最低。具体操作中可以在维持吸入压不变的情况下，逐渐增加呼气终末正压，观察潮气量及循环的变化。有 Meta 分析比较不同呼气终末正压对 ARDS 患者生存率的影响，结果表明呼气终末正压＞12 cmH_2O，尤其是＞16 cmH_2O 时明显改善生存率。可参照肺静态压力-容积(P－V)曲线低位转折点压力来选择呼气终末正压。在小潮气量通气的同时，以静态 P－V 曲线低位转折点压力＋2 cmH_2O 作为呼气终末正压，结果与常规通气相比 ARDS 患者的病死率明显降低。因此若有条件，推荐根据静态 P－V 曲线低位转折点压力 2 cmH_2O 来确定呼气终末正压。

持续气道正压是有自主呼吸条件下，整个呼吸周期以内(吸气及呼气期间)气道均保持正压，患者完成全部的呼吸功，是呼气末正压在自主呼吸条件下的特殊技术。① 参数设置：仅需设定持续气道正压水平。② 临床适用于通气功能正常的低氧患者，持续气道正压具有呼气终末正压的各种优点和作用，如增加肺泡内压和功能残气量，增加氧合，防止气道和肺泡的萎陷，改善肺顺应性，降低呼吸功，对抗内源性呼气终末正压；设定持续气道正压应根据呼气终末正压和血流动力学的变化，持续气道正压过高增加气道压，减少回心血量，对心功能不全的患者血流动力学产生不利影响。但在持续气道正压时由于自主呼吸可使胸膜腔内压较相同呼气终末正压时略低。

总之，ARDS 机械通气的保护性肺通气策略，主要是小潮气量和高水平呼气终末正压的结合应用，其指导思想是尽量保持萎陷肺泡的开放通气，同时减少肺泡的过度扩张引起的生物性损害。潮气量一般主张为 5～10 mL/kg，呼气终末正压的设置应参考压力-容量曲线，一般主张在低拐点上 2 cmH_2O。目前的研究表明，通气参数的设置应将吸气平台压控制在 30 cmH_2O 以内，这可减轻肺组织的张力和应力，以避免肺脏的进一步损伤，近年的研究和临床实践发现这明显有利于 ARDS 的预后。对于肺顺应性严重下降、氧合功能极差患者，可在应用保护性肺通气策略基础上，结合应用肺复张策略和俯卧位通气等通气方式，对改善严重的低氧血症有一定的帮助。

应用机械通气治疗应达到以下目标：① 达到充分的气体交换，维持合适的动脉血氧和二氧化碳水平；② 尽量减少机械通气对肺脏及其他脏器生理的影响，特别是循环系统；③ 呼吸机与患者的呼吸努力尽量协调、一致，亦即是保持良好的同步性。若人与机不同步，或呼吸机参数设定不能满足患者的通气需求，会导致人机对抗、患者呼吸作功增加。

(3) 肺开放策略　有研究显示将呼气终末正压设为(低位拐点＋高位拐点)/2 的水平比设为低位拐点＋2 的效果更好，可使更多肺泡复张，但对循环不利。部分 ARDS 患者的 P－V 曲线并没有明显的低位拐点，而这部分患者对呼气终末正压的反应(氧合改善)与存在低位拐点的患者类似，说明仅根据低位拐点选择呼气终末正压可能并不恰当，应按照肺容积增加最大而对循环影响相对较小的标准设定。于是临床开始采用所谓“肺开放策略”，即在机械通气过程中间断、短时间应用较大的潮气量或维持较高的气道平台压使更多的肺泡复张，然后使用相对低水平的呼气终末正压维持肺泡的开放。

具体的方法：升高呼气终末正压至 25～35 cmH_2O，采用压力控制通气将吸气压设为 10～15 cmH_2O 或采用较大潮气量 10～20 mL/kg 使吸气压达到上述水平，使气道平均压达到 45～60 cmH_2O，维持 45～60 秒，然后恢复到肺泡复张前的水平。

3. 积极治疗其他并发症

需要注意的是重症急性胰腺炎合并 ALI/ARDS 常合并多脏器功能不全，包括心肌损伤、肾脏损伤、肝损伤、肠道屏障功能损坏、凝血异常等，这些都需要综合干预。ARDS 患者需要重视液体平衡防治肺水肿，通过氧疗、机械通气、体外膜氧合及血液净化改善气体交换，纠正贫血、改善心功能提高组织氧气供给，同样需要给以抗炎、抗氧合、防治继发性肺损伤等。

4. 中医药治疗

ALI /ARDS 以进行性低氧血症和呼吸窘迫为特征，主要临床表现为气急、喘促、发昏、高热、便结、舌绛、脉滑数等，故多属中医"喘证""结胸""暴喘""喘脱"范畴。这与胰腺炎的表现有一定差别。在 ARDS 早期应该以祛邪为主，需要活血、解毒、利水、通腑综合治疗，后期正气可侧重于健脾补肺，兼顾痰瘀。

(1) 瘀水内蕴，热毒内生　　临床以突然出现呼吸困难、喘息气急、烦躁不安、高热胸闷、面唇紫绀。舌暗，脉细。

治法：活血解毒利水，降逆平喘通腑。

用方：常选用千金苇茎汤合大承气汤合血府逐瘀汤加减。

(2) 痰瘀内蕴，肺脾气虚　　常常病程持续数天，临床以气喘息促，胸隔满闷，喉间痰鸣等为特征。舌暗，苔腻，脉滑。

治法：活血化痰，健脾补肺。

用方：桃核承气汤合二陈汤合理中汤加减。

由于重症急性胰腺炎相关的急性肺损伤机制极为复杂，潜在发病机制尚不明确，仍然缺乏针对病理生理机制的有效治疗，治疗手段的选择有限，目前主要是支持对症性疗法。

参考文献

[1] Lankisch PG, Apte M, Banks PA. Acute pancreatitis[J]. Lancet, 2015, 386(9988): 85-96.

[2] Kumar R, Pahwa N, Jain N. Acute Kidney Injury in Severe Acute Pancreatitis: An Experience from a Tertiary Care Center[J]. Saudi J Kidney Dis Transpl, 2015, 26(1): 56-60.

[3] Zerem E. Treatment of severe acute pancreatitis and its complications[J]. World J Gastroenterol, 2014, 20(38): 13879-13892.

[4] Fang JC, Delegge MH. Enteral feeding in the critically ill: the role of the gastroenterologist[J]. Am Gastroenterol, 2011, 106(6): 1032-1037.

[5] Zhang XP, Zhang J, Ma ML, et al. Pathological changes at early stage of multiple organ injury in a rat model of severe acute pancreatitis[J]. Hepatobiliary Pancreat Dis Int, 2010, 9(1): 83-87.

[6] Esrefoglu M. Experimental and clinical evidence of antioxidant therapy in acute pancreatitis[J]. World J

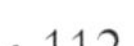

Gastroenterol, 2012, 18(39): 5533 - 5541.

[7] Mayerle J, Dummer A, Sendler M, et al. Differential roles of inflammatory cells in pancreatitis[J]. J Gastroenterol Hepatol, 2012, 27(2): 47 - 51.

[8] Esrefoglu M. Experimental and clinical evidence of antioxidant therapy in acute pancreatitis[J]. World J Gastroenterol, 2012, 18(39): 5533 - 5541.

[9] Bodnár Z, Sipka S, Tidrenczel E, et al. Ten years' experience in the research of abdominal compartment syndrome (2004 - 2014)[J]. Orv Hetil, 2014, 155(44): 1748 - 1757.

[10] Pupelis G, Plaudis H, Zeiza K, et al. Early continuous veno-venous haemofiltration in the management of severe acute pancreatitis complicated with intra-abdominal hypertension: retrospective review of 10 years' experience[J]. Ann Intensive Care, 2012, 2(1): 21.

[11] Trikudanathan G, Vege SS. Current concepts of the role of abdominal compartment syndrome in acute pancreatitis an opportunity or merely an epiphenomenon[J]. Pancreatology, 2014, 14(4): 238 - 243.

[12] Li H, Qian Z, Liu Z, et al. Risk factors and outcome of acute renal failure in patients with severe acute pancreatitis[J]. J Crit Care, 2010, 25(2): 225 - 229.

[13] De Waele JJ, De Laet I, Kirkpatrick AW, et al. Intra-abdominal Hypertension and Abdominal Compartment Syndrome[J]. Am J Kidney Dis, 2011, 57(1): 159 - 169.

[14] Kellum JA, Lameire N. for the KDIGO AKI Guideline Work Group. Diagnosis, evaluation, and management of acute kidney injury: a KDIGO summary (Part 1)[J]. Crit Care, 2013, 17(1): 204.

[15] Thomas ME, Blaine C, Dawnay A, et al. The definition of acute kidney injury and its use in practice[J]. Kidney Int, 2015, 87(1): 62 - 73.

[16] Bellomo R, Kellum JA, Ronco C. Acute kidney injury[J]. Lancet, 2012, 380(9843): 756 - 766.

[17] Belcher JM, Edelstein CL, Parikh CR. Clinical applications of biomarkers for acute kidney injury[J]. Am J Kidney Dis, 2011, 57(6): 930 - 940.

[18] 季大玺,黎磊石.重症急性胰腺炎的连续性血液净化治疗[J].医学研究生学报,2010,23(4): 337 - 341.

[19] The ARDS Definition Task Force. Acute respiratory distress syndrome, the Berlin definition[J]. JAMA, 2012, 307(23): 1 - 8.

[20] 喻文亮.急性呼吸窘迫综合征柏林标准解读[J].中国小儿急救医学,2014,21(8): 473 - 468.

[21] Gunjaca I, Zunic J, Gunjaca M, et al. Circulating cytokine levels in acute pancreatitis-model of SIRS/CARS can help in the clinical assessment of disease severity[J]. Inflammation, 2012, 35(2): 758 - 763.

[22] Binker MG1, Cosen-Binker LI1. Acute pancreatitis: the stress factor[J]. World J Gastroenterol, 2014, 20(19): 5801 - 5807.

[23] Spitzner M, Ebner R, Wolff HA, et al. STAT3: A novel molecular mediator of resistance to chemoradiotherapy[J]. Cancers (Basel), 2014, 6(4): 1986 - 2011.

[24] 陈丽舒,杨元生,陈垦,等.重症急性胰腺炎合并肺损伤的发生机制研究进展[J].广东药学院学报,2015, 31(3): 420 - 424.

[25] 梅伟.重症急性胰腺炎所致肺损伤治疗的研究进展[J].医学理论与实践,2014,27(8): 1014 - 1016.

[26] Akbarshahi H, Rosendahl AH, Westergren-Thorsson G, et al. Acute lung injury in acute pancreatitis-awaiting the big leap[J]. Respir Med, 2012, 106(9): 1199 - 1210.

急性胰腺炎的预后及护理

一般而言，轻症急性胰腺炎预后良好，中重症急性胰腺炎治疗及时得当也可痊愈，而重症急性胰腺炎起病急、病情重，常并发胰腺坏死、感染、脓肿等局部并发症或呼吸衰竭、心力衰竭、休克、脓毒血症等系统并发症，预后较差。

一、轻症急性胰腺炎的预后

急性胰腺炎中约80%以上的患者都是轻症胰腺炎，会出现胰腺水肿，可以自限自愈，无或极少出现并发症和器官功能障碍，绝大多数病情平稳、死亡率低，预后良好。

二、中重症急性胰腺炎预后

中重度胰腺炎患者病情凶险，变化快，且易继发感染、腹膜炎和休克等多种并发症，病死率较高。

三、重症急性胰腺炎预后

重症者虽仅占急性胰腺炎的5%～10%，但重症急性胰腺炎的病情变化非常快，无论是手术或非手术治疗均不能阻断胰腺病变持续加重，部分患者病因虽然已经清除，但是病情加重仍无法控制，易出现全身并发症，导致病情凶险、死亡率高，有的甚至可在发病数小时死亡，重者会产生胰腺出血坏死。

四、影响急性胰腺炎的并发症预后

1. 休克

急性胰腺炎早期和后期均可发生休克。早期出现休克意味着系统性炎症反应严重，受累器官较多，病死率高；后期出现的休克大部分由合并的感染引起。

2. 成人呼吸窘迫综合征

重症急性胰腺炎并发成人呼吸窘迫综合征的发病率非常高，有报道发病率达15%～60%，而胰腺炎并发成人呼吸窘迫综合征后死亡率也明显上升，1周内病死率高达60%。

3. 多器官功能障碍综合征

重症急性胰腺炎伴多器官功能障碍综合征发病的两个高峰期分别在胰腺炎病程的早期和后期，发病率分别为41%，病死率为37%。

4. 急性肾衰竭

重症急性胰腺炎患者出现急性肾损伤的发生率在71.4%，且大多伴有其他器官的损害，并发急性肾衰竭的死亡率高达58%～57.1%，是重症急性胰腺炎患者的主要死亡原因之一。

5. 胰性脑病

胰性脑病可发生于重症急性胰腺炎病程的各个阶段，是急性胰腺炎引起脑损害的并发症。患者除出现重症急性胰腺炎的症状体征外，还出现意识模糊、谵妄、昏迷、反应迟钝、木僵状态等精神症状及脑膜刺激征。多数学者认为其机制是大量胰酶入血，磷脂酶A系统激活，溶解细胞膜磷脂结构，破坏血-脑屏障和线粒体功能，导致脑细胞代谢障碍。胰腺脑病综合征为一种严重的急性胰腺炎的并发症，其发病快、病死率高。

6. 腹腔内感染

由于胰腺及胰周组织腐蚀、坏死，液体积聚形成胰液外渗，或假性囊肿，部分病例合并感染。胰腺比邻大血管较多，且自身血管存在多源性，当这些血管在胰弹性蛋白酶和胰蛋白酶的长时间作用下血管壁易被腐蚀，管壁弹性减弱，形成假性动脉瘤，继而容易发生破裂出血。当局部组织坏死或积液合并感染时，破裂出血的可能性更大。有资料表明，重症急性胰腺炎时腐蚀性或感染性动脉瘤破裂出血以胃十二指肠动脉病死率最高，平均为34%，而其他部位的发病率次序依次为胰十二指肠动脉、脾动脉、结肠中动脉、静脉系统的门静脉及其属支。

7. 胰腺假性囊肿

胰腺假性囊肿囊壁清晰，内容物通常稀薄或清亮，常呈圆形或椭圆形，而当其合并感染时内容物往往混浊或呈脓性。胰腺假性囊肿感染，为急性胰腺炎最常见的局部并发症，见于30%～50%的重症急性胰腺炎患者，多见于胰腺体尾部，也可见于胰腺远隔部位，甚至到腹股沟、胸腔、颈部等部位。

8. 胰腺及胰周组织坏死合并感染

指胰腺实质的弥漫性或局灶性坏死或胰周脂肪坏死，感染性坏死通常在2～4周发生，如不及时处理，往往沿腹膜后间隙蔓延、扩散或包裹形成脓肿，并造成全身中毒症状。胰腺感染性坏死在重症急性胰腺炎中的发生率在50%～70%之间，许多学者观察到其发生率与APACHE Ⅱ评分及胰腺坏死范围有密切的关系，肠道通透性越高、坏死范围越大，细菌就越容易通过肠道进入坏死组织影响重症急性胰腺炎的预后。

9. 胰周脓肿

胰周脓肿是急性胰腺炎胰腺周围的包裹性积脓，它发生于重症急性胰腺炎后期，常见于重症急性胰腺炎发病2周或数周以后。感染征象最常见的临床表现：囊内有脓液存在，细菌或真菌培养阳性。胰周脓肿绝大多数是从感染性坏死开始，随着坏死组织感染液化进展逐步形成以脓液或胰液为主的脓肿。脓肿内含有血管活性物质、炎性介质和激活的蛋白酶，加之脓肿内残留有非液性坏死组织，容易在腹膜后间隙扩展，使得胰周脓肿治疗远比其他困难。

五、影响急性胰腺炎预后的相关因素

1. 血白蛋白水平

重症急性胰腺炎患者机体消耗较多，肝功能损害时血管通透性增加，大量胶体液渗出，同时白蛋白合成减少，这些因素均可导致白蛋白降低。因此从白蛋白降低的程度可说明重症急性胰腺炎早期的病情严重程度，进而提示患者预后不良。研究认为腹水严重程度、动脉血清白蛋白及血氧分压水平是重症急性胰腺炎死亡独立的早期危险因素。

2. 尿素氮

肌酐是肌肉的代谢产物，在人体内浓度稳定，重症急性胰腺炎患者低血容量和高分解代谢状态可引起血 BUN 升高，当肾小球滤过率下降时，BUN 和肌酐升高。Logistic 回归分析提示血尿素氮水平越高，死亡率越高，与患者预后转归关系密切，其成为影响预后的独立高危险因素。

3. 血 pH

血 pH 可综合反映全身状况，重症急性胰腺炎时机体产生大量的酸性物质，处于高代谢状态。若机体血液和细胞的缓冲作用及肺肾的排酸作用不能进行完全代偿，引起酸性产物堆积，进而出现酸中毒，影响全身脏器功能，造成机体内环境紊乱。同时全身脏器功能的严重损害也会加重内环境紊乱，两者互相联系，互为因果，如不能及时纠正可致死亡。因此在重症急性胰腺炎治疗时应并积极纠正酸碱平衡紊乱，注意动态监测血气，维持机体内环境的稳定。

4. 血肌酐水平

当血肌酐≥3.0 mg/dl 时，死亡率为 36%，血肌酐与碱剩余 BE＜－5.5 mEq/L 联合检测时死亡阳性预测值可达到 50%。研究认为动脉氧分压可作为死亡预后高危因素的论点，基线动脉氧分压≤60 mmHg 是重症急性胰腺炎患者发生肺部严重并发症的独立危险因素，也是重症急性胰腺炎患者死亡的高危因素。

急性胰腺炎的预后与多种因素密切相关(病史、体征、辅助检查及治疗措施等)。及时、准确地对胰腺炎预后进行评估，对临床治疗进行具有前瞻性指导，有助于临床医师确定治疗范围和强度，合理应用医疗资源，最大限度地提高医疗质量，以改善患者病情，降低病死率。

六、急性胰腺炎的护理

1. 基础护理

基础护理是为患者提供安静、舒适的单人房间，以利于观察病情、抢救及护理；保持病室和病床清洁、舒适；保持床单整洁干燥，做到被服随时替换；做好晨、晚间护理，及时开窗通风，保持病房空气清新；室温适宜；尽量减少噪声；保持光线柔和。

2. 一般及饮食护理

绝对卧床休息，保证睡眠，以降低代谢率及胰液、胆汁、胃肠液分泌，增加脏器血量，促进组织修复和体力恢复。

急性胰腺炎患者应禁食，通过禁食可避免食物和胃酸刺激十二指肠分泌大量肠激素而增加肠液分泌，从而降低酶对胰腺的自溶作用。腹痛和呕吐基本缓解后可从小量低脂、低糖流质开始，如米汤、果汁、菜汤及藕粉等，以后逐渐改食纯素的半流饮食等。病情好转后（血、尿淀粉酶基本正常）逐步恢复到普通饮食，恢复期应饮食有节：① 少食多餐，禁止暴饮暴食；② 禁止高脂肪饮食或限制脂肪；③ 淀粉摄入量每日控制在 20～30 g 以内；④ 适当进食含脂溶性维生素的食物，如鲜牛奶、菠菜、胡萝卜、西红柿等；⑤ 低胆固醇饮食：少食动物内脏及肥肉、蛋黄；⑥ 适量蛋白质：鱼虾、豆腐、瘦肉；⑦ 高碳水化合物：蜂蜜、土豆、藕粉等；⑧ 充足的维生素和矿物质：橘子、绿叶蔬菜、香蕉、西瓜、苹果等。采用蒸、炖、煮、烩等烹调方式。忌油腻、辛辣刺激及粗糙食物，食物勿过冷过烫，应戒烟酒。

3. 病情护理

严密观察病情，及时发现坏死型胰腺炎、休克和多器官功能衰竭（心、肺、肝、肾）。① 密切观察神志状态、生命体征、腹部体征、皮肤黏膜、温度和色泽的变化，特别要注意有无高热不退、肠麻痹、腹肌强直等重症表现，及时发现坏死型胰腺炎的发生。② 观察呼吸：抽血做血气分析，血氧饱和度监测，及早发现呼吸衰竭，及时给予氧气吸入，必要时给予呼吸机辅助呼吸。③ 观察有无出血现象，监测凝血功能的变化。④ 准确记录 24 小时出血量和掌握水、电解质失衡状况，观察尿量、尿比重，监测肾功能，及时发现肾衰。⑤ 实验室检查结果的监测：包括定时测定血象、血钙、血气分析、血糖、血电解质、酸碱平衡和肝功能。需要时急诊做胸腹部 X 线、上腹部 CT 或超声检查。

4. 腹痛护理

严密观察患者腹痛的程度、部位、性质，并做好记录；腹胀、腹肌紧张程度；恶心、呕吐物的量、色、质、气味，排气排便情况。指导患者减轻疼痛的方法，协助患者变换体位，使之膝盖弯曲，靠近胸部以缓解疼痛，按摩背部、增加舒适感。遵医嘱给予抗胰酶药、解痉药或止痛药。对已明确诊断，疼痛剧烈者可按医嘱给予哌替啶肌内注射，可同时予山莨菪碱、阿托品等解痉药，并注意观察止痛药疗效，切勿使用吗啡。及早发现有无并发症，若发现病情变化，及时报告医生配合抢救。

腹痛同时可以针灸足三里，上、下巨虚等穴位，可以起到理气止痛、促进肠蠕动，缓解症状，增强抵抗力的作用。针刺时有酸麻胀痛的感觉，针灸时因留针 20～30 分钟，应请患者配合，避免针刺时体位活动频繁，造成弯针、断针，确保治疗进行。

根据病情，胃管注入大黄水、芒硝、25%硫酸镁等物，以达到通腑泻下，促进肠蠕动的作用，缓解腹胀、恶心、呕吐，避免进一步加重胃肠胀气，改善腹胀症状。胃管注入药物后应夹管 1 小时后再开放，每次注药 200 mL 左右，防止单次注药过多加重患者呕吐。对腹胀明显、大便不畅或干结的患者，给予中药厚朴、大黄、芒硝等中药组成的配方液灌肠，能够起到清热解毒利湿，疏肝解郁，通里攻下等作用，排除胃肠内容物，减少有毒物吸收，减轻腹胀、腹痛及中毒症状，有利于缓解腹痛引起呼吸困难，增强机体抵抗力。

如腹部胀痛不缓解者可腹部外敷皮硝，将 500 g 的皮硝研碎后用布袋包好，置于患者腹部，分布均匀，腹带妥善固定，防止布袋脱落。保持皮肤清洁，皮硝外敷一般 6～8 小时，结晶后及时解除布袋，用温水擦洗皮肤，以减少对皮肤的刺激，衣裤被服如有潮湿及时更换。

5. 口腔护理

患者分泌或积累过多的唾液能够促进细菌生长速度，从而造成口腔感染，尤其是在禁食和胃肠减压期间，患者极易出现口腔黏膜糜烂、出血，口唇结厚黑血痂，不能张口、闭口、大量咳吐唾液、血液外溢，影响进食、进水。如患者生活可以自理，护理人员应该使其早、晚刷牙；对不能自理的患者，用生理盐水做口腔清创护理，每日 2 次，每日饭后用 5%的碳酸氢钠溶液和制霉菌素混悬液(制霉菌素 5 000 U＋生理盐水 500 mL)交替漱口，以利黏膜的恢复，并防止细菌和真菌感染。出现口干现象时，使用清水来漱口以缓解口腔干燥情况。对于口唇有渗血、厚血痂，可用 3%的硼酸溶液湿敷嘴唇，每日 2 次，以减轻疼痛，湿敷后用维生素 A＋维生素 D 滴剂外涂口唇，以利血痂的软化、脱落，待血痂软化后再给予清除。予以流质或半流质饮食时，温度 37℃左右，以减轻温度对黏膜的刺激。做好口腔黏膜保护工作，避免诱发吸入性肺炎。

6. 心理护理

由于急性胰腺炎发病突然，病情发展迅速，患者常会产生恐惧心理，加上禁食、疼痛等原因易造成患者心理压力过大，担心预后易产生悲观消极情绪。护理人员在护理的过程中，要根据患者的病情与性格的不同，给予个体化、科学化的心理护理。需掌握交流技巧，同情、关心、体贴患者，从而让患者在护理时能够维持一个最佳的心理状态，积极配合治疗。同时指导患者认识胰腺炎发病原因，养成良好生活习惯，防止疾病复发，让患者及家属了解目前治疗的方法和预后，同时列举成功治愈的病例，帮助患者树立起战胜疾病的信心。通过心理护理干预，可以使患者更多地了解胰腺炎诊疗活动的动机和方法，积极调节情绪，保持心情舒畅，从而减轻其恐惧、焦虑，甚至痛苦的感觉，积极配合治疗和护理。适时而恰当的心理护理干预可降低患者的应激程度，对调节患者的精神状态、增强战胜疾病的信心和调动患者的主观能动性有着不可估量的积极作用。

7. 术后护理

（1）引流管护理　本病患者术后引流管较多，包括胃肠减压管、T形引流管、腹腔引流管等，应分清每根引流管的名称及部位，要贴上标签，与相应的引流装置正确连接固定。确保各引流管无扭曲、固定妥善、通畅无阻，同时要密切观察各引流管内容物性质、量、混浊度等，每日更换引流袋、瓶，更换时要注意无菌操作。对腹腔引流管同时还需每日用含抗菌药物的溶液冲洗以预防腹腔内脓肿形成，冲洗液、灌注液要现用现配。

（2）伤口的护理　观察局部辅料有无渗液、渗血，是否干燥、清洁；如出现胆漏、胰漏或肠漏时，要注意保持负压引流通畅，保持引流管周围皮肤干燥、清洁后用氧化锌软膏，防止胰液对皮肤的浸润和腐蚀。

8. 重症急性胰腺炎并发症护理

（1）急性呼吸窘迫综合征的护理　急性呼吸窘迫综合征往往是早期出现的严重并发症，也是急性重症胰腺炎患者早期死亡的主要原因。当患者合并急性呼吸窘迫综合征的护理时，应采取以下护理措施：① 正确评估患者的心肺功能。② 保持呼吸道通畅，及时清除呼吸道分泌物，促进痰液排出，防止痰液黏稠。③ 密切观察呼吸变化，注意呼吸频率、吸气时有无“三凹征”，讲话时语句是否连贯，有无气促表现。若有上述表现提示患者呼吸肌疲劳，应加大吸入氧浓度并观察效果。如有其他异常及时报告医生，并配合医生紧急行气管插管接呼吸机辅助呼吸，给予呼气末正压通气，迅速纠正低氧血症，维持氧分压，但注意不宜过高，以免影响心排出量。④ 维持有效循环，防止液体过量及急性肺水肿发生。⑤ 预防感染，加强肺部治疗与气道护理。⑥ 加强营养支持准确记录出入量，维持水电解质、酸碱平衡。

（2）多器官功能障碍综合征的护理　多器官功能障碍综合征为急性胰腺炎的严重并发症，也是早期主要的致死原因。多器官功能障碍综合征发生时应采取以下措施护理：① 早期加强各脏器功能的监护，以预防为主。② 除密切监测中心静脉压、生命体征、血氧饱和度外，还要注意患者神志、尿量等重要指标的观察，准确记录24小时液体出入量，按医嘱给药，以加强各脏器功能的支持。

（3）上消化道出血的护理　胰腺本身病变引起组胺及溶血磷脂等物质的增加，是胃损害的重要原因，而且高浓度的胰蛋白酶，使血液高凝及激肽释放酶被激活作用于激肽系统导致血管收缩，加之低血压、休克等均可减少胃黏膜血流，从而使胃黏膜屏障保护功能减退。临床主要表现有呕血、黑便、失血性周围循环衰竭等。发生消化道出血后患者的预后不佳。因此，为了预防消化道出血的发生，一旦确诊重症急性胰腺炎，应常规预防性使用质子泵抑制剂。注意观察患者胃液及大便的颜色及量，监测其生命体征及病情变化。当发现胃内容物为咖啡样液体，即给予抑酸剂和黏膜保护剂等，同时经胃管注入8%去甲肾上腺素生理盐水100 mL,关闭胃管30分钟后抽出,每30分钟1次,共2次。对大出血的患者,可行内窥镜下电凝止血,用介入技术栓塞出血动脉或外科手术治疗,胃肠减压应持续至腹部症状减轻,腹部压痛消失,体温及白细胞计数正常,当患者出现头晕、心悸、大汗等不适时,应及时报告医生进行诊治。

(4) 急性肾衰竭的护理　重症急性胰腺炎患者由于腹膜后严重的炎症反应和大量液体渗出及由其所致的肠麻痹引起的肠腔液体潴留,若不及时纠正,可导致休克,组织脏器灌注不足,从而引起急性肾衰竭。一旦出现肾衰竭,治疗效果就会明显降低,影响预后。因此首先在护理上应密切观察患者血压和尿量的变化,保证液体按时按量供给,以维持有效血容量。当发现患者连续6小时尿量<20 mL/h时,且血肌酐明显升高时,应考虑有肾衰竭的可能,及时通知医生采取有效的措施。

(5) 腹腔出血的护理　重症急性胰腺炎患者术后往往病情复杂且重、腹部引流管多、伤口大,故在护理上需要严密观察病情变化,尤其脉搏、血压的变化。根据患者的病情定时监测生命体征,严密观察腹部伤口和引流情况,注意引流液的性质和颜色。如引流出咖啡色或血性液体时应考虑有出血的可能,应立即报告医生。根据医嘱给予止血治疗,并做好配血、输血的准备,避免发生失血性休克。

(6) 休克护理　对重症急性胰腺炎患者应严密观察病情,及时发现病情变化的征兆,早期控制和纠正休克。患者一般采取卧位,下肢抬高20°~30°,及时清除呼吸道分泌物,保持呼吸道通畅,吸氧,避免过多搬动,并注意保暖。监护项目包括表情和意识,皮肤温度和色泽,脉搏、血压和脉压,体温、呼吸及尿量;血氧饱和度和血气分析;进行血流动力学监测。患者应留置导尿管,按小时计算排尿量,若尿量20~30 mL/h,中心静脉压<5 cmH_2O,提示血容量不足;尿量<20 mL/h提示血容量严重不足。经补充血容量后尿量仍<20 mL/h,应进行尿量试验(甘露醇或呋塞米试验)来鉴别血容量不足抑或并发急性肾衰竭。

(7) 胰腺脑病综合征的护理　胰腺脑病综合征是急性胰腺炎引起脑损害的并发症,可发生于病程的各个阶段。护理上应密切观察患者意识变化,严密监护生命体征及血气分析、血糖、血尿淀粉酶和电解质等。加强基础护理,给予全面充足的营养支持。给予抑酸及持续胃肠减压,减少胰液分泌,减少胃内容物进入肠道,防止呕吐和误吸。遵医嘱合理饮食,开始进食时应禁食蛋白质,给予高热量及足够维生素饮食,限制脂肪摄入。

9. 出院指导护理

当急性胰腺炎患者即将出院时,护理人员更应该注意其出院指导护理,对患者进行系统的、科学的教育。首先,指导患者遵医嘱服药并告知服药须知,如药名、剂量、作用、不良反应及注意事项,告知患者学会自我观察,胰腺炎渗出物需3~6个月才能被完全吸收。在此期间,可能会出现胰腺囊肿、胰漏等并发症,如果出现腹部肿块不断增大、呕血、呕吐、腹痛、腹胀等,需及时就医。其次,需耐心向患者介绍发病的诱因及发病的原理，强调饮食的重要性，应食用易消化、低脂饮食，避免暴饮暴食、高脂饮食、酗酒等。饮食要有规律，培养良好的生活习惯与饮食习惯，以防止急性胰腺炎的复发，并要求定期检查。在患者病情基本得到控制后，半年内只能从事非体力工作，一般要半年之后才能够从事一些工作量小的工作，以防止过度劳累导致急性胰腺炎复发。除此之外，护理人员还要叮嘱患者避免情绪激动、保持乐观心态和规律生活，避免过于疲劳，如果感到身体有所不适，要及时就医切勿拖延病情。

急性胰腺炎往往起病急、发展迅速、并发症多，患者多数由健康状态突然直接过渡到疾病状态，身体及心理上均为应激状态，其紧张、恐惧等心理将进一步加重患者病情，并影响其治疗效果与预后。护理干预对急性胰腺炎的预后起到至关重要的作用，必须做好对急性胰腺炎的临床护理以提高治愈率、改善预后。

参考文献

[1] 方晓华. 重症急性胰腺炎合并多器官功能障碍患者的病情观察与护理体会[J]. 中外医学研究，2013，11(12)：83-84.

[2] 勉永红，周红，徐翠莲. 重症急性胰腺炎合并多器官功能障碍综合征护理体会[J]. 河北联合大学学报，2012，14(2)：254-255.

[3] 林桂兰. 重症急性胰腺炎合并多器官功能障碍患者的病情观察与护理体会[J]. 中国实用医药，2013，8(30)：223-224.

[4] 廖容，罗宏利，余正，等. 重症急性胰腺炎合并多器官功能障碍综合征抢救的护理体会[J]. 局解手术学杂志，2010，19(3)：234-236.

[5] 秦芳. 生大黄及芒硝联合应用治疗 25 例急性胆源性胰腺炎的护理体会[J]. 现代中药研究与实践，2014，28(6)：91-92.

[6] 韩培，陈雨佳，唐莉杰，等. 急性重症胰腺炎患者的护理分析[J]. 世界最新医学信息文摘，2015，15(84)：194-195.

[7] 张菊. 急性重症胰腺炎的临床观察与护理[J]. 中国中医药指南，2016，14(3)：271.

[8] 张艳荣. 大黄粉灌肠辅助治疗急性胰腺炎护理体会[J]. 湖南中医杂志，2014，30(10)：112-113.

[9] 罗佳. 64 例重症急性胰腺炎护理体会[J]. 内蒙古中医药，2014(24)：141-142.

[10] 徐琼苏，王红. 重症急性胰腺炎护理体会[J]. 大家健康，2016，10(3)：263.

[11] 苏志红，曹海梅. 24 例急性重症胰腺炎护理体会[J]. 中外医学研究，2016，14，(4)：68-69.

急性胰腺炎恢复期的中西医结合干预

第一节 急性胰腺炎恢复期的饮食

急性胰腺炎恢复期是指急性胰腺炎在禁食水后，病情明显改善，血、尿淀粉酶恢复正常，腹痛、恶心呕吐等症状消失，需要恢复饮食的阶段。进入恢复期，炎症虽消退，但炎性渗出物完全吸收则需要3～6个月。因此恢复期饮食调护总的原则是增强营养，低糖，低脂，忌油腻。急性发作后2周至1个月内禁食油腻，由流质饮食(如葡萄糖水、无渣的米汤、鲜榨蔬菜汁、果汁等)，逐渐转变为半流质饮食(如煮烂的米粥、嫩豆腐、少量蛋清、无油的菜泥、果泥等)，以素食为主，逐步恢复至正常饮食，少食多餐(每日5～6餐)，以低脂饮食为主。在胰腺的外分泌功能无明显损伤的前提下，进食足够的碳水化合物及蛋白质为主的食物(如米、面、大豆制品、瘦肉、禽类、鱼肉等)，还要有适当的蔬菜(如菠菜、菜心、生菜、萝卜等)，以补充维生素及矿物质。同时减少脂肪尤其是动物脂肪的摄入，此外核桃、花生等富含油脂的坚果亦需限制摄入，限制茶、咖啡等刺激性饮品，避免暴饮暴食，避免刺激性强、产气多的食物(如番薯、土豆、蚕豆等)，严禁饮酒。重症胰腺炎患者，则考虑提供胃肠外营养，以维持热量和营养的供应。若胰腺外分泌功能损伤，则应使用胰酶制剂辅助消化，适当增加营养。饮食恢复期如患者再发腹痛，或腹痛加重，则应考虑继续禁食。

一、分期饮食方案

1. 恢复初期饮食

恢复饮食后的2～3天，应进食素食，流质饮食，以米汤、藕粉、蔬菜汁、水果汁为主，每日6餐，每次约100 mL，每日摄入的总热量约为1 423.512 kJ。此期仍需补充足量的液体和电解质，弥补饮食不足。

2. 恢复中期饮食

恢复饮食后的4～7天，饮食内宜以足量碳水化合物和少量蛋白质为主，不含脂肪，主要食物有烂面条，烂米粥，嫩豆腐，少量蛋清，无油的菜泥，果泥等，每日6餐，每餐约200 mL，摄入总热量约为每日2 177.136 kJ，此期仅需给患者补充少量液体及电解质即可满足营养所需。

3. 恢复后期饮食

恢复饮食后1周，可进食内含有蛋白及少量脂类的食物，主要包括藕粉、面条、米粥、豆汤、蛋清和少量植物油(每日5～10 g)，每日5餐，每餐约400 mL，每日摄入总热量约4 186.8 kJ。

4. 痊愈期饮食

此期可适量增加脂肪的摄入(共约每日 30 g),主要食物有面条、花卷、馒头、小包子、米粥、肉末、菜末、鱼虾、鸡鸭等,每日 4 餐。

5. 蔬菜水果的摄入

水果中果糖含量丰富,宜少吃,由于胰腺功能受损,调节血糖功能下降,摄入过量水果可能导致血糖含量过高,引起糖尿病。蔬菜含中维生素及纤维素含量丰富,多食蔬菜则可显著降低非胆石症急性胰腺炎的发病率。

二、食疗方案

1. 瓜果汁

白萝卜汁、番茄汁、绿豆芽汁、雪梨汁、荸荠汁等,均可饮服。白萝卜具有消食通气之功效,可促使腑气通畅,促进消化。番茄、雪梨具有清热解毒,凉血、生津润燥止渴之功效,适宜胰腺炎热毒证后期伤阴,口渴咽干、便秘之症。绿豆芽清热解毒,荸荠具有润燥、利尿、消痈解毒、化湿消食之功效,均适于胰腺炎热毒证后期伤阴,口渴咽干、便秘、小便短少、灼热之症。

2. 马齿饮

马齿苋具有清热解毒,利水去湿,凉血消肿,消炎止痛之功效。将鲜马齿苋 30 g 武火煮沸,改文火 30 分钟,放凉后代茶饮,适于恢复期余热未清,炎症尚在的患者。

3. 佛手粥

佛手具有舒肝健脾、理气化痰、和胃止痛之功效,粳米可健脾益气,除烦止渴,大枣补中益气,养血安神。将佛手 15 g,粳米 30 g,大枣 3 枚洗净,佛手煎汁后去渣,加入粳米与大枣,补充适量水后共煮粥食之,可奏健脾补中,理气止痛之功,适于恢复期乏力,腹部隐隐作痛,纳差的患者。

4. 豆蔻粥

豆蔻可温中散寒,行气化湿,止呕止痛。将豆蔻 10 g,生姜 10 g,粳米 30 g。先将粳米煮粥,待煮沸后,加入豆蔻末及生姜,煮 10～15 分钟后服用。适于热盛伤阴,阴损及阳,腹部缠绵隐痛,遇热则减的患者。

5. 山药茯苓粥

山药健脾益气,固肾益精,茯苓利水渗湿,健脾宁心。将淮山药 30 g,茯苓 20 g,粳米 50 g 煮粥。具有益气健脾,宁心安神之功效,适于脾气虚弱,症见脘腹部疼痛,食少,倦怠乏力,便稀的患者。

6. 山楂荷叶麦芽茶

山楂健胃消食;荷叶清香升散,具有消暑利湿,健脾升阳之功效;炒麦芽行气消食,三者合用,共奏健消食之功效。将上述 3 味药各 12 g,加清水 2 碗,煎煮代茶饮。适于

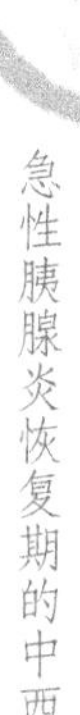

食少，消化不良的患者。

7. 鲫鱼汤

鲫鱼具有补中益气补虚、暖胃消食之功效。陈皮理气健脾，燥湿化痰，行气止痛，砂仁温中行气，化湿止呕止痛。将鲫鱼1条去鳞和内脏，纱布包陈皮6 g、砂仁3 g，加水炖熟后，去药包即可食用。具有健脾燥湿，止痛止呕之功效，适于腹部胀痛、呕吐、食少的患者。

第二节 急性胰腺炎恢复期的药物干预

一、胰酶制剂

急性胰腺炎患者，尤其是重症急性胰腺炎患者，因为胰腺坏死等因素，部分患者可能合并胰腺外分泌功能不全，80%的患者都会在12个月内恢复。这部分患者恢复期间，由于胰腺不能分泌足够的消化酶，无法正常消化食物，需要在医生指导下服用胰酶制剂如胰酶肠溶胶囊。

二、抗氧化剂

目前，临床上常用的抗氧化剂有维生素E(生育酚)、维生素C、胡萝卜素、甲硫氨酸、有机硒和别嘌呤醇、二甲基亚砜、谷胱甘肽前体物质(S-腺苷蛋氨酸)及抗坏血酸等。

三、中药治疗

华西医院中西医结合科在中医热病理论指导下，系统运用中医益气救阴、活血化瘀、清热解毒、通里攻下的治疗法则；重症急性胰腺炎在中医热病理论指导下，按照分期辨证可将本病分为气分、血分、脏衰、恢复四期。恢复期由于邪去正伤、热去湿留、瘀血内停，而分别表现出脾虚湿困(或湿热留恋)、气阴耗伤、积聚等证候，证见气短，神疲乏力，纳呆便溏，上腹胀痛不适、恶心等，口干咽痛，午后潮热，五心烦热，舌红，苔少而数，或有裂纹，脉虚细而数等症候，分别治宜益气养阴、理气开郁、活血化瘀、健脾和胃等。热去湿恋，湿困脾胃者采用平胃散加减，脾胃虚弱则以六君子汤加减，胃阴亏虚者以养胃汤加减。迁延日久，阴损及阳，脾肾阳虚，虚寒腹痛，宜健脾温肾，滋阴增液。药用党参、黄芪、山药、白芍、吴茱萸等。常用方剂有香砂六君子汤、小建中汤、十全大补汤等。目前中医中药已成为中西医结合治疗急性胰腺炎的主要治疗方法，可从以下方面多靶位综合调节：① 保护肠道黏膜屏障、抑制肠源性感染；② 抑制全身炎症反应，保护器官功能；③ 促进胰腺修复和胰周炎症吸收等。

第三节 急性胰腺炎恢复期的运动

胆石症、高脂血症、嗜酒是引起急性胰腺炎的主要原因。这些都和患者平时生活方式有关。近年来，随着人们生活水平的提高及饮食结构的改变，高脂血症的患者越来越多。高脂血症不仅本身已经成为急性胰腺炎的重要发病原因和加重因素，还可以影响胆固醇的代谢，促进胆囊结石的生成。因此控制血脂对急性胰腺炎的发生和复发有良好的预防作用。控制血脂除了饮食清淡外，运动也很重要。适量运动不仅可以降低血脂、防止胆结石的生成，还对患者病后的体能恢复有良好的促进作用。

一、运动可降低餐后血脂

研究表明规律的有氧运动降低餐后血脂，伴或不伴体重的减轻。但是在运动后 48 小时采血，发现该作用减弱，提示有氧运动的作用迅速但易被反转。如果在混合型或高脂饮食前数小时进行锻炼，则会为机体产生一个有利于新陈代谢的环境，从而引起餐后三酰甘油的降低。

1. 有氧运动

目前观点认为有氧运动可有效改善血脂状况，可预防和治疗高脂血症。运动医学领域中许多研究表明：有氧运动与膳食调节可直接影响到血脂的代谢。

2. 递增负荷运动

有研究将高脂血症的中老年患者 62 名(50～70 岁)，分为运动组和无运动组。运动组 42 名，无运动组 22 名。纳入条件：① 血清总胆固醇≥5.20 mmol/L，三酰甘油≥1.70 mmol/L，高密度脂蛋白胆固醇≤1.04 mmol/L，低密度脂蛋白胆固醇≥3.61 mmol/L。② 无重大疾病。③ 近半年内未服用降血脂药物。④ 自愿参加并能按规定坚持运动。运动强度为 30%～45%功能能力的低强度有氧运动，并以对应的心率范围作为靶心率范围来控制运动强度。运动方式以健步走为主，走时抬头、挺胸、收腹、肩部放松，手臂自然摆动。运动时间 5～10 分钟的准备活动，达到目标心率后，持续运动 40～60 分钟，然后进行 5～10 分钟整理活动。每日 17:00～19:00 点进行运动，每周 4～5 次。持续 12 周，并于实施前、实施 8 周和 12 周定时检测空腹血脂 3 次。结果发现与处方实施前相比，运动组血清总胆固醇、三酰甘油、低密度脂蛋白胆固醇和载脂蛋白 B 明显降低，高密度脂蛋白胆固醇，载脂蛋白 A1 明显升高，两组对比差异显著。

3. 游泳

动物实验发现，高脂大鼠进行无负重游泳运动，每次60分钟，每周6次，运动10周后，60分钟运动组与高脂模型组相比三酰甘油、总胆固醇显著降低，高密度脂蛋白胆固醇显著升高。说明60分钟游泳运动可以纠正高脂膳食大鼠的脂代谢紊乱。

4. 太极拳和太极剑

太极拳和太极剑一直被人们视为一种行之有效的体育疗法。很多研究表明太极拳和太极剑可有效降低患者的血脂水平。太极拳和太极剑作为一种容易掌握的有氧运动，在我国社区中有着良好的群众基础，运动强度为轻中度，对场地无特殊要求，生理负担小，安全可行，既适合在群体中开展运动锻炼，也适合个体身体锻炼。该项运动适宜在社区中老年人群开展。

有研究对年龄为50～70岁的120名老年高脂血症患者进行分组观察，每日操练2、4或6套简化二十四式太极拳，每周3～4天，持续6个月。结果发现三个锻炼组的血脂水平比率均较锻炼前下降，尤以中、高强度组下降显著。而在对211例中老年人为期28周监督下的太极拳运动锻炼及饮食指导、控制的研究中发现，结果发现与单纯的饮食控制组相比，太极拳＋饮食控制组的总胆固醇、三酰甘油和低密度脂蛋白胆固醇的降低更明显。

通过为期6个月，每周5次，每次50分钟的32式太极剑练习(练习的遍数和每遍练习的间隔以“170－年龄”为准，并结合主观的运动感觉来掌握和调整以5～10分钟内脉搏恢复到安静水平为适宜，主观感觉以稍费力为准)。锻炼组的三酰甘油和低密度脂蛋白胆固醇水平显著降低，血流变学指标明显改善。表明三十二式太极剑锻炼能够改善血脂和血黏度，对中老年心血管疾病的防治有积极的作用。

5. 抗阻训练

越来越多的研究者开始比较抗阻训练与传统的有氧运动对餐后血脂的影响。目前有研究表明它确实可有效降低餐后血脂，这些研究主要是以参加娱乐活动的正常体重、正常血脂的男性和女性以及久坐导致肥胖的女性为对象。另有研究将久坐肥胖妇女随机分为三组：耐力训练组(有氧运动)、高强度抗阻训练组和空白对照组。耐力训练组在摄氧量峰值达60%～65%的条件下进行60分钟的运动，高强度抗阻训练组进行60分钟的运动，7小时以后测定各自餐后的三酰甘油和游离脂肪酸的代谢。结果发现，与空白对照组相比，耐力训练组和高强度抗阻训练组均显著降低血浆总的和内生的三酰甘油，而总的和内生性的游离脂肪酸只有耐力训练组显著升高。两组的脂肪酸氧化速率均显著提高，而两组之间无差异。尽管没有估量能量消耗，但是可以预估该高强度抗阻训练组的能耗较有氧运动组约低50%。综上所述，这个结果表明，上部和下部身体均参与的高强度抗阻训练运动，可能在降低餐后血脂方面比有氧运动更有效。

6. 有氧运动促进血脂代谢的机制

以往关于运动降低餐后血脂的研究主要是通过以下3种机制：① 减少肠道中的乳糜微粒三酰甘油。② 通过运动介导的骨骼肌、脂肪组织中脂蛋白脂肪酶活性的提高，增加富含三酰甘油的脂蛋白的清除。③ 降低肝脏的极低密度脂蛋白三酰甘油的分泌。尽管研究有限，但是目前的文献表明有氧运动不会减少胃排空，且不推迟达到三酰甘油峰值浓度的时间。

脂蛋白脂肪酶是人体内水解三酰甘油的关键酶，其主要功能是分解三酰甘油生成甘油和脂肪酸。长时间有氧耐力性运动时，机体利用脂肪作为能源明显增多。血中的游离脂肪酸不断被肌肉组织摄取供能，因而血浆游离脂肪酸浓度降低。而肌肉组织由于脂肪动员加强，使得储存的三酰甘油被消耗，这就促进了内皮细胞中脂蛋白脂肪酶的合成分泌，导致脂肪组织和血浆脂蛋白脂肪酶活性升高，促进三酰甘油及富含三酰甘油的脂蛋白的分解而产生更多游离脂肪酸，结果血浆三酰甘油水平下降。15 周中等强度的耐力性训练可以使以前不活动的男性血浆和脂肪组织中脂蛋白脂肪酶活性显著升高，分别较运动前升高 33% 和 56%。

二、胆结石的运动保健

预防胆结石的发生及胆结石发生后适宜的运动，可有效预防急性胰腺炎的发生和发展。针对胆结石的发病因素和发病机制，有氧运动可降低血脂，降低胆石症的发病风险。而胆结石患者在选择锻炼方式时，要充分考虑到自己的病情、年龄和个人爱好。病情发作或不稳定时，应以床上静养为主，可适当进行一些床上翻身动作。当经过治疗，病情好转或痊愈时，亦不适宜选择速度快、强度大的运动，如跳跃、滚翻、冲撞动作；或从事对抗性强、活动剧烈的运动项目，如篮球、足球、羽毛球、短跑、举重、跳高、跳远等；或技巧性强的项目如器械和体操等。

胆石症患者参加体育锻炼，要掌握好运动量。要参加适合本人身体条件的体育锻炼，循序渐进，量力而行，切不可操之过急或过量。遵照医生嘱咐，科学锻炼，才能促进肌体的康复。正确的做法是在晚饭后 30 分钟左右进行散步等相对慢速的有氧运动。

参考文献

[1] Oskarsson V, Sadr-Azodi O, Orsini N, et al. Vegetables, fruit and risk of non-gallstone-related acute pancreatitis: a population-based prospective cohort study[J]. Gut, 2013,62(8): 1187-1192.

[2] 夏庆，黄宗文，蒋俊明. 以"益清活下"为主的中西医结合综合疗法治疗重症急性胰腺炎 1161 例疗效报告[J]. 中国中西医结合急救杂志，2006,13(3): 131-134.

[3] 苗彬，崔乃强，赵二鹏. 重症急性胰腺炎自然病程与中医辨证[J]. 中国中西医结合外科杂志，2010,16(2): 141-148.

[4] 姚红，姚开炳，于德洋. 急性出血性胰腺 92 例诊治分析[J]. 中国中西医结合外科杂志，2001,7(3): 166-167.

[5] Athyros VG, Giouleme OI, Nikolaidis NL, et al. Long-term follow-up of patients with acute hypertriglyceridemia-induced pancreatitis[J]. J Clin Gastroenterol, 2002, 34(4): 472-475.

[6] Bae JH, Baek SH, Choi HS, et al. Acute pancreatitis due to hypertriglyceridemia: report of 2 cases[J].

Korean J Gastroenterol, 2005, 46(6): 475 - 480.

[7] Plaisance EP, Fisher G. Exercise and dietary-mediated reductions in postprandial lipemia[J]. J Nutr Metab, 2014, 2014: 902065.

[8] Hardman AE, Lawrence JE, Herd SL. Postprandial lipemia in endurance-trained people during a short interruption to training[J]. J Appl Physiol (1985), 1998, 84(6): 1895 - 1901.

[9] Herd SL, Lawrence JE, Malkova D, et al. Postprandial lipemia in young men and women of contrasting training status[J]. J Appl Physiol (1985), 2000,89(5): 2049 - 2056.

[10] 朱命祺,王建设,李玉周. 有氧运动对中老年高脂血症患者血脂水平的影响[J]. 河南师范大学学报: 自然科学版,2010,38(4): 170 - 172.

[11] 闫焕焕. 60 min 游泳运动对高脂膳食大鼠脂代谢紊乱的影响及作用机制的研究[D]. 扬州大学, 2010.

[12] 丁忠,杨涛. 太极拳运动对高脂血症患者血脂及脂蛋白代谢的影响[J]. 中国临床康复,2007, 10(47): 172 - 173.

[13] 谢远玲,陈健英,周志衡,等. 太极拳运动对社区中老年人高脂血症的疗效观察[J]. 中华全科医学,2011, 9(2): 245 - 246.

[14] 姜晓刚. 32 式太极剑锻炼对中老年人的血脂和血粘度的影响[D]. 北京体育大学,2007.

[15] Petitt DS, Arngrimsson SA, Cureton KJ. Effect of resistance exercise on postprandial lipemia[J]. J Appl Physiol (1985), 2003, 94(2): 694 - 700.

[16] Zafeiridis A, Goloi E, Petridou A, et al. Effects of low-and high-volume resistance exercise on postprandial lipaemia[J]. Br J Nutr, 2007,97(3): 471 - 477.

[17] Singhal A, Trilk JL, Jenkins NT, et al. Effect of intensity of resistance exercise on postprandial lipemia[J]. J Appl Physiol (1985), 2009,106(3): 823 - 829.

[18] Davitt PM, Arent SM, Tuazon MA, et al. Postprandial triglyceride and free fatty acid metabolism in obese women after either endurance or resistance exercise[J]. J Appl Physiol (1985), 2013, 114(12): 1743 - 1754.

[19] Burns SF, Broom DR, Miyashita M, et al. Increased postprandial triacylglycerol concentrations following resistance exercise[J]. Med Sci Sports Exerc, 2006,38(3): 527 - 533.

[20] Gill JM, Hardman AE. Exercise and postprandial lipid metabolism: an update on potential mechanisms and interactions with high-carbohydrate diets (review)[J]. J Nutr Biochem, 2003,14(3): 122 - 132.

[21] Peltonen P, Marniemi J, Hietanen E, et al. Changes in serum lipids, lipoproteins, and heparin releasable lipolytic enzymes during moderate physical training in man: a longitudinal study[J]. Metabolism, 1981, 30(5): 518 - 526.

[22] Marniemi J, Peltonen P, Vuori I, et al. Lipoprotein lipase of human postheparin plasma and adipose tissue in relation to physical training[J]. Acta Physiol Scand, 1980,110(2): 131 - 135.

急性胰腺炎的基础研究

第一节　急性胰腺炎的实验模型

由于对急性胰腺炎发病机制认识不全面，临床尚没有针对该病有效的治疗方法，因此国内外实验研究探索该病的病因病理、发病机制就显得尤为重要。而建立符合实验目的又简便的实验模型对于研究顺利进行有很大帮助。实验模型根据其对象不同主要可以分为两种：动物实验和细胞实验。

一、动物模型建立

1. 动物选择

制作一个好的动物模型，除了要最大程度模拟人的相应疾病外，还应把握确定性、完整性、可重复性、规范性和实用性等原则。目前，急性胰腺炎体内实验可选用的模型动物较多，主要有 Spraque-Dawley 大鼠、Wistar 大鼠、C57 小鼠、豚鼠、负鼠、猪、猫、狗、猴等。其中鼠和狗应用较多。因大鼠对疾病抵抗力较强，繁殖快，易饲养，生理结构特殊，胰腺薄且有分叶，便于观察，而狗的消化系统与人类相似，诱发胰腺炎后能较好观察病程。除以上动物外，随着研究需求的变化，转基因动物的应用也在增多。虽然转基因动物在发病机制和治疗方面研究的论证说服力很强，但目前国内应用较少，究其原因，可能与其高技术要求和昂贵的费用有关。

2. 制作方法

制作急性胰腺炎动物模型的方法有很多种，不同的方法有不同的特点，根据其对动物的损伤度分为侵入型和非侵入型两类。

（1）雨蛙素注射法　　雨蛙素是胆囊收缩素的肽类类似物，已经成功运用于大鼠、小鼠、狗、兔和叙利亚仓鼠等动物急性胰腺炎模型的建立。可采用静脉注射、皮下注射或腹腔注射的途径给药，静脉注射效果最佳。Wistar 大鼠每隔 2 小时皮下注射雨蛙素（20 μg/kg 体重）即可成功建立急性胰腺大鼠模型。不同浓度雨蛙素腹腔注射 BALA/C 小鼠发现，50～100 μg/kg/h 的诱导剂量可制备出较为理想的模型。其建模机制在于雨蛙素能刺激胰腺，促使胰蛋白水解酶大量分泌，引起胰腺腺泡自溶。可严格控制注射剂量、注射频率、成模时间以及模型的严重程度。雨蛙素方法建立模型的优势在于相对简单，不需手术，创伤小，无人为感染，成本较低，产生急性胰腺炎迅速，给药方式多，重复性好。适合用于研究急性胰腺炎的细胞生物学病理生理特性以及研究全身性疾病表现。除了研究急性胰腺炎疾病在肺脏方面变化，还可有效阐明内脏内分泌相互作用，如分泌活素和胆囊收缩素水平，还可用来评估有毒物质终止后受伤组织的愈合和修复情况。但该模型最大的缺点在于注射大剂量的雨蛙素都只能产生轻微的胰腺炎，几乎无死亡率。

(2) 腹腔注射 *L* -精氨酸法　　1984 年 Mizunuma 等通过向大鼠腹腔内注射大剂量 *L* -精氨酸的方法造成胰腺细胞的损伤，由此制作胰腺炎模型，其机制可能与细胞因子、氧化亚氮、氧自由基等有关。王蓓蓓等采用不同浓度的 *L* -精氨酸溶液 1.5 g/kg 腹腔注射入大鼠体内，检测胰腺炎相关指标发现，15%～20%的 *L* -精氨酸溶液 1.5 g/kg 的剂量可致不同程度的比较稳定的急性胰腺炎模型，且胰腺损伤程度随浓度增加而加重，15% *L* -精氨酸可制备比较理想的胰腺炎模型。该模型制作方法简单，所需材料与设备较常见，重复性好，损伤小，不需进行剖腹术，也减少了外源性感染的概率，胰腺病变较均匀一致，与人类急性坏死型胰腺炎的病程和组织学相似。造模机制可能在于它能减少多胺的合成，抑制蛋白质合成，损伤蛋白质合成最为活跃的胰腺细胞，从而导致胰腺炎发生。

(3) 胰胆管逆行注射法　　逆行胰胆管注射法是一种使用较广泛的侵入性模型制作方法。即剖腹后暴露胰胆管，用动脉夹夹闭肝门处胆总管，从胰胆管会合处直接进针，或从胆胰管开口十二指肠系膜缘对侧肠壁穿刺插入导管，逆行注入可激活胰酶的物质，观察 5 分钟后拔管，去除动脉夹，缝合腹腔。根据注入物质的不同，剂量、时间、速度的差异，可制备出不同严重程度的胰腺炎模型。大鼠胰管能承受的压力为 30～50 mmHg，随着施加压力大小不同，所诱导的急性胰腺炎严重程度也不同，因此造模时还要注意胰管内压力和注射药液的速度。1980 年首次经十二指肠插管穿刺在大鼠胰胆管内逆行注入牛磺胆酸钠，24 小时后观察到急性坏死型胰腺炎改变，胰腺腺泡细胞水肿、出血、坏死。1992 年采用逆行胰胆管注射甘氨脱氧胆酸的方法成功造模，意味着这项技术的成熟。研究比较不同剂量牛磺胆酸钠诱导急性胰腺炎效果，发现 1%诱导轻度急性水肿型胰腺炎，2%诱导重度急性水肿型胰腺炎，3.5%诱导急性坏死型胰腺炎，因此可认为胰腺病变的程度与牛磺胆酸钠的浓度呈正相关。目前诱导急性坏死型胰腺炎多用 5%的牛磺胆酸钠。逆行胰胆管主要注射胆汁酸的两种成分，即牛磺胆酸钠和甘氨脱氧胆酸，以模仿胆汁反流的模型。其中，牛磺胆酸钠诱导的急性胰腺炎模型胰腺病变明显，同时有肝、肾、肠、肺等器官的损伤，已被公认为制备急性胰腺炎经典模型的试剂。另外，还可注射其他物质，如弹力蛋白酶、胆汁＋胰蛋白酶、磷脂酶 A、牛磺胆酸钠＋胰蛋白酶、牛磺胆酸钠＋肠激酶。此法的特点是效果好，致病因素与临床相似，可通过控制注射速度、注射持续时间、药液浓度等建立程度不同的急性胰腺炎，适合药物疗效评价。但此法操作复杂，死亡率高，费用高等特点也限制了它的应用。此法注入药液普遍采用手工推注，缺陷是胰管内压力易过快升高，难以很好地掌握注射速度，会造成一定的实验误差。但如使用微量药液注射泵推注，很好地避免胰管内压力过快升高，而且能保持恒定注射速度，使实验条件更标准化，实验结果更准确。

(4) 结扎法　　该法操作较简单，是侵入型急性胰腺炎模型中应用较多的一种，主要方法是单纯结扎胰管或胆管与十二指肠连结处。最早的是 Nevalainen 在 1975 年运用的十二指肠闭襻法。和成华等也运用此法，将 SD 大鼠分为对照组和实验组 3 小时、6 小时、9 小时、12 小时，将实验组大鼠胆总管于十二指肠开口处上下各 1 cm 的十二指肠用 1 号手术丝线结扎，关腹；对照组轻轻翻动胰腺组织，关腹。十二指肠结扎法导致大鼠急性胰腺炎的病理与临床较为接近，且成功率高，是目前较常用的方法。王锋等在无菌条件下开腹，夹闭靠近肝门段的胆胰管，在显微镜下，以聚乙烯导管紧贴胆胰管汇入十二指肠处导入胆胰管，远端夹闭，用微量泵以 0.04 mL/min 速度稳定匀速逆行注射 5% 牛磺胆酸钠，注射完毕保持压力 10 分钟，待胰腺组织出现肉眼可见的出血水肿后，于穿刺点近侧端予丝线结扎，撤除动脉夹、还纳十二指肠入腹，逐层关腹。此法很好地模拟临床上胆总管下端完全梗阻后诱发重症急性胰腺炎的发病模式，产生典型的胰源性损伤病理，为研究胰源性 ALI 提供较好的动物模型。但由于该方法制作的模型存活时间短，不利于重症急性胰腺炎预后转归方面的研究。此外还需注意的是术后大鼠需禁食、禁饮以减轻腹胀和胃肠道负担，避免影响实验客观数据。如果部分阻断鼠胰动脉的血液供应，24 小时内可引发急性坏死型胰腺炎，但是 3 周后可进展为慢性胰腺炎，其机制为胰腺微循环障碍引起胰腺炎，而在临床上很少见。因此该模型在急性坏死型胰腺炎的研究中几乎不用，更适合慢性胰腺炎的研究。另外，还可用一塑料管架通十二指肠闭襻和胃肠道，叫改良 chetty 方法。此法合并十二指肠壁坏死，胰腺和腹腔脓毒证。同时还有单纯胰管结扎、分别结扎胰管、胆管、总胆胰管等方法。

(5) 被膜下注射法　本法是侵入型模型的一种，Wang 等的操作方法是乙醚浅麻醉，开腹，提起大鼠脾和胰尾，沿胰被膜下均匀注射 3%牛磺胆酸钠 1 mL，胰腺在短时间内出现肉眼可见的出血水肿、局部坏死。改良后的胰腺被膜下注射法，采用 Wistar 大鼠麻醉后开腹，用加工的针头平面朝上胰腺被膜下穿刺，依次向胰管开口方向推进，推注 5%牛磺胆酸钠 0.5 小时后，胰腺出现明显充血水肿及少量腹水，2 小时后胰腺部分坏死。该法机制是胰腺被膜下注射牛磺胆酸钠后，早期直接化学刺激引起被膜下胰腺组织损伤；后期胆盐激活胰酶产生自身消化，使胰腺进一步损害。研究表明，胰腺病理改变及病死率均存在明显的剂量依赖性。该方法操作简单，可快速建立急性坏死型胰腺炎模型，并可短期内大批复制，另外还可建立急性坏死型胰腺炎合并多脏器功能障碍综合征，是用于治疗急性坏死型胰腺炎实验研究的理想模型之一。

(6) 电针刺激法　此法能更好地模拟胆源性胰腺炎的发病机制。1998 年研究人员用电针刺激大鼠行走于十二指肠内的胆胰管末端，诱发出一种与临床急性胆源性胰腺炎相似的动物模型。方法是将 SD 大鼠平卧固定，开腹，沿十二指肠找到胆胰管末端，将电针末端弯成钩状，在外科显微镜下行走于十二指肠内，用电针钩住胆胰管末端，两侧电针相距 2 mm，给以 3 V 和 20 Hz 电压及频率，电针持续刺激。1 小时后胰腺轻微肿胀及充血，24 小时后，胰腺腺泡细胞出现肿胀及空泡样变和局灶性坏死，血淀粉酶和尿淀粉酶均明显升高。其机制可能是由于电针刺激胆胰管末端，诱发包绕在其周围的平滑肌剧烈收缩及舒张，这与临床胆石刺激 Oddi 括约肌的剧烈收缩和舒张很相似，两者均可导致神经体液的变化和胃肠肽激素及受体表达平衡的失调；也可使胆总管内压力升高而导致胆汁或肠胰液逆流入胰管。该模型的病理生理能很好地模拟临床急性胆源性胰腺炎的发生过程，它的建立对急性胆源性胰腺炎发病机制的研究有很大意义。但因其操作复杂，费时，不能短期内大批复制，应用受到了限制，实际运用较少。

(7) 喂饲法　该模型制作方法较简单，多用于病因和病理生理的研究。方法是用无胆碱乙硫胺酸饲喂幼雌鼠，从而制成急性坏死型胰腺炎模型，雄鼠对无胆碱乙硫胺酸不敏感。通常饲料的配方是蔗糖 55.8%、猪油 20%、大豆蛋白 10%、配以各种维生素和无机盐，再加 3%乙硫胺酸。其机制尚未明确，原理可能是乙硫胺酸干扰了细胞内甲硫氨酸的代谢，从而阻断细胞膜磷脂的合成，通过饮食中缺乏胆碱而加强这种作用，抑制胰腺细胞外放作用，雌激素也在其中起重要的作用。该模型的临床和生化过程及胰腺感染的形态、组织学特征都与人体急性坏死型胰腺炎相似，可通过调节饲喂时间控制死亡率。其缺点是实验受到动物的性别、年龄限制，能被应用的实验动物较少。

(8) 其他　腹腔注射雨蛙素联合脂多糖可成功制备出小鼠重症急性胰腺炎的模型，此模型操作简单、重复性好、成模快速稳定，适合急性坏死型胰腺炎的发病机制和治疗学方面的研究。除以上造模方法外，还有动脉注射微球法、胰腺直接损伤法、免疫法、缺血再灌注法、感染柯萨奇病毒法、高钙血证法，及离体胰腺炎模型法，都能成功诱发急性胰腺炎。

总之，一个理想的动物模型应具备重复性好，其形态学改变、自然发展过程近似人类胰腺炎病变且具有同样的治疗反应等特点。迄今，还没有一种动物模型能完全模仿人类胰腺炎的常见病因，如胆石症或酗酒等，但是根据实验设计及其他具体情况选择现有的相应模型，可重现胰腺炎某些阶段的形态及病理生理改变，对阐明胰腺炎的发生及发展仍具有重要意义。实验研究中，应根据实验设计目的，选取最合适的动物模型。

二、细胞模型建立

相比动物实验研究而言，目前建立细胞模型研究急性胰腺炎机制的实验并不多，以下作简要介绍。

1. 细胞株的选择

建立体外急性胰腺炎细胞模型常用的细胞是大鼠胰腺腺泡细胞株 AR42J，因其具有外分泌功能，与正常胰腺腺泡细胞相似，已经被作为正常胰腺腺泡细胞广泛应用于胰腺，尤其是胰腺炎体外实验的研究。

2. 造模方法

脂多糖和雨蛙素是建立体内模型常用的试剂，同时也是建立体外模型的常用试剂。根据其使用浓度不同，可建立不同程度的体外急性胰腺炎。

(1) 脂多糖　脂多糖刺激细胞可直接造成胰腺腺泡细胞损伤，使细胞胞质形成液泡、胞核改变及 DNA 断裂，作用机制可能与其下游的经典炎症通路 NF-κB 通路关系密切。林振和等用不同浓度脂多糖(0.001 mg/L、0.01 mg/L、0.1 mg/L、1 mg/L、10 mg/L、100 mg/L)刺激 AR42J 细胞 18 小时。另外用 10 mg/L 的脂多糖刺激 AR42J 细胞不同时间(2 小时、6 小时、12 小时、18 小时、24 小时)，检测相关指标，发现脂多糖可以以时间剂量依赖方式刺激 AR42J 细胞 NF-κB 和肿瘤坏死因子-α 的表达，作用呈正相关，推测抑制 NF-κB 活性可为治疗急性胰腺炎的新途径。张露艺用不同浓度脂多糖(0 mg/L、1 mg/L、10 mg/L、100 mg/L)刺激 AR42J 细胞 18 小时，检测指标发现 Toll 样受体 9、P65 mRNA 与蛋白质表达量升高，并呈浓度依赖性，认为这可能是通过激活 NF-κB，从而促进炎症因子合成与分泌，导致急性胰腺炎发生。

(2) 雨蛙素　李洁用 10^{-8} mol/L 的雨蛙素处理 AR42J 细胞后 1 小时、4 小时、6 小时、8 小时、12 小时、24 小时收集细胞及上清液，检测炎性因子水平。结果发现，急性胰腺炎组白介素 1、肿瘤坏死因子-α、淀粉酶和胰蛋白酶原激活肽在 1 小时时即明显升高，在 4 小时或 6 小时时达到高峰，之后逐渐稳定；自噬相关蛋白 LC3 含量在 4 小时、6 小时较高；Beclin-1 含量在 1 小时、4 小时较高，其他时间点均无统计学含义。此外，电子显微镜下可见自噬体。

(3) 雨蛙素联合脂多糖　雨蛙素联合脂多糖可以建立小鼠体内急性胰腺炎模型，造成的病理损伤与人类急性胰腺炎相似。与体内模型一样，雨蛙素和脂多糖也是建立急性胰腺炎体外模型的常用试剂。AR42J 细胞以含 20%胎牛血清、100 U/mL 青霉素、100 μg/mL 链霉素的 F12K 培养液于 37℃、5%二氧化碳的饱和湿度无菌培养箱中培养，分为实验雨蛙素处理组(10^{-8} mol/L)，雨蛙素(10^{-8} mol/L)+脂多糖(10 mg/L)组。

第二节　急性胰腺炎的发病机制

急性胰腺炎的发病机制是一个复杂的、多因素参与的病理生理过程，其高病死率的原因主要为发病机制尚未完全阐明，临床缺乏针对性给力手段。因此，不断深入研究急性胰腺炎的发病机制，认识参与其复杂病变过程中的各个因素，是不断提高该病治疗效果的根本途径。国内外众多学者一直致力于其发病机制的研究，且不断取得新进展，提出了很多新学说，其中主要包括：胰酶自身消化学说、白细胞过度激活-炎性因子级联瀑布效应、肠道细菌易位与“二次打击”学说、胰腺微循环障碍、氧化应激学说、胰腺腺泡内钙超载学说及胰腺腺泡自噬与凋亡。这些学说对认识该疾病的发展及指导临床治疗、降低病死率起着重要的作用。

一、胰酶自身消化学说

消化酶的作用是发生急性胰腺炎的最直接的因素。在正常情况下，胰腺导管上皮细胞能分泌黏多糖，覆盖在上皮层的表面，具有黏液屏障作用，可保护胰腺导管系统不受损害；导管上皮细胞还能分泌含有高浓度 HCO_3^- 的碱液，能抑制胰蛋白酶的活性；胰腺腺泡细胞也能分泌胰蛋白酶抑制因子。正是因为存在这一系列自我保护机制才使胰腺免受蛋白酶的损害。而在胰液排放受阻、胰腺缺血和大量饮酒等致病因素的作用下，胰腺自我保护机制被破坏，胰蛋白酶大量激活，激活糜蛋白酶、弹力蛋白酶、磷脂酶 A_2 等，造成胰腺自身消化。该理论早在 20 世纪就已提出，是最早关于急性胰腺炎发病机制的学说，并且至今在急性胰腺炎发病机制中仍有一定的影响力。传统观点认为正常情况下胰腺组织与胰管之间存在一个使胰液不会倒流回胰腺组织的压力差，但由于受到结石、妊娠等原因引起胰管的梗阻或胆汁、肠液反流引起胆胰共同通道的梗阻，酒精及其分解产物等引起胰腺、Oddi 括约肌对乙酰胆碱的敏感性增高，胰液分泌量大增，Oddi 括约肌持续收缩、痉挛，使压力差翻转、胆汁反流，最终引起大量胰蛋白酶异常激活，超过胰蛋白酶抑制物的抵消能力，引发一系列酶原的活化，导致胰腺的自身消化。这一系列过程不仅使胰腺组织本身遭到破坏，出现出血和胰腺组织坏死，胰蛋白酶进一步得以释放，形成恶性循环。而且活化的胰蛋白酶还可通过静脉回流和破坏血管内皮屏障的形式进入循环系统，导致胰外器官血管通透性增高、炎症、出血、坏死等改变，进而发生全身多脏器损害。有学者发现在重症急性胰腺炎大鼠模型中，循环系统中的高胰蛋白酶水平将引起肺损伤，而且损伤程度与胰蛋白酶浓度正相关。因此，控制胰酶活性及循环系统水平对重症急性胰腺炎的治疗至关重要。

在正常情况下，同在胰腺腺泡细胞粗面内质网合成的消化酶原和溶酶体水解酶通过高尔基体时是相互分开的，最终分选到不同的分泌泡内，分别形成了消化酶原颗粒和溶酶体。在胰腺炎动物模型中，消化酶与溶酶体水解酶的转运出现障碍，两种类型的酶共同出现在细胞内吞噬囊泡中。如果溶酶体酶过早地在腺泡细胞内激活胰蛋白酶原使之成为胰蛋白酶，而胰蛋白酶抑制物不足以抵消活化的胰蛋白酶，则将引发一系列酶原的活化，导致胰腺的自身消化。因此认为消化酶原和溶酶体水解酶相遇，是急性胰腺炎发生的早期事件。溶酶体酶组织蛋白酶 B 抑制剂明显降低胰蛋白酶原的激活以及组织蛋白酶 B 基因敲除小鼠胰蛋白酶活性明显降低等实验结果进一步证明了这一假说。较多研究显示，各种胰酶的活性在急性胰腺炎时明显增加且与疾病的严重程度呈显著相关。其中磷脂酶 A_2 尤起关键性作用，它可使胆汁中的卵磷脂和脑磷脂转变为具有细胞毒性的溶血卵磷脂和溶血脑磷脂，破坏细胞膜中的磷脂成分，使细胞坏死，导致胰腺组织坏死。最近研究显示，体内存在着两种形式的磷脂酶 A_2，即胰腺型（Ⅰ型）和非胰腺型（Ⅱ型），而非胰腺Ⅱ型在急性重症胰腺炎的局部坏死和全身炎症反应中发挥重要作用。通过观察磷脂酶 A_2 拮抗剂对实验性急性胰腺炎的治疗作用，结果发现了磷脂酶 A_2 拮抗剂可明显减轻胰腺组织损伤，保护胰腺细胞，其作用主要是通过降低Ⅱ型磷脂酶 A_2 的活性实现的，从而进一步揭示Ⅱ型磷脂酶 A_2 在人或动物急性胰腺炎中发挥着重要作用。

胰酶的激活在急性胰腺炎过程中起着关键作用，减少胰酶的释放及对其的激活可控制急性胰腺炎的进展，开发抑制胰酶释放和激活的新药仍是治疗急性胰腺炎的良好突破口。

二、白细胞过度激活-炎性因子级联瀑布效应

急性胰腺炎的一个重要病理特征为由于胰腺水肿或坏死引起局部及全身的炎症反应。目前的观点认为，无论何种病因引起的胰腺炎，如胰管梗阻、胆汁逆流、酒精或超氧化物歧化酶等，其发病过程中都有中性粒细胞的过度激活，使中性粒细胞产生大量炎症介质，包括肿瘤坏死因子、白介素、氧自由基、NF-κB、血小板活化因子、前列腺素、白细胞三烯、氧化亚氮、血栓素等。这些炎症介质可以使胰腺血管通透性增高和微循环障碍，导致胰腺炎症、坏死，产生大量内毒素。内毒素再次激活巨噬细胞、中性粒细胞释放大量炎症介质，并随之产生大量促炎细胞因子如肿瘤坏死因子-α、白介素1、白介素6及白介素8等，引起细胞黏附分子上调和白细胞活化以及许多其他递质爆发等一系列连锁和放大反应，这种不可逆的促炎症递质刺激物大量释放及效应细胞的活化即为白细胞过度激活-炎性因子级联瀑布效应。此过程最终导致重症患者发生全身炎症反应综合征和多器官功能障碍综合征。有研究发现，与急性胰腺炎关系较密切的，肿瘤坏死因子-α、白介素1、白介素6及白介素8等细胞因子的基因启动子上都有NF-κB的结合位点，因此其表达在基因水平上受到NF-κB的调控。NF-κB能与多种细胞因子、黏附分子基因启动子部位的位点发生结合，增强这些基因的转录和表达，导致肿瘤坏死因子、白介素1、白介素6、白介素8、细胞间黏附分子-1和P-选择素等过度表达。因此NF-κB在急性胰腺炎发病中的作用日益引起人们的关注。国外研究发现NF-κB的早期激活可能通过“扳机样作用”触发炎症递质的“瀑布样级联反应”，使得急性胰腺炎炎症不断扩散、恶化。

细胞因子是一个“大家族”，由一个复杂的网络系统所调节。一旦一种细胞因子产生，就能促进它自身和其他细胞因子的生成，并形成级联和扩展。在急性胰腺炎时，肿瘤坏死因子-α、白介素1是急性胰腺炎发展过程中最为重要的细胞因子，能作为始发因子诱导其他炎症介质的产生。其他研究较多的是白介素6、白介素8、白介素10和血小板活化因子。

肿瘤坏死因子是一种具有广泛生物学活性的非特异性炎症介质，主要分为由活化T细胞产生的肿瘤坏死因子β(又称淋巴毒素)和活化的单核细胞产生的肿瘤坏死因

子-α(又称恶病质素)。虽然两者来源不同,却具有相似的生物学活性。急性胰腺炎时,由于胰酶入血,胰腺及胰周组织的破坏及并发感染等原因引起机体免疫系统的激活,大量炎症介质的释放。肿瘤坏死因子是最早出现水平增高的炎症介质,血清中肿瘤坏死因子活性的高低与胰腺组织损害程度密切相关。Hughes 等研究证实肿瘤坏死因子-α在胰腺炎动物中显著增高,与对照组相比存在明显差异,当给予抗肿瘤坏死因子-α的抗体以阻断肿瘤坏死因子-α后则能明显减轻胰腺炎的严重程度且提高生存率。这说明肿瘤坏死因子-α在的发展中起着重要的作用。肿瘤坏死因子致病的机制可能是①促进中性粒细胞等炎症细胞浸润组织,并激活炎症细胞释放大量介质如氧自由基、蛋白酶、花生四烯酸等,介导组织细胞损伤。②激活血管内皮细胞,使其表达黏附分子,增加与中性粒细胞的黏附,有助于中性粒细胞释放大量介质发挥毒性作用。③增加其他细胞因子如白介素 1、白介素 6、白介素 8 等的产生,形成逐渐放大的炎症瀑布连锁反应,进一步加重组织损伤。

白介素 1 是一种由胰腺产生的前炎症细胞因子,可诱发其他细胞因子(肿瘤坏死因子-α、白介素 6、白介素 8 等)的产生,上调细胞黏附分子受体,促进中性粒细胞的聚集,诱导低血压和休克。在正常胰腺实质内未发现有白介素 1 及其相关的 mRNA,但是在急性胰腺炎发展过程中,两者迅速产生,且其浓度与胰腺炎的严重程度和腺泡损害的程度相关。利用白介素 1 受体拮抗剂(白介素 1rα)观察白介素 1 在急性胰腺炎中的作用,发现给予白介素 1rα 重组体后能明显降低病死率,减少中性粒细胞在肺中的积聚,减轻肺损伤。国内研究同样发现,应用白介素 1rα 后胰腺出血坏死程度减轻,肠通透性和门静脉血内毒素水平明显下降。这些研究充分证实了急性胰腺炎早期白介素1 在加重胰腺病变,损害肠屏障功能,促进内毒素及细菌移位中起着重要作用。

白介素 6 是单核巨噬细胞和血管内皮细胞产生的重要炎症介质之一。血清白介素 6 水平与胰腺的病理损害程度明显相关,可作为预测胰腺病理变化的重要指标,它的升高程度可以预示急性胰腺炎的严重性和预后。临床发现,伴有严重并发症的致死性胰腺炎在 24 小时内血浆中白介素 6 的水平比无并发症患者高很多。

白介素 8 又称为中性粒细胞激活因子或粒细胞趋化因子,主要由脂多糖或白介素2、肿瘤坏死因子-α激活单核巨噬细胞、内皮细胞、血小板等产生,表现为趋化作用。它可诱导中性粒细胞脱颗粒,释放超氧化物、弹性蛋白酶和溶酶体酶等活性介质。实验证实血清中的白介素 8 与急性胰腺炎的严重程度相关。

白介素 10 是一种有效的抗炎症细胞因子,能抑制单核细胞、巨噬细胞、辅助性细胞分泌产生前炎症细胞因子肿瘤坏死因子、白介素 1 等。预防性或治疗性应用白介素10 都能降低血清淀粉酶,抑制炎症介质介导的巨噬细胞的释放,显著降低肿瘤坏死因子-α的血清水平,减少胰组织水肿、出血、坏死和腺泡细胞空泡形成,减轻胰腺炎的严重程度,降低胰腺炎的死亡率。

血小板活化因子是低分子质量的磷脂,具有聚集血小板、中性粒细胞脱颗粒和增加血管通透性、收缩支气管等生物学活性作用。在实验中观察到动物的胰腺组织中血小板活化因子水平增高，并随病程进展逐渐上升，而提前给予血小板活化因子拮抗剂 TCV－309 可以降低血清淀粉酶，改善胰腺组织形态学变化和胰腺血流，减少白细胞浸润，减轻急性胰腺炎的严重程度。实验还证明单独给予血小板活化因子就可引起急性胰腺炎的发生。这说明血小板活化因子在急性胰腺炎的发生中起着不容忽视的作用。

三、肠道细菌易位与“二次打击”学说

当前研究认为重症急性胰腺炎病死率居高不下的一个重要原因是胰腺坏死组织继发细菌感染，进而诱发全身炎症反应综合征，最终引起全身多器官功能衰竭所致。肠道细菌移位是急性胰腺炎感染的主要原因，而感染是影响急性胰腺炎疾病严重程度甚至死亡率的重要因素。因此，有学者又提出关于重症急性胰腺炎并发感染最终导致多器官功能障碍综合征的“二次打击”学说，认为在重症急性胰腺炎发生后，由于组织缺血、损伤、坏死、内毒素血症等原因造成循环中肿瘤坏死因子－α 和白介素 1β 等水平升高，进一步刺激白介素 6 和白介素 8 等细胞因子产生，造成体内第一次高细胞因子血症。此时激活的嗜中性白细胞聚集于肺、肝脏等器官。随着病情恶化，心输出量和肠血流量减少，胰腺黏膜缺血-再灌注损伤，肠道黏膜屏障功能减退以及肠道菌群紊乱，肠道细菌就易于穿越黏膜屏障进入组织而定植，发生细菌移位、感染等并发症，进而刺激巨噬细胞产生致炎细胞因子，引起循环中第二次细胞因子高峰，从而过度激活嗜中性白细胞，引发多脏器损伤，最终导致多器官功能障碍综合征。诱导急性胰腺炎模型后 48 小时观察到小肠内以及肠系膜淋巴结细菌数明显多于对照组，且以大肠杆菌、乳酸杆菌、克雷伯杆菌、肠道球菌为主，说明肠是胰腺感染的发源地。

肠道细菌移位必不可少的三个主要方面是小肠细菌过度生长、黏膜屏障破坏、免疫应答受损。肠道细菌易位是急性胰腺炎感染的主要原因，而肠道屏障的破坏是细菌易位的前提。正常情况下肠道含 500 余种常驻细菌，由于受到肠道屏障的阻隔，它们难以突破黏膜移位到肠外组织，只能于肠道内适度生长。肠黏膜屏障损伤可致肠道细菌移位。目前肠道细菌易位的发生途径尚未完全清楚，可能有以下途径：① 经血液循环至其他组织。② 经淋巴系统到淋巴结，再到其他组织。③ 细菌通过受损的肠黏膜直接进入腹腔。④ 肠道细菌通过胆道、胰胆管逆行感染。有学者还认为细菌首先易位至肠系膜淋巴结再发生血行播散，如果发生细菌易位、感染等并发症，则可刺激巨噬细胞产生致炎症细胞因子，引起循环中细胞因子高峰，从而过度激活中性粒细胞，引发多脏器损伤，最终导致多器官功能障碍综合征。

在调控肠道炎症介质的产生中，核糖聚合酶显得特别重要，他的激活可诱导过氧亚硝基和羟自由基，在胰腺炎的进展中它可诱导氧化亚氮合酶。随着氧自由基和蛋白酶类的释放，并随循环系统进入肠道组织造成肠道组织微循环的障碍，以及急性胰腺炎患

者长期卧床、机体免疫力的下降，导致肠道血管的通透性增高，组织缺血、缺氧、缺血-再灌注损伤等，造成肠壁的水肿，肠黏膜屏障功能减弱。肠道常驻菌通过破损的肠道直接蔓延至全身。但由于肠屏障功能的复杂性，目前重症急性胰腺炎导致肠黏膜屏障损伤的具体机制仍不很清楚，其可能为：① 许多细胞因子和血管活性物质等共同作用使肠壁血液灌注下降，肠壁缺血。② 肠黏膜上皮细胞的过度凋亡，凋亡诱导基因 Bax 和 FasL 表达上调。NF-κB 活化，介导肿瘤坏死因子-α，白介素 1，细胞间黏附分子-1 等的分泌增加，损伤肠黏膜。③ 肠道局部免疫功能受损，包括肠道局部分泌 SIgA 减少，肠黏膜固有层淋巴细胞数量减少，集合淋巴结淋巴细胞凋亡增加。④ 肠道动力障碍导致了肠蠕动的净化作用减弱，加重肠道内菌群紊乱，致使肠道内细菌产生的大量毒素残留，损害肠黏膜屏障。

肠道致病菌导致的胰腺组织感染是重症急性胰腺炎死亡的主要原因之一。临床资料证明，诱导重症急性胰腺炎肠道细菌移位，导致胰腺感染或脓毒症。重症急性胰腺炎患者应用抗生素，在降低重症急性胰腺炎死亡率方面仍存在争议。肠系膜上动脉持续灌注给予抗生素，有效缓解肠黏膜损伤、防止细菌移位，可提高重症急性胰腺炎患者生存率。重症急性胰腺炎患者进行肠道菌群测试，肠道细菌水平出现紊乱，导致病情进一步恶化。由此可见，异位的肠道细菌是重症急性胰腺炎的重要发病机制之一。因此预测肠道损伤，及早干预有重要的临床意义。研究发现在重症急性胰腺炎大鼠模型中，血清及小肠组织降钙素原表达水平明显升高，其与肠屏障功能损伤的发生及其程度密切相关，降钙素原在预测重症急性胰腺炎大鼠肠屏障功能损伤方面有一定的作用，现已成为临床的检测项目。为了防止肠道细菌穿过肠黏膜屏障发生易位感染，临床早期积极补液以保持各组织器官有效灌流量，系统性地选用能透过血-胰屏障的抗生素来防止感染是治疗重症急性胰腺炎的必要手段，并且对于重症急性胰腺炎患者早期应用肠内营养可显著降低感染率，降低外科手术概率，并缩短住院时间。

四、胰腺微循环障碍

作为急性胰腺炎的启动、持续和加剧损害的因素，胰腺微循环障碍的作用近年来已越来越受到重视。在急性胰腺炎的进展过程中，随着白细胞的激活，大量促炎因子及炎症介质被释放到循环系统中，损伤血管内皮细胞，使血液流变学异常，导致微循环障碍。加之由于胰腺小叶动脉相互之间缺乏有效的吻合，容易造成其支配区域的缺血坏死，微循环障碍后又释放大量炎性因子进入循环系统，不仅造成胰腺局部损伤的持续加重，还影响其他组织器官，造成全身的毛细血管内皮功能障碍，从而引起多器官功能障碍。

胰腺的解剖学特点决定了胰腺易发生缺血和坏死。胰腺小叶是胰腺循环形态学的基本单位，其血供进入小叶后呈树枝状分支，相邻小叶内动脉之间及其分支之间无吻合支存在，属终末动脉。因此小叶内微动脉易因高脂血症、动脉粥样硬化、胰动脉血栓、结节性多动脉炎、系统性红斑狼疮和恶性高血压等疾病引起痉挛、栓塞、血栓形成，或间质水肿而出现所支配区组织供血不足，这可能是急性胰腺炎发病的始动因子。轻症急性胰腺炎是否存在微循环障碍尚有争议，但多数研究表明重症急性胰腺炎的胰腺血流量和微循环灌注量均显著减少。在兔胰腺炎模型中观察到，水肿型胰腺炎的微循环均充血、血细胞流速增加，而坏死型胰腺炎中的微循环灌流不断下降，且有血液淤滞现象，提示胰腺微血管灌注减少是急性胰腺炎发病的重要因素。低血容量性休克本身并不引起胰腺发生病理改变，但休克可使雨蛙素诱导的水肿型胰腺炎发展为出血坏死型胰腺炎。因此，目前认为微循环障碍、胰腺持续缺血是急性胰腺炎持续恶化的重要因素之一。

微循环功能障碍包括灌注不足引起的动脉血管收缩与缺血，缺血-再灌注损伤，静脉流出道受阻。其他参与微循环障碍进展的因素有血液浓缩、高凝状态及微血管通透性增加。内皮素为机体严重缺血缺氧时由血管内皮细胞产生和分泌的一种损伤因子。研究发现，逆行胰岛管注射牛磺胆酸钠诱导的急性胰腺炎组大鼠的血清内皮素值显著高于假手术组，且随时间延长而逐步递增，进一步说明急性胰腺炎时存在缺血（可导致胰腺灌注不足），而缺血既可充当急性胰腺炎微循环障碍的启动因子，又是急性胰腺炎持续恶化的机制。

近年来，不少研究表明改善微循环可降低胰腺坏死和疾病的严重程度。如银杏达莫注射液治疗鼠急性胰腺炎，发现治疗组在各时间段反映组织缺血指标的血栓素 A2、前列腺素 F1 较非治疗组显著下降，病理改善明显，表明胰腺灌注增加后，胰腺炎得到改善。给予急性胰腺炎大鼠注射低浓度的联合内皮素 A/B 受体拮抗剂（主要抑制内皮素 A 受体）时发现，胰腺微循环紊乱得到改善，组织损伤明显减轻；预先给予内皮素受体拮抗剂，几乎消除了急性胰腺炎相关的毛细血管收缩，全面提高组织灌注。且通过选择性内皮素 A 受体拮抗剂维持适当的胰腺微循环，使炎症相关的细胞因子应答和实质损伤的标志物明显减少。

胰腺局部微循环障碍释放大量炎性因子入血，引起全身的毛细血管内皮屏障损伤，使大量血管内容物外渗，导致重要脏器（如肺、脑、肠等）部位间质水肿，胸腹水和/或广泛的后腹膜水肿，从而严重损害组织器官的生理功能，最终导致多器官功能障碍综合征。血管通透性的升高是血管内皮屏障损伤的直接指标。研究表明，血管通透性和三个因素相关，即血管基底膜、内皮细胞间连接及内皮细胞本身。研究表明，在牛磺胆酸钠胆胰管注射的重症急性胰腺炎大鼠模型中，随着胰腺炎病理损伤加重，血管生成素-1 位于血管内皮细胞上并介导水转运的水通道蛋白 1 表达减弱，基底膜的基质金属蛋白酶 9 和内皮细胞间紧密连接成分连接黏附蛋白 C 表达升高，均可导致胰腺、肺、小肠的血管通透性升高，说明这些蛋白参与了毛细血管内皮屏障功能障碍。

近年来，旨在改善胰腺微循环治疗的研究越来越多，液体复苏、改善胰腺微循环药物（内皮素受体拮抗剂、血小板活化因子 拮抗剂、血栓素 A2 受体拮抗剂等）、区域灌注、高压氧疗等治疗方法已取得一定成果，但在改善微循环治疗的最佳时机及治疗胰腺微循环障碍时如何有效兼顾胰外器官的微循环障碍，仍需深入研究。

五、氧化应激学说

氧化应激的概念最早在1970年就以提出，即活性氧（reactive oxygen species，ROS）与活性氮（reactive nitrogen species，RNS）等自由基的大量生成，使细胞内氧化系统活性大幅度增强，破坏其与细胞内抗氧化防御系统的动态平衡，引发一系列毒性作用。其中，ROS主要以氧自由基为主，还包括氢过氧化物、脂质过氧化物等物质，RNS主要为氧化亚氮和过氧亚硝酸根（ONOO－）。目前普遍认为急性胰腺炎时氧自由基的主要来源为黄嘌呤的生产过程副产物。激活后的中性粒细胞可释放大量氧自由基，线粒体损伤后也可过度表达氧自由基。这些高度活化物质通过脂肪酸氧化作用造成类脂膜及溶酶体膜被破坏，循环中产生的氧自由基破坏毛细血管内皮，加速急性胰腺炎的进程。氧自由基还可激活补体，促进白细胞黏附、活化和迁移，引起微循环障碍，加重胰腺损伤。在急性胰腺炎的炎症应答过程中，致炎因子和氧化应激发挥协同作用，触发共同的信号转导通路，导致炎症的级联放大。氧自由基及其衍生物可破坏类脂膜和溶酶体膜造成细胞的直接坏死，活化NF－κB，导致各种细胞因子及趋化因子的释放，使炎症范围扩大、程度加重，与致炎因子等协同作用，破坏血管内皮细胞，导致微循环障碍，不仅使胰腺损伤加重，甚至扩展至全身，导致全身炎症反应综合征、多器官功能障碍综合征，直至死亡。

透明质酸和硫酸软骨素具有抗氧化作用。在治疗重症急性胰腺炎的大鼠实验中，对大鼠进行抗氧化应激反应后，大鼠重症急性胰腺炎病情得到显著控制。内源性抗氧化剂如谷胱甘肽、过氧化氢酶的可恢复性，超氧化物歧化酶活性，可有效地控制胰腺细胞的氧化过程，降低胰腺细胞水解、消化率，对于控制病情发展具有重要作用。通过近几年的研究显示，氧化应激反应进行性加重了重症急性胰腺炎的进展。由此可见，通过抑制重症急性胰腺炎患者体内氧化应激反应，对于延缓病情，促进患者恢复健康具有积极作用。故目前抗氧化剂治疗也是临床上研究的热门并已取得初步效果，但要广泛应用于临床还缺乏足够的证据支持。

六、胰腺腺泡内钙超载学说

人们很早就开始关注急性胰腺炎发病与血钙水平的关系，有研究提示急性胰腺炎时胰腺病损与Ca^{2+}分布异常有关后，腺泡细胞内钙离子浓度便成为研究的热点。在不同的致病因子作用下，细胞膜本身的完整性收到侵袭，细胞外Ca^{2+}能够在电化学梯度的趋势下，经异常开放的钙通道流入细胞内，造成细胞内Ca^{2+}负荷增加。而Ca^{2+}负荷增加在急性水肿型胰腺炎向出血坏死型胰腺炎发展的过程中起着不可忽视的作用。胰腺细胞内胰蛋白酶原活化与过量钙离子刺激有很大关系，腺泡细胞内钙超载有很大可能是急性胰腺炎发病中的早期机制。细胞内钙具有调控胰酶活性和介导细胞活动的作用，是细胞内信号转导物质。磷脂、蛋白和 DNA 等会被胞质内磷脂酶、蛋白酶和核酸酶等降解，此过程需要游离钙的活化。

研究通过动态观察胰组织中 Ca^{2+} 含量的变化，发现急性胰腺炎早期的胰腺组织中就有 Ca^{2+} 的异常积聚，并随急性胰腺炎的发展而加重。研究者推测这是由于在各种致病因子的作用下，细胞膜的完整性遭到损害，细胞外 Ca^{2+} 可在电化学梯度趋势下，经异常开放的 Ca^{2+} 通道大量流入细胞，造成细胞内 Ca^{2+} 超负荷。国内报道测定急性胰腺炎早期胰腺腺泡细胞内游离 Ca^{2+}，发现较正常对照组明显增高，且 Ca^{2+} 的增高值与胰腺病理变化呈正相关关系。而使用钙离子拮抗剂后，在降低胰腺腺泡细胞内 Ca^{2+} 的同时，还可明显改善胰腺的出血、坏死程度和胰腺腺泡细胞超微结构的损害。因此认为 Ca^{2+} 超负荷参与了急性胰腺炎的发病。

研究证实当急性胰腺炎的超强刺激、酒精代谢物等破坏了 Ca^{2+} 的体内平衡时，Ca^{2+} 储存池消耗殆尽，胞液中持续的 Ca^{2+} 升高将导致严重的结果——线粒体持续的去极化，这可能是消化酶在细胞内过早地被激活并通过开放的线粒体通透转换微孔，使得细胞内的 ATP 消耗，并使能量依靠的 Ca^{2+} 泵失活，从而引起胞液中 Ca^{2+} 超负荷，依赖 Ca^{2+} 的细胞继而发生坏死。然而，当腺泡细胞的应答不强烈时，Ca^{2+} 从储存池中释放不完全，部分线粒体去极化，细胞的坏死发生相对减少，可见细胞质内空间性钙释放和腺泡细胞内酶原异常激活引起自身消化是急性胰腺炎发生的关键早期事件。有研究显示，在胆汁酸诱导的急性胰腺炎大鼠模型中，胆汁酸降低了内质网膜上的钙泵活性，使 Ca^{2+} 升高，进而导致胰腺水肿、坏死病理反应。这些研究提示胰腺腺泡细胞钙超载不仅是引发急性胰腺炎的关键环节，而且在促进急性胰腺炎发展中起重要作用。

七、胰腺腺泡细胞死亡方式

细胞凋亡是由基因控制的细胞自主地有序死亡，是一种消灭不需要的和损害的细胞的生命调控过程。凋亡又称Ⅰ型程序性细胞死亡，目前关于凋亡机制的研究已比较明确，发现了许多关键的细胞靶因子参与了其过程，这其中包括半胱氨酸天冬氨酸蛋白酶(caspases)。在凋亡的整个过程中，牵涉到很多相关基因的参与表达，凋亡的典型细胞形态学改变包括：细胞皱缩、核浓缩、染色质边集、DNA 降解、膜起泡、核和细胞质断裂成凋亡小体，后被邻近的细胞(包括周边的巨噬细胞和中枢神经系统的小胶质细胞)吞噬和降解。凋亡细胞形成凋亡小体后很快被邻近的细胞所吞噬，其特点是不引起炎性反应、不破坏细胞生存的微环境。急性胰腺炎的最早期病理变化为胰腺腺泡细胞损伤，随后炎性介质和炎性细胞浸润，进一步影响疾病的严重程度。近年来，人们已注意到细胞凋亡在急性胰腺炎的发生、发展过程中发挥一定作用。有研究引用 5 种不同方法诱导了鼠的 4 种重症急性胰腺炎模型和 1 种轻症急性胰腺炎模型，结果发现急性胰腺炎的严重程度与细胞凋亡呈负相关，即在所有重症急性胰腺炎模型中都出现了大量的坏死胰腺细胞，却很少有凋亡细胞；而水肿型胰腺炎仅有少量坏死细胞，却有大量凋亡细胞，据此认为细胞凋亡对腺泡细胞损伤具有保护作用。其机制可能为腺泡细胞大量凋亡，避免了细胞坏死导致的消化酶等释放而进一步引起的组织损伤、炎症扩大。进一步通过放线菌酮对胰腺炎的严重性评估发现，放线菌酮能够减少腺泡细胞的凋亡，但显著恶化了胰腺炎的严重程度。同时研究发现，慢性胰腺炎很少进展为重症急性胰腺炎，因其 DNA 片段中存在着野生型 *p53*，野生型 *p53* 是 DNA 损伤的细胞发生细胞凋亡时必不可少的信号，它使损伤的胰腺细胞进入 G_1 期进行修复，并诱导不能修复的损伤细胞发生凋亡而不引起炎性反应，而在正常胰腺组织中却没有发生凋亡。这从另一个侧面表明细胞凋亡与急性胰腺炎的严重程度关系密切。

胰腺炎的发展过程中，如胰腺腺泡细胞以坏死方式死亡，则会伴随剧烈的炎症反应，诸如“瀑布样”级联反应，病程严重，并向重症胰腺炎发展；如果胰腺腺泡细胞以凋亡方式死亡，伴随的炎症反应轻微，病情向轻症胰腺炎发展。吴彪等建立的大鼠急性胰腺炎模型也证实了胰腺组织坏死程度与胰腺腺泡细胞凋亡之间在一定时间内两者呈负相关。研究证实：① 急性胰腺炎的严重程度与胰腺腺泡细胞凋亡成反比关系。② 调控胰腺细胞凋亡密切相关信号分子 Bcl－2 的表达下降，Bcl－2/Bax 比值下降，以及 Bax、p53、caspase8、caspase3 的表达与活化增高在胰腺腺泡细胞凋亡的发生中起一定作用。大量研究表明，在急性胰腺炎的进展过程中，胰腺腺泡细胞是以细胞凋亡为主还是细胞坏死为主，与急性胰腺炎是否进展为重症急性胰腺炎有一定的相关性。轻症急性胰腺炎时，存在大量的胰腺腺泡细胞凋亡，而腺泡细胞坏死较少；而重症急性胰腺炎发生时胰腺腺泡细胞大量坏死，细胞凋亡数量反而不多。故推测由于轻症急性胰腺炎时大量细胞凋亡，细胞膜未被破坏，可加重炎症反应、破坏其他细胞的炎症介质及溶酶体保留在细胞内，因此炎症反应较轻、较少播散至胰外器官；而在重症急性胰腺炎时，细胞凋亡被抑制，大量炎症介质及溶酶体因腺泡细胞坏死，进入循环系统，波及全身，造成胰腺炎症的加重及扩散。因此，在发生损伤时可以通过诱导胰腺细胞凋亡的方法，减轻炎症反应，而治疗重症急性胰腺炎。

目前发现的最强的凋亡抑制蛋白为存活素（survivin），随着胰腺炎症程度的加重，其表达水平将逐渐升高，抑制损伤的腺泡细胞凋亡，并促使其转为坏死，释放炎症介质、胰蛋白酶等，加重急性胰腺炎病情。研究证实，通过诱导胰腺细胞凋亡能够减轻胰腺炎的严重程度。用青蒿素诱导胰腺细胞凋亡，发现 caspase3 活性越高，胰腺病理损伤越轻，且各种炎性因子越低，表明诱导细胞凋亡可以减轻急性胰腺炎大鼠的病理损害和炎性反应。另一项对实验性重症急性胰腺炎的治疗研究显示，生长抑素联合生长激素组（联合组）caspase3 的平均灰度值和病理学评分都较对照组和单纯生长抑素组低，而凋亡指数高，由此认为联合组可能通过上调 caspase3 的表达来诱导胰腺细胞凋亡，而减轻胰腺组织病理损伤。文献报道，白介素6能抑制细胞凋亡，而封闭白介素6使急性胰腺炎炎症减轻，推测封闭白介素6抑制了信号转导子及转录激活子的活化，从而通过加速腺泡细胞的凋亡而减弱重症急性胰腺炎的严重程度。

有实验证实地塞米松可保护肠系膜淋巴结，其机制可能通过降低血液中的内毒素、炎症介质及诱导淋巴细胞凋亡。实验发现胰腺炎中细胞色素C的释放是细胞凋亡的中心环节。细胞凋亡的范围与通过活性氧簇和 Ca^{2+} 与线粒体膜跨电位两者之间的调控有关。稳定化处理线粒体对抗线粒体膜跨电位的缺失是减轻胰腺炎一项策略。调控基因Bax和Bcl-2，可能与胰腺细胞的凋亡有关，其在病理检测中具有省时和高代表性等优点。

自噬是继细胞凋亡之后细胞死亡方式的又一研究热点，为真核细胞所特有。自噬是指自噬体与溶酶体结合，自噬体由细胞通过双层膜结构包裹待降解产物形成，与溶酶体结合后通过溶酶体酶的降解，为细胞代谢提供能量并完成细胞的更新。自噬的形成过程包括四个阶段：启动阶段、延长阶段、成熟阶段及自噬体的裂解。自噬过程的分子机制复杂，目前研究表明，在哺乳动物及酵母菌中存在有超过30多种与自噬形成的相关基。自噬的调节亦是一个复杂的过程，参与到自噬过程中的信号转导分子非常复杂，自噬调控的信号通路包括mTOR途径和不依赖mTOR途径。自噬在细胞中的作用相当于一把"双刃剑"，研究表明：基质细胞衍生因子-1β可通过诱导骨髓间充质干细胞自噬从而使细胞存活。但在特定状态下，过度的自噬过程的发生可引起凋亡细胞的程序性死亡，也叫自噬性程序性细胞死亡，可以加重病情。胰酶的激活和炎症反应被认为是急性胰腺炎发生发展的关键机制。急性胰腺炎早期腺泡细胞中便发现大量空泡，研究证明蛋白酶原激活发生在这些空泡结构中，这些空泡是双层膜的，且膜上有自噬标志物LC3-Ⅱ的存在，这些空泡结构后期被证明是自噬泡。目前认为受损的自噬参与了大鼠急性胰腺炎胰腺腺泡空泡形成及胰蛋白酶的激活。动物模型显示，降解自噬的长寿蛋白下降，会同时存在大量的自噬泡，这些自噬泡中包含细胞器如线粒体、高尔基体、内质网及细胞质中的一些可溶性蛋白，提示自噬异常。而溶酶体蛋白酶的缺陷和不平衡，造成自噬溶酶体的降解能力下降，大量的酶原堆积在自噬溶酶体内，引起酶原激活和细胞损伤，因此过多的自噬是引起酶原激活的原因，受损的自噬参与了胰蛋白酶原的激活。据报道，禁食的GFP-LC3小鼠胰腺组织中诱导了大量的自噬，并伴随酶原颗粒的减少，但没有产生与急性胰腺炎相似的形态学变化，揭示了正常的自噬功能并不是急性胰腺炎的发病原因。白介素22能通过抑制自噬使大鼠急性胰腺炎病情好转，而热休克蛋白HSP70与自噬在急性胰腺炎中也有相关性，提示过度自噬参与了急性胰腺炎的发病。

自噬受损和炎症相互作用参与急性胰腺炎的病理生理过程，急性胰腺炎的严重程度主要取决于炎症反应程度、全身炎症反应综合征或多器官功能障碍综合征。虽然目前对于急性胰腺炎炎症反应机制的认识有了很大进展，但自噬在急性胰腺炎中的作用研究才刚刚开始，研究自噬作用、自噬识别环节受损，以及自噬、炎症和细胞死亡的相互关系，从而进一步明确自噬在急性胰腺炎中的作用，有助于寻找急性胰腺炎，尤其是重症急性胰腺炎治疗的新靶点和防治策略。

第三节　中西医结合防治急性胰腺炎的研究现状

随着中医理论的成熟以及对急性胰腺炎演化规律及疾病历程的认识加深，在分期辨证理论的指导下，华西医科大学蒋俊明总结出以“益活清下”结合常规西医支持治疗的中西医结合疗法。在气分证初期，急性胰腺炎主要表现为阳明腑实证，治疗以通里攻下为主；在血分、脏衰证期主要表现为热入营血而致的厥脱证，或湿热火毒所致的热瘀血证，治以清热解毒、益气养阴为主，辅以通里攻下、活血化瘀；而恢复期则为气血两虚、气滞血瘀，临床使用活血化瘀的药物进行调理。上述治疗方法以益气救阴、活血化瘀、清热解毒、通里攻下法为主要治法，简称“益活清下”法。

一、益气养阴法治疗急性胰腺炎机制

益气养阴法治疗急性胰腺炎由来已久，生脉注射液的主要成分是人参、麦冬、五味子，是临床上常使用的益气养阴药物，它改善急性胰腺炎病情的主要机制如下。

1. 改善胰腺微循环

微循环障碍是急性胰腺炎发生、发展的关键环节。当急性胰腺炎发生时，胰腺微循环紊乱，引起胰腺血供不足，导致胰腺出血坏死，产生瀑布样炎症反应，启动全身炎症反应综合征，使多脏器功能受损，发展为多脏器功能不全和衰竭。生脉注射液是临床常用的用于改善血液流变学和调节血液黏度的中成药。在急性胰腺炎时，生脉注射液能通过升高内源性糖皮质激素水平，增加儿茶酚胺类激素对血管的反应性，促进血液循环，降低血液黏度，而改善微循环。

生脉注射液能够降低血中血栓素 A2 水平，增加前列腺素 I2 水平。血栓素 A2 来源于花生四烯酸，是由血小板产生的，它具有强烈的缩血管及促血小板聚集功能，并能够增加毛细血管通透性，使得血管内物质渗出增多，出现微循环障碍。前列腺素 I2 主要是由血管内皮细胞生成，其作用与血栓素 A2 相反，具有扩张血管，抑制血小板聚集，具有保护血管、稳定细胞膜的作用。正常生理情况下，体内前列腺素 I2 和血栓素 A2 保持一定比例，其单一因素变化并不重要，但若两者比例失衡则会导致血液循环障碍的产生、全身炎症反应综合征，甚至多器官功能障碍综合征的发生。急性胰腺炎时，前列腺素 I2 升高幅度不明显，但血浆、各组织血栓素 A2 大幅度升高，造成前列腺素 I2/血栓素 A2 比例失衡，前列腺素 I2 对血栓素 A2 的拮抗作用减小，造成胰腺、肺等多脏器灌注障碍，发生多器官功能障碍综合征。在使用生脉注射液治疗急性胰腺炎后，发现生脉注射液能够降低血中血栓素 A2 水平，增加前列腺素 I2 水平，而使两者比例趋于正常来改善胰腺微循环，缓解胰腺炎病情。

2. 抗氧化作用

自由基是指具有不配对电子的原子、原子团、分子和特殊状态的大分子，由氧诱发的自由基称为氧自由基，氧自由基水平常通过其引发的脂质过氧化水平来反映。正常生理情况下，体内的氧自由基处于一种动态平衡状态。Wistar 大鼠经胆胰管逆行注射 5%牛磺胆酸钠诱发急性胰腺炎后，后期胰腺、肺、心、肝、肾组织的丙二醛水平明显升高，且组织出现了病理损害，表明急性胰腺炎晚期各组织存在着脂质过氧化的情况，并参与介导相应器官的损害。伴随相应组织丙二醛水平升高的同时，与其相应的超氧化物歧化酶活性降低，表明急性胰腺炎早期各器官组织中抗氧化剂——超氧化物歧化酶活性的降低是导致组织脂质过氧化的主要原因。在使用生脉注射液治疗后观察，发现该治疗组胰腺、肺、心、肾组织丙二醛水平较急性胰腺炎组降低，而超氧化物歧化酶含量明显升高，表明生脉注射液通过提高机体自身的抗氧化酶的活性来改善急性胰腺炎病情。

二、活血化瘀法治疗急性胰腺炎机制研究

“血瘀”是急性胰腺炎常见的病机症候特点。活血化瘀法通过疏通经络以利气血运行和热毒清除，有利于急性胰腺炎转归。活血化瘀法治疗急性胰腺炎的代表药物主要有活血化瘀汤(丹参、赤芍、当归、红花、牡丹皮、延胡索)、活血化瘀中药桃仁注射液、川芎嗪、丹参注射液等。活血化瘀中药治疗急性胰腺炎主要机制如下。

1. 调控炎症因子

急性胰腺炎时主要产生两类细胞因子。一类为促炎因子，主要为白介素 1β、白介素 6、白介素 8、肿瘤坏死因子-α 等，其中肿瘤坏死因子-α 和白介素 1β 在急性胰腺炎的发病中起主要作用，并介导全身炎症反应综合征的发生，同时诱导其他炎症因子的产生导致炎症因子瀑布级联反应；另一类为抗炎因子，主要有白介素 10、转化生长因子-β、瘦素等。白介素 10 能够抑制炎性细胞在组织中的聚集，并能抑制巨噬细胞释放肿瘤坏死因子-α、白介素 1β 等此类促炎因子和氧自由基。转化生长因子-β 不仅能抑制促炎因子释放，同时还参与胰腺炎损伤后修复的调节，对胰腺具有保护作用。瘦素是由肥胖基因编码的蛋白质类激素，不仅具有调节脂肪代谢的作用，同时还能调节细胞因子的表达。研究表明血清瘦素水平与急性胰腺炎的病情转归有着密切联系，急性胰腺炎时瘦素水平升高可能为局部炎性反应导致瘦素相关基因转录水平上调的结果。瘦素能够通

过提高血清中抑炎因子白介素4的水平，降低促炎因子肿瘤坏死因子-α和白介素1β的水平，发挥其对急性胰腺炎的保护作用，从而减慢及逆转急性胰腺炎的病程进展。川芎嗪是常用的活血化瘀药物，使用不同剂量川芎嗪治疗急性胰腺炎时，发现它可以降低血清肿瘤坏死因子-α、白介素6水平，而略升高白介素10水平。川芎嗪还能降低血清淀粉酶、C反应蛋白的水平，减少腹水的生成，改善急性胰腺炎时胰腺的水肿、炎症、出血及坏死。使用丹参川芎嗪注射液治疗急性胰腺炎时，也可以通过抑制炎症性细胞因子肿瘤坏死因子-α、白介素1β、白介素6、白介素8的产生，提高白介素10水平，刺激胰腺炎后期转化生长因子-β和瘦素的表达，减少多种炎性损伤因子对机体的损伤，而达到减轻胰腺的出血坏死的目的，同时并助于减慢或逆转胰腺的纤维化进程。

临床上使用活血化瘀药物赤芍煎剂治疗重症急性胰腺炎患者，赤芍煎剂能改善患者临床症状，降低患者淀粉酶、减少患者住院时间，推测其机制为通过抑制由脂多糖介导的肿瘤坏死因子-α的释放而改善病情。临床上使用红花注射液也能观察到类似情况，发现其能降低急性胰腺炎患者7天后血清肿瘤坏死因子-α、白介素6和白介素8浓度。

2. 诱导胰腺细胞凋亡，稳定胰腺细胞

凋亡和坏死均为细胞受损后的死亡方式。凋亡是细胞的正常程序性死亡，由于凋亡时细胞膜能保持完整性，且能迅速被周围吞噬细胞识别及清除，可以避免因胞内物质外泄而继发的炎症反应或级联反应。而坏死是以酶溶性变化为特点的局部组织细胞的死亡。坏死时细胞膜破裂，胞内的酶原物质释放至细胞外并进一步被激活，引发级联瀑布炎症反应。因此，细胞死亡的方式在某种程度上决定急性胰腺炎的发展和转归。Wistar大鼠诱导急性胰腺炎后，3～6小时凋亡细胞即明显增多，6小时达到高峰，随后下降，到24小时基本恢复至正常水平；而急性胰腺炎中坏死程度随着时间逐渐加重。因此凋亡对于急性胰腺炎转归十分重要。虽然凋亡细胞在早期增多，但仍不能完全阻止急性胰腺炎的发展，但这至少可以部分减轻炎症的严重程度。当使用活血化瘀中药川芎嗪治疗急性胰腺炎后，观察可知3小时和6小时细胞凋亡指数显著增高，但在12小时和24小时升高细胞凋亡指数不明显；并且当细胞凋亡指数显著增高时能减轻急性胰腺炎病情，降低其严重程度。其可能的机制为川芎嗪通过上调凋亡相关基因Bax表达来诱导胰腺细胞凋亡起作用。

3. 改善微循环，改善血液流变学

胰腺微循环障碍既是急性胰腺炎导致的结果也是加重急性胰腺炎的因素，它贯穿于急性胰腺炎全过程。血栓素A2/前列腺素I2比例对于体内循环十分重要，在分别使用中药丹参和川芎嗪治疗急性胰腺炎时发现，这两种活血化瘀中药都能够通过调节血栓素A2/前列腺素I2比例来改善急性胰腺炎毛细血管微循环。但不同的是，丹参能够显著降低血栓素A2水平，但对前列腺素I2水平影响不明显；而川芎嗪能够在降低血栓素A2水平的同时升高前列腺素I2，使血栓素A2/前列腺素I2比例趋于正常。体内除血栓素 A2/前列腺素 I2 外，内皮素/一氧化氮也是一对重要的调控血管的活性物质。内皮素是由内皮细胞产生的，具有收缩血小血管的作用，同时它还能够减少心输出量，致使胰腺缺血，加重急性胰腺炎时胰腺缺血坏死；而一氧化氮具有强烈的舒血管作用，并且能够通过调节内皮素水平来影响血管，但有研究认为过量的一氧化氮会造成血管的难治性扩张，造成胰腺缺血性低灌注，造成胰腺缺血性损伤。急性胰腺炎发生时，内皮素-1 mRNA 过度表达，内皮素-1 大量生成，刺激胰腺微血管使其持续痉挛，导致胰腺缺血和局部微循环障碍，微小血栓形成，大量血管内容物渗出，加重胰缺血、组织水肿；同时一氧化氮含量也大幅度提高，且重症急性胰腺炎组一氧化氮含量甚至高于轻症急性胰腺炎组，内皮素/一氧化氮比例失衡。使用丹参后，急性胰腺炎模型动物各组织内皮素-1 mRNA 表达下调，血液中的内皮素-1、一氧化氮水平相应下降，各组织的病理改变减轻。而且观察者在急性胰腺炎发病后不同时间给予丹参注射液治疗，发现越早注射丹参注射液，能够一定程度上预防急性胰腺炎向重症急性胰腺炎进展并对其他并发症的发生有一定预防作用。

P-选择素是黏附分子家族中的一员，它主要作用是活化血小板，促使血小板黏附聚集，形成血栓，为特异性的血小板活化标志物。P-选择素还能引起毛细血管通透性增加，使血管内容物渗出，致使管内血液黏滞度增加，血流速度减慢。临床研究显示急性胰腺炎患者经丹参治疗后血浆内皮素和 P-选择素明显下降。

急性胰腺炎患者血小板、血小板容积明显降低，平均血小板体积、血小板体积分布宽度明显增高，表明患者体内大量血小板活化，造成循环血中血小板减少。研究者在犬重症急性胰腺炎模型中发现，血浆中的血小板活化因子较空白对照组明显升高，而且随病程的进展逐渐增高；胰腺组织中的血小板活化因子也较空白组明显升高。在急性胰腺炎患者中也观察到类似现象，血浆血小板活化因子明显高于健康人血浆血小板活化因子值，在使用丹参 7 天后，患者血浆血小板活化因子水平与治疗前比较明显下降。同时，使用丹参川芎嗪注射液后，外周血血小板、血小板容积明显增高，平均血小板体积、血小板体积分布宽度明显降低，同时血中白细胞、淀粉酶恢复至正常的时间和平均住院日缩短。由此可以认为丹参通过降低血浆血小板活化因子水平，丹参川芎嗪注射液通过增加血小板数量，调节血液黏稠度而达到改善胰腺血液流变性缓解胰腺组织缺氧的作用。

4. 抗氧化作用

使用 5%牛磺胆酸钠制备急性胰腺炎大鼠模型，注射川芎嗪溶液，虽然该组丙二醛仍继续升高，但各时间段均比急性胰腺炎组有明显降低；超氧化物歧化酶水平于造模 12 小时达到最低点后开始回升；各时间段过氧化脂质均较急性胰腺炎组下降。用同样方法制备的 Wistar 大鼠急性胰腺炎模型，丹参注射液也能降低血清内丙二醛水平，提高保护因子超氧化物歧化酶的水平，对减轻急性胰腺炎临床症状缓解其病情有着积极作用。

5. 保护胰外脏器

急性肺损伤是最常见的急性胰腺炎胰外脏器损伤。在SD大鼠急性胰腺炎模型中，川芎嗪能够在急性胰腺炎发病2小时后降低肺组织髓过氧化物酶活性，抑制中性粒细胞聚集，改善肺组织微循环。在急性出血坏死型胰腺炎合并肾损伤模型中，当归注射液能通过能降低全血黏度，改善红细胞变形能力、抑制红细胞聚集，降低全血黏度，改善肾脏微循环防止肾进一步损伤；川芎嗪注射液能够通过其减少炎症介质产生，清除氧自由基和减少内毒素等药理作用而明显的改善重症急性胰腺炎时肾脏功能的损害，减轻胰腺及肾脏的病理改变。在急性出血坏死型胰腺炎伴肝损伤动物模型中，丹参也能通过抑制血清和肝组织氧化亚氮的过量释放来减轻急性出血坏死型胰腺炎肝损伤。

三、清热解毒法治疗急性胰腺炎机制

清热解毒法是中医治疗“里实热证”的方法。清热解毒法药理作用广泛，常用于治疗急性胰腺炎的清热解毒药物有茵陈蒿汤（茵陈、青蒿、大黄）和栀子，他们治疗急性胰腺炎的机制总结如下。

1. 保护胰腺腺泡细胞

目前，在细胞亚细胞水平研究茵陈蒿汤及栀子改善胰腺炎机制主要集中在胰腺腺泡膜功能和亚细胞器上。细胞靠细胞膜隔绝外界来进行其自身生物活动。膜的流动性降低或升高时，均可严重干扰膜功能。膜的流动性取决于膜的组成成分及其结构，如膜脂质、膜蛋白等，它关系到膜泵、膜通透性、膜受体及其他一些重要的膜功能。去氧胆酸钠诱大鼠发急性胰腺炎后观察到，其胰腺细胞膜的荧光偏振度明显升高，膜流动性降低，说明炎症情况下胰腺细胞膜的结构、功能的显著异常。喂食茵陈蒿汤或其组分栀子煎剂后，胰腺细胞膜荧光偏振度较模型中减低。同样方法制备的SD大鼠模型中发现其胰腺细胞的(Ca^{2+}-Mg^{2+})-ATP酶和(Na^{+}-K^{+})-ATP酶均显著降低，栀子煎剂灌胃后能明显提高(Ca^{2+}-Mg^{2+})-ATP酶和(Na^{+}-K^{+})-ATP酶活性，增强了膜流动性，因为高浓度的cGMP会影响细胞膜的稳定性，而乳酸脱氢酶与胰腺细胞膜通透性有关。该研究同时检测了cGMP、cAMP、乳酸脱氢酶含量，实验发现胰腺炎cGMP明显升高，cAMP/cGMP比值降低，血清乳酸脱氢酶升高，胰腺组织乳酸脱氢酶降低，服用栀子后虽然使cAMP升高不多，但都可使cGMP明显降低而升高cAMP/cGMP比值，且能同时升高胰腺组织乳酸脱氢酶含量，此结果表明栀子对胰腺细胞第二信使cAMP/cGMP、乳酸脱氢酶均有调整作用。

急性胰腺炎模型制成后取胰腺组织电镜下检查发现：初级溶酶体增多，胰腺细胞的线粒体肿胀，嵴消失，内质网排列不整齐，囊泡状扩张，酶原颗粒少而小，细胞内有假包涵体及很多衰老、死亡的细胞器。茵陈蒿汤及其组分栀子可使细胞膜流动性接近正常。其中茵陈蒿汤主要提高溶酶体膜的流动性；而栀子可提高溶酶体和线粒体膜的流动性。其具体机制为茵陈蒿汤和栀子可以通过升高胰腺细胞线粒体琥珀酸脱氢酶活性、升高微粒体细胞色素 P450，下调溶酶体酸性磷酸酶释放率，来保护胰腺细胞。

早期的凋亡在急性胰腺炎中可以发挥积极作用。茵陈蒿承气汤能够通过上调促凋亡基因 *Bax* 的表达水平，诱导已受损且不可恢复的腺泡细胞发生凋亡，减轻腺泡细胞的坏死，从而达到防治急性胰腺炎的目的。

2. 降低内毒素，防止细菌移位

急性胰腺炎动物模型中，外周血、门静脉血内毒素水平显著高于健康大鼠，且其门静脉血内毒素水平显著高于外周血内毒素水平。说明在急性出血坏死型胰腺炎时存在内毒素血症，并且门静脉吸收内毒素是主要来源。电镜下观察到急性胰腺炎血中大量的内毒素呈网状结构，体外实验证实茵陈蒿汤能破坏内毒素正常结构，从而使其不能发挥作用。该实验还发现在急性出血坏死型胰腺炎大鼠肠系膜淋巴结、肝脏、胰腺中均可培养出细菌，这些细菌以大肠杆菌为主，肠球菌次之，均为肠道致病菌。因此我们认为急性出血坏死型胰腺炎时不仅存在肠源性内毒素移位，而且存在着肠源性细菌移位。实验中应用茵陈蒿合承气汤治疗急性胰腺炎大鼠，能够有效减少了肠道致病菌数量，各脏器细菌培养阳性率(移位率)较对照组降低，说明了茵陈蒿合承气汤防治急性出血坏死型胰腺炎细菌移位的显著作用，推测其可能通过抑制各脏器及肠道致病菌来发挥治疗胰腺炎作用。

3. 抑制炎症因子释放

研究发现急性胰腺炎动物模型中，茵陈蒿汤对小鼠急性胰腺炎模型的炎症介质和炎症因子起抑制作用，其对细胞因子作用有时效性，随着时间的推移，茵陈蒿汤灌胃治疗急性胰腺炎的次数累积增多，茵陈蒿的作用越强，急性胰腺炎模型小鼠血清白介素 6 的浓度和胰腺组织中白介素 6 mRNA 表达量愈发降低，胰腺的炎症反应逐渐减退。因此，临床上使用茵陈蒿需达到一定时间其作用效果方可更显著。用 5%牛磺胆酸钠制备家兔急性胰腺炎模型，使用栀子有效成分——栀子苷注射液治疗急性胰腺炎家兔，发现其能降低抑制肿瘤坏死因子-α、白介素 6 在胰腺组织中的活化，从而下调胰腺组织中细胞因子的表达，改善微循环，达到保护胰腺的作用。

4. 保护胰外脏器

大鼠经去氧胆酸钠胰管逆向注射后，不仅胰腺出现严重的水肿及炎症反应，部分模型动物肝脏也出现汇管区胆管上皮增生及间质炎性细胞浸润现象，影响肝功能，致使血清谷丙转氨酶、谷酰转肽酶、碱性磷酸酶及乳酸脱氢酶的急剧升高。在使用茵陈蒿及其组分治疗急性胰腺炎肝损伤模型后，发现能降低血清谷丙转氨酶、乳酸脱氢酶、谷酰转肽酶、碱性磷酸酶水平，改善肝组织线粒体功能，调节肝组织第二信使，能使肝组织的环核苷酸恢复正常，达到保护肝细胞作用。

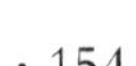

四、通里攻下法治疗急性胰腺炎机制

中医有“六腑以通为用，不通则痛”的理论。急性胰腺炎急性反应期表现出的腹痛、腹胀、排便困难等症状正适用此方法。通里攻下法在临床上广泛使用，方剂较多，如大承气汤、大柴胡汤、清胰汤、柴芩承气汤、单味大黄等，其治疗急性胰腺炎的作用机制归纳如下。

1. 促进胃肠蠕动

在急性胰腺炎发生发展的过程中，一些激素(如胃动素、胆囊收缩素等)，炎症介质、细胞因子的释放以及胃肠道血液循环障碍都可致胃肠麻痹，从而导致肠腔大量肠液淤滞、细菌繁殖。细菌通过肠道血液循环进入体循环造成细菌移位，产生大量内毒素，加重急性胰腺炎病情。因此，尽早恢复胃肠运动，保护肠道屏障功能对防止急性胰腺炎病情演变具有重要作用。用狗作离体肠襻实验，经肠管内注入大承气汤后，能显著增加肠血流量，改善肠管的血运状态，且在增加肠血流量的同时，还能增加肠蠕动。早期的动物实验表明，大承气汤增加肠蠕动的作用机制既不是吸收后作用于自主神经系统，也不是通过刺激肠壁反射器，而可能是直接作用于肠壁的结果。通过给豚鼠十二指肠造瘘，并置管给予大承气汤，用细胞内微电极技术来分析其肠运动，发现大承气汤可以使豚鼠小肠运动幅度与频率增加，且联用复方丹参合剂后，可以进一步增强大承气汤促进小肠运动的作用。而柴胡水煎剂可以通过升高细胞膜静息电位，促进去极化，缩短膜电位波动周期而使豚鼠胆囊肌条张力增高、收缩频率加快，同时增强小肠的收缩活动，但使用阿托品后，该兴奋作用被阻断，提示柴胡可能通过 M 受体作用于小肠。研究者发现香猪重症急性胰腺炎模型中，其血清胃动素水平低，并且与胰腺炎肠麻痹、内毒素血症的程度成正相关。在观察腹部手术后、糖尿病和习惯性便秘等胃肠运动障碍性疾病患者，服用大承气汤和针刺对消化道运动功能影响的研究中发现大承气汤可增加血中胃动素水平，显著改善术后胃电节律的紊乱，减少胃肠逆蠕动的发生，促进胃肠运动功能的恢复。其机制很可能是通过激活三磷酸肌醇信号传导系统，使三磷酸肌醇介导的 Ca^{2+} 通道开放，将 Ca^{2+} 从内质网中释放出来，胞内钙离子浓度升高，直接或间接地激活一些蛋白激酶，调节蛋白的磷酸化，使平滑肌收缩而实现的。通里攻下单药大黄也可以有效地维护和改善胃肠道功能障碍患者的胃肠功能，从而有效降低呼吸衰竭合并胃肠功能障碍患儿的死亡率。因此，通里攻下方剂可以有效促进胃肠道的蠕动，促使肠道内的积粪、细菌、内毒素等排出，使其吸收减少，降低胃肠道压力，减少由于肠蠕动减弱或肠麻痹等造成的腹痛、腹胀、腹内高压等严重后果。

2. 保护肠黏膜屏障，防止多器官功能障碍综合征

正常肠道具有屏障保护作用，可有效地防止肠道内致病细菌、毒素等有害物质透过肠壁到达肠道外组织及器官。其屏障功能的维持有赖于肠黏膜上皮屏障和肠道黏膜免

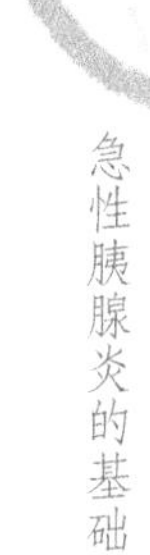

疫屏障功能正常运行。急性胰腺炎发生时，由于肠道微循环灌注减少、炎症介质的过度释放、血管活性物质的超量产生，导致肠道屏障功能遭受严重损害，肠道黏膜通透性显著增高，从而使其保护机体的能力减弱，大量有害物质、细菌经常肠道进入体内，细菌感染和内毒素血症是机体产生多器官功能障碍综合征的重要原因。研究表明，当肠黏膜受到严重受损时，肠上皮被破坏，致使大量二胺氧化酶入血，引起血中二胺氧化酶一过性增高，因此肠黏膜和外周血中二胺氧化酶的活性能可靠地反映肠上皮细胞成熟度和完整性，其变化可反映肠黏膜屏障的功能状态。Occludin 是细胞间紧密连接重要组成蛋白，急性胰腺炎发生时，肠上皮 occludin 含量减低，肠上皮细胞间紧密连接被破坏，肠屏障通透性升高，造成大量有害物质经肠入血，当使用大承气汤灌胃后，肠上皮 occludin 表达明显上调，肠通透性趋于正常。检测急性胰腺炎患者血中的二胺氧化酶、内毒素含量及尿中乳果糖与甘露醇排泄率比值，以观察肠黏膜通透性，发现阳明腑实证患者发病初期血清二胺氧化酶升高，并与血中内毒素及肿瘤坏死因子-α 水平呈正相关；患者尿中乳果糖与甘露醇排泄率比值和血中内毒素也明显增高。经大承气汤治疗后，血中二胺氧化酶含量、尿中乳果糖与甘露醇排泄率比值和血中内毒素值均明显下降。证明在急性胰腺炎患者中，肠黏膜屏障受损，肠黏膜通透性增高，而大承气汤方剂能降低肠黏膜通透性，保护肠黏膜屏障功能。笔者还发现大承气汤同样能明显降低多器官功能障碍综合征大鼠血中内毒素和二胺氧化酶水平，减轻肠黏膜组织的病理损害，表明通里攻下中药对多器官功能障碍综合征时肠道屏障功能具有明显的保护作用。另外，应用 99m Tc 标记红细胞测定腹膜炎时兔腹腔主要脏器放射活性时发现，大承气汤不仅有增加胃肠血流的作用，而且腹膜炎时能增加大部分腹腔脏器的血流量，说明其在多器官功能障碍综合征是可以通过增加部分脏器血流量而达到保护各脏器的作用。因此，可以认为通里攻下中药和方剂可改善肠黏膜的通透性和完整性，恢复其屏障功能，防治多器官功能障碍综合征。

3. 改善微循环

胰腺微循环障碍是急性胰腺炎的持续和加剧损害的因素。观察小鼠急性胰腺炎模型早期胰腺微循环的改变，发现造模后胰腺微循环中红细胞流速、功能性毛细血管密度、小叶间动脉管径均显著降低，经方剂(华西胰腺炎 1 号)灌胃后，小叶间动脉管径、功能性毛细血管密度、红细胞流速均显著恢复。血管内皮钙黏着蛋白是构成内皮细胞间黏附连接的主要结构蛋白。研究者发现在急性水肿型胰腺炎病程中，血管内皮钙黏着蛋白在微血管内皮细胞间连接处消失，在毛细血管内皮处分布不均匀，使得毛细血管通透性增高，用华西胰腺炎 1 号治疗后，血管内皮钙黏蛋白定位及其表达有明显恢复。此外，在应用柴胡、黄芩、大黄等中药组成的方剂(清下一号)后胰腺局部微循环的反应，也发现与急性水肿型胰腺炎自然病程组比较，清下一号治疗组胰腺腺泡细胞细胞质内空泡减少，毛细血管密度和微血管管径显著增高，胰腺微循环流速、流量增加，灌流稳定。实验证明单用大黄也可以改善急性胰腺炎的胰腺血流量，增加急性胰腺炎患者的血小板数量，延长其血浆凝血酶原时间，减少重症急性胰腺炎患者的DIC的发生率，并且可以抑制胰腺的炎性反应、抑制胰酶分泌、促进胰液引流大承气汤，能很好的改善急性胰腺炎血液循环作用，能抑制毛细血管内皮细胞间透明质酸的解聚，从而降低毛细血管通透性，减少炎性渗出物产生，改善微循环。此外，大承气汤还可以上调胰腺、肺、肠壁组织的血管内皮屏障功能相关蛋白水通道蛋白1的表达；下调基质金属蛋白酶9和连接黏附分子C的表达，降低组织的血管通透性，改善胰腺炎病情。

血管活性肠肽是所有胃肠功能的抑制因子。肠梗阻时，门静脉血中血管活性肠肽水平升高，导致肠壁充血、水肿及腹腔渗液增加。而大承气汤对家兔肠梗阻血管活性肠肽水平呈双向调节作用。另外研究人员观察大承气汤对家兔实验性肠梗阻血浆去甲肾上腺素水平的影响，认为该方剂可以通过调节血浆去甲肾上腺素水平来发挥作用。它具有抑制早期毛细血管通透性，改善微循环，增加各组织血供，减轻肠梗阻时的缺血、缺氧程度的作用。腹腔脏器血流状态的改善意义在于有利于腹腔渗出物吸收和炎症消散；并通过增强肠蠕动，改善肠道细菌状态，促进腐败物分解排出，预防肠源性感染。

4. 抑制肠道细菌，灭活内毒素

通里攻下方剂除能抑制肠道内毒素的产生和吸收外，许多研究还观察到通里攻下药物可能对内毒素具有直接灭活作用，从而拮抗已经吸收入血的内毒素作用。在体外实验中发现，100%大承气汤煎液稀释至1∶256后，仍能阻断内毒素与鲎试剂间的凝胶反应。电镜下观察与大承气汤共孵育后的内毒素结构，其正常的网状结构已遭破坏，提示大承气汤具有直接灭活内毒素的作用。大承气汤经灌胃给予正常大鼠，提取其血浆，发现其血浆对外加脂多糖的灭活能力强于常规大承气汤煎剂。经灌胃给予大承气汤至肠源性内毒素血症模型后，肝组织血流量和肝胆汁流率升高，肝胆汁对外加脂多糖灭活能力增强。早期的研究还证实了大承气汤对于多种革兰阳性和革兰阴性细菌有抗菌效应，并已证明大黄中所含的蒽醌类物质具有很强的抗菌性。近年来的研究表明，大黄对厌氧菌，包括在大肠中占绝对优势的脆弱拟杆菌属，具有很强的杀伤性。当大黄煎剂稀释到1∶156时仍对96%厌氧菌和98%脆弱拟杆菌有抑制作用。提示大黄对防治急性胰腺炎肠源性感染具有一定作用。经腹腔注射大肠杆菌或变形杆菌建立腹膜炎模型，于造模前对小鼠分别灌服大承气汤或大黄煎剂，造模后再继续用药治疗2天，发现治疗组小鼠死亡数及相应菌血症发生率明显低于对照组，并且呈剂量依赖性。大黄煎剂、大承气汤等可以拮抗或清除体内的细菌和内毒素，保护机体和组织细胞。在小鼠急性胰腺炎模型中，大承气汤可有效抑制促炎症细胞因子生成，阻滞NF-κB和MAPK通路的激活，从而降低了AP从局部病变发展成为SIRS和MODs的风险，改善急性胰腺炎。通里攻下中药和方剂还可以将细菌与内毒素排出体外，此功能是其促进胃肠道蠕动功能的结果。

5. 抑制胰酶分泌

研究者将大黄和奥曲肽对急性出血型胰腺炎胰液分泌情况作了比较，发现两者都能使急性出血型胰腺炎小鼠血淀粉酶活性受到抑制，大黄可以使胰液内碳酸氢根含量明显升高。值得注意的是，大黄对正常大鼠胰液各成分作用不尽相同，它对胰酶分泌抑制、水分分泌无明显作用，仅使碳酸氢根分泌增加。胰液分泌主要受促胰液素的影响，有文献报道促胰液素对铃蟾肽诱导的急性胰腺炎具有保护作用，推测其机制为提高胰液 pH，使其碱性升高而发挥作用，现认为大黄提高胰液碱性程度的作用可能与促胰液素类似，其意义尚待进一步研究。

6. 对胰腺腺泡细胞的保护作用

在 AP 中，促进胰腺腺泡细胞从坏死向凋亡转化，可以保护腺泡细胞，减轻 AP。在大鼠急性胰腺炎体内和体外模型中，给予不同浓度的大承气汤，结果发现和模型组比较，大承气汤可以提高细胞存活率，诱导腺泡细胞凋亡，减轻细胞及胰腺组织的坏死程度，并能降低反应性活性氧，增加一氧化氮含量。因此认为大承气汤可以通过将细胞坏死转换为细胞凋亡，从而减轻胰腺炎症和病理损伤。大承气汤成分复杂，在促进腺泡细胞凋亡从而保护胰腺炎角度，起主要作用的活性成分是大黄的主要成分大黄酸和厚朴的主要成分和厚朴酚。如体外模型中大黄酸时间剂量依赖性促进凋亡，减少坏死，其促进凋亡的作用可能是通过线粒体途径诱导的。胰腺炎小鼠模型中，治疗组给予和厚朴酚，发现和厚朴酚可以降低胰腺炎模型血清的淀粉酶、脂肪酶、炎症因子，减少模型小鼠胰腺和肺的髓过氧化物酶含量，而同时可以增强细胞凋亡，增加凋亡相关蛋白如内质网应激相关分子表达，增加 caspase3 活性诱导凋亡，从而保护 AP 及相关肺损伤。

此外，有实验发现柴芩承气汤可以上调胰腺组织中 Ca^{2+}－ATPase mRNA 的表达，减少细胞内钙超载，保护胰腺腺泡细胞，从而减轻胰腺组织病变。

总之，随着中医药在治疗急性胰腺炎中的疗效被越来越多的人所认可，中西医结合治疗急性胰腺炎的实验研究也在不断地深入中。随着研究的进展，更多的药理作用将被研究发现并进一步应用于临床，促进中医药学的发展。

参考文献

[1] 方丽，周进，樊元春，等. 不同浓度蛙皮素诱导小鼠急性胰腺炎效果观察[J]. 中华临床医师杂志(电子版)，2012，6(23)：7794－7795.

[2] 王蓓蓓，于波，曲波，等. 大鼠急性胰腺炎模型建立的探究[J]. 胃肠病学和肝胆病学杂志，2013，22(11)：1073－1075.

[3] 和成华，马琪，孙杨. 实验性急性胰腺炎对心肌影响的动态观察[J]. 新疆医科大学学报，2007，30(10)：1108－1110.

[4] 王锋，黄鹤光，陆逢春，等. 胆胰管结扎法制作大鼠胰源性肺损伤模型[J]. 中国普外基础与临床杂志，2012，19(1)：25－30.

[5] 林振和，王念林，陈恳. 核因子-κB 对胰腺 AR42J 细胞肿瘤坏死因子-α 表达的调控[J]. 中华急诊医学杂志，2010，19(5)：522－527.

[6] 张露艺，唐国都，唐曦平，等. TLR9 在脂多糖诱导的急性胰腺炎体外细胞模型中的作用[J]. 世界华人消化杂志，2013，21(26)：2685－2689.

[7] 李洁,刘晓,吴敏,等. 雨蛙肽诱导的实验性急性胰腺炎细胞模型中酶噬的变化[J]. 中华消化杂志,2014,34(11): 752-755.

[8] Wang GJ, Gao CF, Wei D, et al. Acute pancreatitis: etiology and common pathogenesis[J]. World J Gastroenterol, 2009, 15(12): 1427-1430.

[9] Capurso G, Zerboni G, Signoretti M, et al. Role of the Gut Barrier in Acute Pancreatitis[J]. J Clin Gastroenterol, 2012, 46(1), 46-51.

[10] Li HC, Fan XJ, Chen YF, et al. Early prediction of intestinal mucosal barrier function impairment by elevated serum procalcitonin in rats with severe acute pancreatitis[J]. Pancreatology, 2016, 16(2): 211-217.

[11] Booth DM, Mukherjee R, Sutton R, et al. Calcium and reactive oxygen species in acute pancreatitis: friend or foe? [J]. Antioxid Redox Signal, 2011, 15(10): 2683-2698.

[12] 田继云,陈亚峰,奉典旭,等. 连接粘附分子C在高脂血症急性胰腺炎大鼠胰腺组织的表达[J]. 中国实验外科杂志,2014,31(4): 915.

[13] Feng DX, Peng W, Chen YF, et al. Down-regulation of aquaporin1 in rats with experimental acute necrotizing pancreatitis[J]. Pancreas, 2012, 41(7): 92-98.

[14] Chen YF, Kong PT, Li HC, et al. Cartilage oligomeric matrix protein-angiopoietin-1 has a protective effect of vascular endothelial barrier in rat with acute necrotizing pancreatitis[J]. Pancreas, 2016, 45(1): 142-147.

[15] Xue P, Deng LH, Zhang ZD, et al. Effect of Chaiqinchengqi decoction on sarco/endoplasmic reticulum Ca^{2+}-ATPase mRNA expression of pancreatic tissues in acute pancreatitis rats[J]. World J Gastroenterol, 2008, 14(15): 2343-2348.

[16] Zhao M, Xue DB, Zheng B, et al. Induction of apoptosis by artemisinin relieving the severity of inflammation in caerulein-induced acute pancreatitis[J]. World J Gastroenterol, 2007, 13(42): 5612-5617.

[17] 方中平,何若冲. 生长抑素联合生长激素对重症急性胰腺炎胰腺细胞凋亡的影响[J]. 中国医疗前沿,2010,5(23): 22-23.

[18] Chao KC, Chao KF, Chuang CC, et al. Blockade of interleukin 6 accelerates acinar cell apoptosis and attenuates experimental acute pancreatitis in vivo[J]. Br J Surg, 2006, 93(3): 332-338.

[19] Xu XF, Lou WH, Wang DS, et al. Influence of glutamine on pancreatic blood flow and apoptosis of pancreatic acinar in rats with severe acute pancreatitis[J]. Chin J Dig Dis, 2006, 7(2): 121-126.

[20] Zhang XP, Xu HM, Jiang YY, et al. Influence of dexamethasone on mesenteric lymph node of rats with severe acute pancreatitis[J]. World J Gastroenterol, 2008, 14(22): 3511-3517.

[21] Odinokova IV, Sung KF, Mareninova OA, et al. Mechanisms regulating cytochrome c release in pancreatic mitochondria[J]. Gut, 2009, 58(3): 431-442.

[22] Mareninova OA, Hermann K, French SW, et al. Impaired autophagic flux mediates acinar cell vacuole formation and trypsinogen activation in rodent models of acute pancreatitis[J]. J Clin Invest, 2009, 119(11): 3340-3355.

[23] Feng D, Park O, Radaeva S, et al. Interleukin-22 ameliorates cerulein-induced pancreatitis in mice by inhibiting the autophagic pathway[J]. Int J Biol Sci, 2012, 8(2): 249-257.

[24] Kim JN, Lee HS, Ryu SH, et al. Heat shock proteins and autophagy in rats with cerulein-induced acute pancreatitis[J]. Gut Liver, 2011, 5(4): 513-520.

[25] Wang HB, Wang PY, Wang X, et al. Butyrate enhances intestinal epithelial barrier function via up-regulation of tight junction protein Claudin-1 transcription[J]. Dig Dis Sci, 2012, 57(12): 3126-3135.

[26] 李雷,王桂敏,蒋俊明,等. 生脉注射液对重症急性胰腺炎早期多器官组织脂质过氧化的影响[J]. 中国中医基础医学杂志,2005,11(2): 122-124.

[27] 徐毅晖,陈垦,崔淑兰,等. 促炎和抗炎因子在急性胰腺炎发病机制中的研究进展[J]. 世界华人消化杂志,2010,18(18): 1912-1918.

[28] 周春立,顾振纶,梁中琴,等. 川芎嗪对大鼠重症急性胰腺炎的实验研究[J]. 湖南中医药大学学报,2011,31(10): 3-6.

[29] 周春立,顾振纶,梁中琴,等. 川芎嗪诱导急性胰腺炎胰腺细胞凋亡及其机制的初步研究[J]. 胃肠病学和肝病学杂志,2012,20(11): 1013-1015.

[30] 于忠行,姚常柏,董印权,等.急性胰腺炎不同阶段应用丹参注射液对大鼠血清内皮素变化的研究[J].辽宁中医药大学学报,2012,14(4):97-98.
[31] 安艳明,郭亚民.丹参对急性胰腺炎大鼠血液流变学的影响[J].山东医药,2014,54(39):33-34.
[32] 黄志辉.丹参川芎嗪注射液治疗重度急性胰腺炎的疗效观察[J].中国现代医生,2014,35:44.
[33] 金太欣,张家衡.川芎嗪对急性胰腺炎大鼠自由基水平的影响[J].湖北中医学院学报,2006,8(1):16-18.
[34] 党胜春,张建新,瞿建国,等.川芎嗪对大鼠急性坏死型胰腺炎肺损伤的保护作用[J].华西药学杂志,2006,20(6):483-486.
[35] 甄慧芬.重症急性胰腺炎引起肾损伤及川芎嗪的干预研究[D].太原:山西医科大学,2010.
[36] 李洁.内质网应激对雨蛙素诱导的实验性急性胰腺炎时酶噬的影响[D].上海:第二军医大学,2014.
[37] 魏国丽,郑学宝,刘强,等.茵陈蒿汤对急性胰腺炎小鼠胰腺组织 IL-6 mRNA 表达的影响[J].中国老年学杂志,2011,21:050.
[38] 王磊,陈先祥,蔡庆和,等.栀子苷预处理对家兔急性胰腺炎 TNF-α,IL-6 的影响[J].中国中医急症,2008,17(5):664-665.
[39] 周旭,丁娟,聂黎虹,等.柴胡对豚鼠内脏平滑肌作用机理的研究[J].陕西中医,2005,2(612):1388-1390.
[40] 张英谦,裴林,李佃贵.大黄对呼吸衰竭合并胃肠功能障碍患儿的疗效观察[J].上海中医药杂志,2007,4(11):55-56.
[41] 陈亚峰,奉典旭,韩峰.通里攻下法治疗急性胰腺炎的机制研究进展[J].上海中医药杂志,2008,42(3):75-78.
[42] 赵光,张淑坤,崔乃强.清胰颗粒对重症急性胰腺炎大鼠肠黏膜上皮紧密连接的保护作用[J].中国中西医结合外科杂志,2014,20(6):611-614.
[43] 陈亚峰,奉典旭,陈腾,等.大承气汤对急性坏死型胰腺炎大鼠胰腺水通道蛋白 1 的影响[J].中华胰腺病杂志,2012,12(2):40-44.
[44] Chen Z, Chen Y, Pan L, et al. Dachengqi Decoction attenuates inflammatory response via inhibiting HMGB1 mediated NF-κB and p38 MAPK signaling pathways in experimental acute pancreatitis[J]. Cellular Physiology and Biochemistry, 2015, 37: 1379-1389.
[45] Wang J, Chen G, Gong H, Huang W, Long D, Tang W: Amelioration of experimental acute pancreatitis with Dachengqi Decoction via regulation of necrosis-apoptosis switch in the pancreatic acinar cell[J]. PloS one, 2012, 7(7): e40160.
[46] Zhao X, Li J, Zhu S, Liu Y, Zhao J, Wan M, Tang W: Rhein induces a necrosis-apoptosis switch in pancreatic acinar cells[J]. Evid Based Complement Alternat Med, 2014, 2014: 404853.
[47] Weng TI, Wu HY, Chen BL, Liu SH: Honokiol attenuates the severity of acute pancreatitis and associated lung injury via acceleration of acinar cell apoptosis[J]. Shock, 2012, 37(5): 478-484.

附　录

附录一

急性胰腺炎诊治指南(2014)

中华医学会外科学分会胰腺外科学组

中华医学会外科学分会胰腺外科学组于2000年制定了我国《重症急性胰腺炎诊治草案》,在2004年召开的第十届全国胰腺外科学术研讨会上,重点讨论了该草案的增补和修订内容,2006年更名为《重症急性胰腺炎诊治指南》,同年11月经中华医学会外科学分会胰腺外科学组全体委员会议集体讨论通过,并于2007年发布。自该指南发布以来,急性胰腺炎(acute pancreatitis,AP)的规范化诊治取得了很好的效果。近年来,AP严重度分级方法、局部相关并发症定义、外科干预时机和方式等均发生了明显的变化,为此有必要对《重症急性胰腺炎诊治指南》进行增补和修订,以进一步规范急性胰腺炎诊治过程。修订后的指南更名为《急性胰腺炎诊治指南(2014)》,且依照新的AP分类标准,主要讨论中重症和重症急性胰腺炎的临床特点和治疗。

1 AP的临床诊断

1.1 定义 AP是指多种病因引起的胰酶激活,继以胰腺局部炎症反应为主要特征,病情较重者可发生全身炎症反应综合征(systemic inflammatory response syndrome,SIRS),并可伴有器官功能障碍的疾病。

1.2 临床表现 AP的主要症状多为急性发作的持续性上腹部剧烈疼痛,常向背部放射,常伴有腹胀及恶心呕吐。临床体征轻者仅表现为轻压痛,重者可出现腹膜刺激征、腹水,偶见腰肋部皮下淤斑征(Grey-Turner征)和脐周皮下淤斑征(Cullen征)。腹部因液体积聚或假性囊肿形成可触及肿块。可以并发一个或多个脏器功能障碍,也可伴有严重的代谢功能紊乱。

增强CT为诊断AP有效检查方法,Balthazar CT评级(表1)、改良的CT严重指数评分(modified CT severityindex,MCTSI)(表2)常用于炎症反应及坏死程度的判断。B超及腹腔穿刺对AP诊断有一定帮助。

表1 Balthazar CT评级

Balthazar CT分级	CT表现
A级	胰腺正常
B级	胰腺局部或弥漫性肿大,但胰周正常
C级	胰腺局部或弥漫性肿大,胰周脂肪结缔组织炎症性改变
D级	胰腺局部或弥漫性肿大,胰周脂肪结缔组织炎症性改变,胰腺实质内或胰周单发性积液
E级	广泛的胰腺内、外积液,包括胰腺和脂肪坏死,胰腺脓肿

注:MRI分级同CT分级。

表2 改良的CT严重指数评分(MCTSI)标准

特　征	评　分
胰腺炎症反应	
正常胰腺	0
胰腺和(或)胰周炎性改变	2
单发或多个积液区或胰周脂肪坏死	4
胰腺坏死	

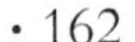

续表

特　　征	评　分
无胰腺坏死	0
坏死范围≤30%	2
坏死范围>30%	4
胰外并发症，包括胸腔积液、腹水、血管或胃肠道受累等	2

注：MCTSI评分为炎性反应与坏死评分之和。

1.3　诊断标准　临床上符合以下3项特征中的2项，即可诊断AP：(1)与AP相符合的腹痛；(2)血清淀粉酶和(或)脂肪酶活性至少高于正常上限值3倍；(3)腹部影像学检查符合AP影像学改变。

2　AP的病理分型及严重度分级

2.1　病理分型

2.1.1　间质水肿型胰腺炎(interstitial edematous pancreatitis)　多数AP患者由于炎性水肿引起弥漫性或局限性胰腺肿大，CT表现为胰腺实质均匀强化，但胰周脂肪间隙模糊，可伴有胰周积液。

2.1.2　坏死型胰腺炎(necrotizing pancreatitis)　部分AP患者伴有胰腺实质和(或)胰周组织坏死。胰腺灌注损伤和胰周坏死的演变需要数天，早期增强CT有可能低估胰腺及胰周坏死的程度，起病1周后的增强CT更有价值。

2.2　严重程度分级

2.2.1　轻症急性胰腺炎(mild acute pancreatitis，MAP)　占AP的多数，不伴有器官功能衰竭及局部或全身并发症，通常在1～2周内恢复，病死率极低。

2.2.2　中重症急性胰腺炎(moderately severe acute pancreatitis，MSAP)伴有一过性(≤48 h)的器官功能障碍。早期病死率低，后期如坏死组织合并感染，病死率增高。

2.2.3　重症急性胰腺炎(severe acute pancreatitis，SAP)　占AP的5%～10%，伴有持续(>48 h)的器官功能衰竭。SAP早期病死率高，如后期合并感染则病死率更高。器官功能衰竭的诊断标准依据改良Marshall评分系统，任何器官评分≥2分可定义存在器官功能衰竭(表3)。

表3　改良Marshall评分系统

器官或系统	评分				
	0	1	2	3	4
呼吸(PaO_2/FiO_2)	>400	301～400	201～300	101～200	≤101
肾脏[1)]					
血肌酐，μmol/L	≤134	134～169	170～310	311～439	>439
血肌酐，mg/dl	≤1.4	1.4～1.8	1.9～3.6	3.6～4.9	>4.9
心血管(收缩压，mmHg)[2)]	>90	<90 输液有应答	<90 输液无应答	<90 pH<7.3	<90 pH<7.2
非机械通气的患者，FiO_2可按以下估算：					
吸氧(L/min)	FiO_2(%)				
室内空气	21				
2	25				
4	30				
6～8	40				
9～10	50				

注：1) 既往有慢性肾功能衰竭患者的评分依据基线肾功能进一步恶化的程度而定，对于基线血肌酐134 μmol/L或1.4 mg/dl者尚无正式的修订方案。

2) 未使用正性肌力药物，1 mmHg=0.133 kPa。

附录

3　AP的病程分期

3.1　早期(急性期)　发病至2周,此期以SIRS和器官功能衰竭为主要表现,构成第一个死亡高峰。治疗的重点是加强重症监护、稳定内环境及器官功能保护。

3.2　中期(演进期)　发病2～4周,以胰周液体积聚或坏死性液体积聚为主要表现。此期坏死灶多为无菌性,也可能合并感染。此期治疗的重点是感染的综合防治。

3.3　后期(感染期)　发病4周以后,可发生胰腺及胰周坏死组织合并感染、全身细菌感染、深部真菌感染等,继而可引起感染性出血、消化道瘘等并发症。此期构成重症患者的第二个死亡高峰,治疗的重点是感染的控制及并发症的外科处理。

4　全身及局部并发症

4.1　全身并发症　AP病程进展过程中可引发全身性并发症,包括SIRS、脓毒症(sepsis)、多器官功能障碍综合征(multiple organ dysfunction syndrome,MDOS)、多器官功能衰竭(multiple organ failure,MOF)及腹腔间隔室综合征(abdominalcompartment syndrome,ACS)等。

4.2　局部并发症

4.2.1　急性胰周液体积聚(acute peripancreatic fluid collection,APFC)　发生于病程早期,表现为胰周或胰腺远隔间隙液体积聚,并缺乏完整包膜,可以单发或多发。

4.2.2　急性坏死物积聚(acute necrotic collection,ANC)　发生于病程早期,表现为混合有液体和坏死组织的积聚,坏死物包括胰腺实质或胰周组织的坏死。

4.2.3　包裹性坏死(walled-off necrosis,WON)　是一种包含胰腺和(或)胰周坏死组织且具有界限清晰炎性包膜的囊实性结构,多发生于AP起病4周后。

4.2.4　胰腺假性囊肿(pancreatic pseudocyst)　有完整非上皮性包膜包裹的液体积聚,起病4周后假性囊肿的包膜逐渐形成。

以上每种局部并发症存在无菌性及感染性两种情况。其中ANC和WON继发感染称为感染性坏死(infected necrosis)。

5　治疗

5.1　针对病因的治疗

5.1.1　胆源性急性胰腺炎　胆石症是目前国内AP的主要致病因素,凡有胆道结石梗阻者需要及时解除梗阻,治疗方式包括经内镜或手术治疗。有胆囊结石的轻症急性胰腺炎患者,应在病情控制后尽早行胆囊切除术;而坏死型胰腺炎患者可在后期行坏死组织清除术时一并处理或病情控制后择期处理。

5.1.2　高脂血症性急性胰腺炎　急性胰腺炎并静脉乳糜状血或血甘油三酯>11.3 mmol/L可明确诊断,需要短时间降低甘油三酯水平,尽量降至5.65 mmol/L以下。这类患者要限用脂肪乳剂,避免应用可能升高血脂的药物。治疗上可以采用小剂量低分子肝素和胰岛素,或血脂吸附和血浆置换快速降脂。

5.1.3　其他病因高血钙性胰腺炎　多与甲状旁腺功能亢进有关,需要行降钙治疗。胰腺解剖和生理异常、药物、胰腺肿瘤等原因引起者予以对应处理。

5.2　非手术治疗

5.2.1　一般治疗　包括禁食、胃肠减压,药物治疗包括解痉、镇痛、蛋白酶抑制剂和胰酶抑制治疗,如生长抑素及其类似物。

5.2.2　液体复苏及重症监护治疗　液体复苏、维持水电解质平衡和加强监护治疗是早期治疗的重点,由于SIRS引起毛细血管渗漏综合征(capillary leak syndrome,CLS),导致血液成分大量渗出,造成血容量丢失与血液浓缩。复苏液首选乳酸林格液,对于需要快速复苏的患者可适量选用代血浆制剂。扩容治疗需避免液体复苏不足或过度,可通过动态监测中心静脉压(CVP)或肺毛细血管楔压(PWCP)、心率、血压、尿量、红细胞比容(HCT)及混合静脉血氧饱和度(SvO_2)等作为指导。

5.2.3　器官功能的维护治疗　(1)针对呼吸衰竭的治疗:给予鼻导管或面罩吸氧,维持氧饱和度在95%以

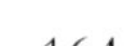

上，动态监测血气分析结果，必要时应用机械通气。(2) 针对急性肾功能衰竭的治疗：早期预防急性肾功能衰竭主要是容量复苏等支持治疗，稳定血流动力学；治疗急性肾功能衰竭主要采用连续肾脏替代疗法(continuous renal replacement therapy，CRRT)。(3) 其他器官功能的支持：如出现肝功能异常时可予以保肝药物，急性胃黏膜损伤需应用质子泵抑制剂或H2受体拮抗剂。

5.2.4 营养支持 肠功能恢复前，可酌情选用肠外营养；一旦肠功能恢复，就要尽早进行肠内营养。采用鼻空肠管或鼻胃管输注法，注意营养制剂的配方、温度、浓度和输注速度，并依据耐受情况进行调整。

5.2.5 抗生素应用 AP患者不推荐静脉使用抗生素以预防感染。针对部分易感人群(如胆道梗阻、高龄、免疫低下等)可能发生的肠源性细菌易位，可选择喹诺酮类、头孢菌素、碳青霉烯类及甲硝唑等预防感染。

5.2.6 中药治疗 可以使用中医中药治疗促进胃肠功能恢复及胰腺炎症的吸收，包括理气攻下的中药内服、外敷或灌肠等。

5.3 ACS的治疗 MSAP或SAP患者可合并ACS，当腹内压(intra-abdominal pressure，IAP)＞20 mmHg时常伴有新发器官功能衰竭，因而成为MSAP或SAP死亡的重要原因之一。测定IAP简便、实用的方法是经导尿管膀胱测压法：患者平卧，以耻骨联合作为0点，排空膀胱后，通过导尿管向膀胱内滴入50 mL生理盐水，测得平衡时水柱高度即为IAP。ACS的治疗原则是及时采用有效的措施缓解腹内压，包括胃肠道减压及导泻、镇痛镇静、使用肌松剂及床边血滤减轻组织水肿，B超或CT引导下腹腔内与腹膜后引流减轻腹腔压力。不建议在AP早期将ACS作为开腹手术的指征。

5.4 手术治疗 外科治疗主要针对胰腺局部并发症继发感染或产生压迫症状，如消化道梗阻、胆道梗阻等，以及胰瘘、消化道瘘、假性动脉瘤破裂出血等其他并发症。胰腺及胰周无菌性坏死积液无症状者无须手术治疗。

5.4.1 胰腺或胰周感染性坏死的手术指征及时机 临床上出现脓毒血症，CT检查出现气泡征，细针穿刺抽吸物涂片或培养找到细菌或真菌者，可诊断为感染性坏死，需考虑手术治疗。手术治疗应遵循延期原则，一旦判断坏死感染可立即行针对性抗生素治疗，严密观察抗感染的疗效，稳定者可延缓手术。B超或CT导向下经皮穿刺引流(percutaneouscatheter drainage，PCD)胰腺或胰周感染的脓液，缓解中毒症状，可作为手术前的过渡治疗。有研究结果表明，早期手术治疗显著增加手术次数、术后并发症发生率及病死率。

5.4.2 胰腺和胰周感染性坏死的手术方式 胰腺感染性坏死的手术方式可分为PCD、内镜、微创手术和开放手术。微创手术主要包括小切口手术、视频辅助手术(腹腔镜、肾镜等)。开放手术包括经腹或经腹膜后途径的胰腺坏死组织清除并置管引流。对于有胆道结石患者，可考虑加做胆囊切除或胆总管切开取石，建议术中放置空肠营养管。胰腺感染性坏死病情复杂多样，各种手术方式须遵循个体化原则单独或联合应用。

5.4.3 局部并发症的治疗原则 (1) APFC和ANC：无症状者无须手术治疗；症状明显，出现胃肠道压迫症状，影响肠内营养或进食者，或继发感染者，可在B超或CT引导下行PCD治疗，感染或压迫症状不缓解需进一步手术处理。(2) WON：无菌性WON，原则上不手术治疗，随访观察；发生感染时，可行PCD或手术治疗。(3) 胰腺假性囊肿：继发感染者治疗与WON相同，无症状，不作处理，随访观察；若体积增大出现压迫症状则需外科治疗。外科治疗方法以内引流手术为主，内引流手术可在腹腔镜下手术或开腹手术。

5.4.4 其他并发症的治疗 胰瘘多由胰腺炎症、坏死、感染导致胰管破裂引起。胰瘘的治疗包括通畅引流和抑制胰腺分泌以及内镜和外科手术治疗。腹腔大出血时，条件具备的首选血管造影检查明确出血部位，如为动脉性(假性动脉瘤)出血则行栓塞术。未明确出血部位或栓塞失败者可考虑积极手术止血或填塞止血。同时做好凝血机制的监测和纠正。消化道瘘可来源于AP本身，但也可能与手术操作有关，以结肠瘘最为常见。治疗与肠瘘治疗原则相同，包括通畅引流及造口转流手术。

(《浙江医学》2015年第37卷第1期)

附录二

重症急性胰腺炎中西医结合诊治指南(2014年,天津)

中国中西医结合学会普通外科专业委员会

1 前言

重症急性胰腺炎(SAP)是临床上常见的一类急腹症,起病急,进展快,临床病理变化复杂,早期即可发生SIRS、MODS,病死率高达20%~30%。自1963年马赛会议制订了第1个有关胰腺炎的国际分类法以来,有关急性胰腺炎的诊治指南多有报道,但因急性胰腺炎病因学、病理变化过程的复杂性,各国制订的诊治标准不尽一致,而且单纯西医治疗效果不甚理想。多年的临床实践与基础研究发现,中西医结合治疗更能显现出确切的疗效。中国中西医结合学会普通外科专业委员会曾于2007年颁布了《重症急性胰腺炎中西医结合诊治常规(草案)》,对提高我国急性胰腺炎的救治水平起到重要作用。近7年来,随着对急性胰腺炎诊断和分类标准的更新,以及国内外对该病的临床诊治研究的不断深入,为此有必要修订新的急性胰腺炎的指南,我们以循证医学证据为基础,通过查阅文献,采用系统综述的方法,结合近年的临床实践总结,并参阅各地中西医结合治疗SAP的经验及国内外多项指南内容,广泛征求专家意见和建议,制定出《重症急性胰腺炎中西医结合诊治常规》(2014年),以期对SAP的中西医结合诊断标准和治疗原则进行规范。指南中的推荐意见依据2001年国际感染论坛提出的Delphi分级标准,推荐级别分为A-E,其中A级最高(表1)。

表1 推荐级别与研究文献的分级

推荐级别	研究文献的分级
A 至少有2项Ⅰ级研究结果支持	Ⅰ 大样本、随机研究,结论确定,假阳性和/或假阴性错误的风险较低
B 仅有1项Ⅰ级研究结果支持	Ⅱ 小样本、随机研究,结论不确定,假阳性和/或假阴性错误的风险较高
C 仅有Ⅱ级研究结果支持	Ⅲ 非随机,同期对照研究
D 至少有1项Ⅲ级研究结果支持	Ⅳ 非随机,历史对照研究和专家意见
E 仅有Ⅳ级或Ⅴ级研究结果支持	Ⅴ 系列病例报道,非对照研究和专家意见

SAP的治疗方式经历了不同的演变,从20世纪80年代主张早期积极手术、规则性胰腺切除到随后的个体化治疗的尝试,SAP的病死率尚未得到实质性的改善。自20世纪90年代开始我们通过系统研究SAP病机病理,根据中医脏腑辨证、病因病机辨证,将SAP的临床病期分为三期:初期(结胸里实期、全身炎性反应期)、进展期(热毒炽盛期、全身感染期)和恢复期(邪去正虚期),根据每期病理变化的不同,分别采用通里攻下、活血化瘀、清热解毒、益气养阴、健脾和胃等治则,再适时配合手术治疗,使SAP的病死率逐年降低,体现出中西医结合治疗SAP的优势。我们还发现采取中西医结合治疗可明显缩短SAP的病程,约半数患者未发生坏死组织感染而可不经过进展期而直接进入恢复期,这是中西医结合治疗降低病死率的关键环节。

2 临床诊断

2.1 急性胰腺炎 急性胰腺炎是胰腺的急性炎症过程,在不同病理阶段,可不同程度地波及邻近组织和其他脏器系统。临床表现通常呈急性起病,表现为上腹疼痛,伴有不同程度的腹膜炎体征。常有呕吐、腹胀、发热、心率增快、白细胞计数上升、血或尿淀粉酶升高。病理特点为病变程度不等,从显微镜下所见的间质水肿和脂肪坏死,到肉眼可见的胰腺实质或胰周坏死和出血。

急性胰腺炎的建议诊断标准为,具有以下三项标准中的两项,常可诊断急性胰腺炎(AP):(1)腹痛符合本病,

(2) 血清淀粉酶和/或脂肪酶大于正常上限 3 倍，和/或(3) 腹部影像学具有特征性改变。对于诊断不清或入院后最初 48～72 h 临床无改善的患者，可行胰腺增强 CT 和/或 MRI 扫描。

2.2　SAP　急性胰腺炎伴有脏器功能障碍，或出现坏死、脓肿或假性囊肿等局部并发症者，或两者兼有。SAP 的 Ranson 标准符合 3 项或 3 项以上，APACHE Ⅱ 评分在 8 分或 8 分以上，Balthazar CT 分级在Ⅱ级或Ⅱ级以上。2013 年亚特兰大会对 AP 的分类进行了修订，将 AP 按照严重程度分为轻症急性胰腺炎(MAP)、中度重症急性胰腺炎(MSAP)和重症急性胰腺炎(SAP)，根据患者入院后 24 h 内有无器官功能衰竭可区分 MAP 和 SAP，根据脏器衰竭在 48 小时内是否能恢复区分 MSAP 和 SAP(表 2)。

表 2　AP 分类的亚特兰大修订版(2013 年)

轻症急性胰腺炎
无器官功能衰竭
无局部并发症
中重症急性胰腺炎
局部并发症和/或
短暂性器官功能衰竭＜48 h
重症急性胰腺炎
持续性器官功能衰竭＞48 h

2.3　病因诊断　所有 AP 患者均应行经腹部超声检查。无胆结石和/或大量饮酒史的患者，应检测血清甘油三酯，如＞1 000 mg/dl 则考虑它为病因。年龄＞40 岁的患者，胰腺肿瘤应考虑为 AP 的可能病因。急性特发性胰腺炎患者应限制内镜检查，这是由于在这些患者中其风险和效益尚不清楚。特发性胰腺炎患者应转诊至专门的中心就治。如病因不明和有胰腺疾病家族史，则在年轻的患者(＜30 岁)当中可考虑行基因检测。

3　病程分期

SAP 病程大体可以分为三期，但不是所有患者都具有完整的三期病程。

3.1　第一期(初期、急性反应期、结胸里实期)　自发病至 1 周左右。临床上常可出现休克、ARDS、急性胃肠功能衰竭、急性肾衰竭、胰性脑病等并发症。中医见证上具备少阳阳明合病的临床特征，如寒热往来、胸胁苦满、漠漠不欲饮、心烦喜呕等与痞满燥实坚。

3.2　第二期(进展期、全身感染期、热毒炽盛期)　发病后 1 周左右开始，2～3 周最明显，可持续 1～2 个月。以胰腺、胰周或相关部位感染所致的全身性细菌感染、深部真菌感染或二重感染为其主要临床表现。中医见证为热腐成脓、毒热炽盛，临床上可出现热深厥深、热入心包、甚至亡阴亡阳。

3.3　第三期(恢复期、邪去正虚期)　时间为发病后 3 周以后至 2～3 个月左右，主要临床表现为全身营养不良，存在后腹膜或腹腔内残腔，常常引流不畅，窦道经久不愈，有时伴有消化道瘘。中医见证多见气阴两伤或脾胃不和或脾虚湿困或余邪未尽，湿热留恋或热血相结而遗留癥瘕积聚等证。

4　局部并发症

4.1　急性液体积聚　发生于胰腺炎病程的早期，位于胰腺内或胰周，无囊壁包裹的液体积聚。通常靠影像学检查发现。影像学上为无明显囊壁包裹的急性液体积聚。急性液体积聚多会自行吸收，少数可发展为急性假性囊肿或胰腺脓肿。

4.2　胰腺及胰周组织坏死　胰腺实质的弥漫性或局灶性坏死，伴有胰周脂肪坏死。胰腺坏死根据感染与否又分为感染性胰腺坏死和无菌性胰腺坏死。增强 CT 是目前诊断胰腺坏死的最佳方法。在静脉注射增强剂后，坏死区的增强密度不超过 50 Hu(正常区的增强为 50～150 Hu)。CT 引导下细针穿刺抽吸(FNA)胰腺及其周围组织，进行细菌和真菌的培养为鉴别感染与否的最佳方法。

4.3　急性胰腺假性囊肿　急性胰腺炎后形成的有纤维组织或肉芽囊壁包裹的胰液积聚。急性胰腺炎患者的假性囊肿少数可通过触诊发现，多数通过影像学检查确定诊断。常呈圆形或椭圆形，囊壁清晰。

4.4 胰腺脓肿 发生于急性胰腺炎胰腺周围的包裹性积脓，含少量或不含胰腺坏死组织。感染征象是其最常见的临床表现。它发生于重症胰腺炎的第二期，常在发病后 2～4 周以后。有脓液存在，细菌或真菌培养阳性，CT 扫描可在胰腺或胰周组织内出现“气泡征”。含极少或不含胰腺坏死组织，这是区别于感染性坏死的特点。胰腺脓肿多数情况下是由局灶性坏死液化继发感染而形成的。

5 治疗

5.1 常规治疗

5.1.1 ICU 治疗 SAP 一旦发病，病变不仅局限于胰腺，而很快波及全身器官，因此 ICU 治疗更显重要。ICU 能及时观察患者病情变化，并能提供一些特殊治疗方法，如肺功能不全的辅助呼吸，肾功能不全的透析疗法、血液过滤、血浆置换等。ICU 治疗能降低 SAP 的早期病死率。患者入院后应立即评估血流动力学状况，并根据需要开始复苏措施。实施风险评估以区分患者为高危和低危类别，用于协助分诊，如进入重症监护病房。器官功能衰竭的患者应尽可能进入重症监护病房或中级护理单元。重症度评分系统多采用 APACHE Ⅱ 评分，入院后每日评分，近来有学者主张入院后可不立即评分而进行初始风险评估(表 3)。

表 3 初始风险评估与严重程度相关的临床改变

患 者 特 征
年龄＞55 岁
肥胖(BMI)＞30 kg/m^2
精神状态改变
并存疾病
全身炎症反应综合征(SIRS)：具有以下 2 项以上
—脉搏＞90 次/分
—呼吸＞20 次/分或 $PaCO_2$＜32 mmHg
—体温＞38℃或＜36℃
—WBC＞12×10^9/L 或＜4×10^9/L 或未成熟嗜中性粒细胞＞10％
实验室改变
BUN＞20 mg/dl
BUN 升高
HCT＞44％
HCT 升高
肌酐上升
影像学改变
胸腔积液
肺浸润
多个或广泛胰腺外积液

推荐意见 1：患者入院应立即评估血流动力学状况，并根据需要开始复苏措施，器官功能衰竭的患者应尽可能进入重症监护病房(B 级)。

5.1.2 补充体液 SAP 初期因毛细血管渗漏综合征及第三间隙液体积聚引起循环血量减少，若补液不足极易引起肾功能衰竭低血容量休克，补液量包括基础需要量和丢失量。在补充晶体液的同时应注意输注胶体物质和补充维生素、微量元素。

除合并有心血管疾病和/或肾脏疾病之外的所有患者均应积极补液，即每小时输注 250～500 mL 等渗晶体液。在最初的 12～24 小时，早期积极的静脉补液最为有利，在此之后可能获益较小。表现为低血压和心动过速的严重血容量不足患者，可能需要更为快速的补液。乳酸林格氏液是首选的等渗晶体液。入院最初 6 小时及随后的 24～

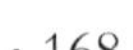

48 h,应频繁对液体需求进行再评估。积极补液的目的是降低血清尿素氮。

推荐意见 2：除合并有心血管和/或肾脏疾病外,所有的患者均应积极补液,在最初的 12～24 h,早期积极的静脉补液最为有利,同时应频繁对液体需求进行再评估(B 级)。

5.1.3 镇痛 剧烈疼痛不但引起患者精神不安,又可使 Oddi 括约肌痉挛,加重病情。在严密观察病情下,可注射盐酸哌替啶。不推荐应用吗啡或胆碱能受体拮抗剂,前者会收缩壶腹乳头括约肌,后者则会诱发或加重肠麻痹。

推荐意见 3：镇痛治疗是 SAP 治疗不可忽视的方面(D 级)。

5.1.4 抑制胰腺外分泌和胰酶抑制剂应用 胰酶激活是胰腺炎发生机制的一个方面,故长期来应用生长抑素及其类似物(奥曲肽)治疗胰腺炎。但大规模随机研究及临床循证研究并未发现此类药物(生长抑素及其类似物、抑肽酶、加贝酯等)能改善 SAP 患者的预后。有研究认为 SAP 早期(发病 72 h 内)应用有效。H2 受体拮抗剂和质子泵抑制剂可预防应激性溃疡的发生,主张短期内应用。

推荐意见 4：胰酶抑制剂推荐在 SAP 发病 72 h 内应用(D 级)。H2 受体拮抗剂和质子泵抑制剂在预防应激性溃疡的发生时短期内应用(E 级)。

5.1.5 血管活性物质的应用 微循环障碍也是 SAP 发病机制的一个方面,应用改善胰腺和其他器官微循环的药物,如前列腺素 E_1 制剂、血小板活化因子拮抗剂、丹参制剂等,对 SAP 有效。

推荐意见 5：血管活性药物对治疗 SAP 有一定疗效(D 级)。

5.1.6 预防性抗生素使用 胰腺外感染如胆管炎、导管相关性感染、菌血症、尿道感染、肺炎,应予以抗生素治疗。不推荐重症急性胰腺炎患者常规使用预防性抗生素治疗。不推荐无菌性坏死的患者使用抗生素以预防感染性坏死的发生。住院 7～10 天后恶化或无改善的胰腺或胰外坏死的患者,应考虑感染性坏死,在这些患者中,应(1) 初始 CT 引导下细针穿刺术(FNA)行革兰氏染色及培养以指导抗生素合理使用,或(2) 无 CT FNA 的经验性抗生素治疗。在感染性坏死的患者中,已知可穿透胰腺坏死组织的抗生素如碳青霉烯类、喹诺酮类和甲硝唑,可延迟或有时可完全避免干预,从而降低患病率和死亡率。不推荐预防性或治疗性抗生素的同时常规使用抗真菌药物。

推荐意见 6：胰外感染应予以抗生素治疗,重症急性胰腺炎患者不推荐常规预防性使用抗生素,无菌性坏死的患者不推荐使用抗生素预防感染性坏死的发生(B 级)。

5.1.7 营养支持 SAP 患者氧耗增加,合成代谢减弱,蛋白质分解增强而出现负氮平衡,故合理的营养支持对 SAP 的治疗是必需的。早期给予全胃肠外营养(IPN)符合临床治疗需要,注意补充谷氨酰胺制剂。但长期禁食又将导致肠黏膜结构和功能完整性的破坏,故对于 SAP 患者应尽早恢复肠道营养,一般认为当患者血流动力学及心肺功能稳定、肠道功能恢复后就应考虑实施肠内营养。肠内营养中以经鼻空肠置管最为有效。对于高脂血症患者,急性期应减少脂肪类物质的补充。

轻症 AP 患者如无恶心呕吐,且腹痛已缓解,即可开始经口饮食。轻症 AP 患者开始予以低脂固体饮食与无渣流食同样安全。重症 AP 患者推荐肠内营养以预防感染并发症。应避免肠外营养,除非是肠内途径无法使用,不耐受,或无法满足热卡需求。经鼻胃内营养和经鼻空肠内营养的疗效和安全性类似。

推荐意见 7：重症 AP 患者推荐肠内营养以预防感染并发症,应避免肠外营养,经鼻胃内营养和经鼻空肠内营养的疗效和安全性类似(A 级)。

5.1.8 免疫调整治疗 SAP 发生后机体往往呈现出免疫过激和免疫抑制先后并呈的病理生理改变,前者与 MODS 发生有关,而后者多是胰腺感染的潜在诱因。针对 SAP 的免疫异常而采用的免疫调节治疗是治疗 SAP 的重要措施。早期酌情应用免疫抑制剂以抑制机体过激的免疫反应可有效减少 MODS 发生率,降低 SAP 病死率;当免疫功能低下时适当给予免疫增强剂(如参麦、黄芪注射液)既能增强免疫功能,又能改善机体免疫状态,减少感染发生率。

推荐意见 8：根据机体免疫状态而应用免疫调节剂是治疗 SAP 的重要措施(C 级)。

5.2 针对病因治疗

5.2.1 胆源性 SAP 的治疗原则 合并有急性胆管炎的 AP 患者应在入院 24 h 内行 ERCP＋EST＋ ENBD。大多数无进行性胆道梗阻实验室或临床证据的胆石性胰腺炎患者,并不需要行 ERCP。无胆管炎和/或黄疸的情况下,如高度疑是胆总管结石,应行 MRCP 或内镜超声检查(EUS)而不是诊断性 ERCP 加以筛选。在高危患者当中,应使用胰管支架和/或术后直肠给予非甾体抗炎药(NSAID)栓剂,以预防 ERCP 术后并发重症胰腺炎。胆囊内存在结石的轻症 AP 患者,应在出院前行胆囊切除术,以预防 AP 复发。坏死性胆源性 AP 患者,为预防感染,应推迟胆囊切除术至活动性炎症缓解、液体积聚消退或稳定后实施。

推荐意见 9:合并有急性胆管炎的 AP 患者应在入院 24 h 内行 ERCP+EST+ ENBD,坏死性胆源性 AP 患者,为预防感染,应推迟胆囊切除术至活动性炎症缓解、液体积聚消退或稳定后实施(A 级)。

5.2.2 高血脂性 SAP 的处理原则 有 12%～38%的急性胰腺炎伴有血脂的异常升高,其中以血甘油三酯(TG)升高引起的胰腺炎最为常见。TG 的正常参考值为 0.5～1.7 mmol/L,一般认为 TG<5.65 mmol/L 不易发生急性胰腺炎,但 TG>11.3 mmol/L 易发生急性胰腺炎。治疗高脂血症性 SAP 的主要措施是短期内将 TG 水平降至 5.65 mmol/L 以下。推荐的快速降脂方法有血浆置换和或血液滤过,当腹部体征减轻、心率下降至 90 次/min、呼吸降至 20 次/min、肾功能恢复时停止。持续静脉输注小剂量肝素和或胰岛素,能刺激脂蛋白酶的活性,加速乳糜微粒降解,能有效地降低 TG 水平。可同时酌情加用降脂药物。在进行肠外营养时要避免使用脂肪乳剂和可能升高血脂的药物。

推荐意见 10:高脂血症性 SAP 应将 TG 水平降至 5.65 mmol/L 以下,血浆置换和血液滤过是推荐的快速有效降脂措施(C 级)。

5.3 根据病程分期采用相应的中西医结合治疗方法

5.3.1 第一期(急性反应期、结胸里实期) 主要治疗原则为加强监护治疗,纠正血液动力学异常,防治休克、肺水肿、ARDS、急性肾功能障碍及脑病等严重并发症;全身炎症反应严重者,可采用血液滤过。上述的常规治疗原则以及针对病因治疗原则皆适合本期治疗。

5.3.1.1 中医治疗 此期中医见证以少阳阳明合病或阳明腑实证为主,严重者则表现为结胸里实证,以通里攻下、理气开郁、活血化瘀、益气救阴为主要治则,推荐方剂为大柴胡汤合大陷胸汤加减。首煎 200 mL 胃管灌注,二煎 400 mL 灌肠,每日 3～4 次。依照病情随症加减,并增加或减少给药次数。可静脉给予益气救阴和活血化瘀药物。同时给予芒硝全腹外敷,每日 1～2 次。

推荐意见 11:采用辨证施治的中医药治疗是被实践证实了的治疗 SAP 的有效手段(C 级)。早期采用中药灌肠以清洁肠道,恢复肠道功能,减少肠源性细菌易位,是治疗 SAP 的有效方法(D 级)。

5.3.1.2 早期外科干预的适应症及方法 SAP 早期由于机体受到各种物理、化学、感染等因素的侵袭,出现超强的全身炎症反应综合征,循环不稳定,此时手术只会加重对机体的打击,加重全身炎症反应,增加病死率。但一些危重病例早期就出现难以纠正的多器官功能障碍(所谓的暴发性急性胰腺炎),虽经积极内科治疗病情仍不断加重,腹内压持续升高出现腹腔室间隔综合征(ACS),影像学检查提示胰腺已广泛坏死,胰外侵犯范围不断扩大时,应积极给予外科干预。外科治疗措施包括穿刺引流、腹腔灌洗引流、经腹腔镜灌洗引流或坏死胰腺组织清除与引流术。

5.3.1.3 胆源性 SAP 的早期外科处理原则 见 5.2.1。

5.3.1.4 腹腔间隔室综合征的处理原则 SAP 常常并发腹腔间隔室综合征(ACS),其 CT 影像表现为:(1) 严重腹胀,腹腔前后径增大(前后径∶横径>0.80),圆腹征阳性;(2) 胃肠腔扩张,肠腔积液,肠壁水肿增厚;(3) 胸腔、腹腔积液,腹膜后大量坏死组织或液体积聚;(4) 可见下腔静脉受压,肾脏受压或移位。根据 CT 表现可分 3 型:Ⅰ型(腹腔型),表现为胃肠道严重扩张、腹腔大量渗液,腹膜后渗出、积液较少,CT 扫描示腹膜后前后径/腹腔前后径<0.5,肾静脉、下腔静脉受压不明显等;Ⅱ型(腹膜后型),表现为腹膜后大量坏死组织或液体积聚,CT 扫描示腹膜后前后径/腹腔前后径>0.8、下腔静脉、肾静脉受压明显;Ⅲ型(混合型),表现为胃肠明显扩张、同时腹腔积液与腹膜后大量组织坏死或液体积聚,CT 扫描示腹膜后前后径/腹腔前后径值介于前两者之间。在处理上首先是加强早期复苏,积极脏器支持治疗,对属于Ⅰ型(腹腔型)者积极的中药通里攻下有治疗效果。对严重的全身炎症反应,可采用血液滤过,以阻断炎性介质级链反应,对持续腹腔内高压达到或超过 25 cm H_2O,腹腔内及腹膜后有大量渗出者,加强治疗 24～48 h 疗效不理想,尽早采用有效的手术减压,包括穿刺引流、微创手术和开腹手术;对腹内高压不能常规关腹者,可采用补片法等暂时开放腹腔。

推荐意见 12:SAP 在急性反应期要严格掌握外科手术指征,但对极危重病例或并发 ACS 的患者早期采取外科干预能降低病死率(D 级)。

5.3.2 第二期(全身感染期、热毒炽盛期) 此阶段除有严重腹内感染外,尚有典型的免疫失衡,极易引发 CARS 及 MODS。主要治疗原则为抗感染、全身支持治疗及中医中药应用,明确有感染征象时应外科手术处理。

5.3.2.1 中医治疗 此期中医见证以毒热炽盛,气营同病,气血同病、热结腑实为主,以清热解毒、活血化瘀辅以通里攻下、益气营血为主要治则，推荐方剂为清胰承气汤加减。水煎 200 mL 口服或胃管灌注，每日 2～4 次。依照病情随症加减，并增加或减少给药次数。

5.3.2.2 手术指征和原则 临床征象及动态 CT 监测，CT 发现胰腺/胰周内"气泡征"或 CT 引导下细针穿刺抽吸(FNA)检查，抽吸物涂片找到细菌者，可判断为感染。有明确感染证据及并发大出血、严重肠瘘等都是这一期的手术指征。手术方式主要为坏死组织清除、脓肿引流和腹腔灌洗。坏死组织的彻底清除是非常必需的，但避免强行清除以防大出血，坏死组织清除后可选择小网膜腔引流灌洗或敞开填塞引流术(蝶形引流术)，有腹膜后胰外侵犯者，应作相应的腹膜后坏死组织清除引流，或经髂窝或后上腰作腹膜后引流。近年来开展的 B 超/CT 导向下穿刺置管或腹腔镜下进行胰腺坏死组织清除和脓肿引流术获得同样效果。无症状的假性囊肿与胰腺和/或胰外坏死，不论其大小、位置和/或范围如何，均无须干预。稳定的感染性坏死患者，应延迟行外科手术、放射学和/或内镜引流，首选>4 周，以使坏死组织液化及坏死周围纤维囊壁形成。有症状的感染性坏死患者，坏死组织微创清除术优于开放的坏死组织清除术。

推荐意见 13：无症状的假性囊肿与胰腺和/或胰外坏死，不论其大小、位置和/或范围如何，均无须干预(C 级)。稳定的感染性坏死患者，应延迟行外科手术、放射学和/或内镜引流，首选>4 周，以使坏死组织液化及坏死周围纤维囊壁形成(B 级)。有症状的感染性坏死患者，坏死组织微创清除术优于开放的坏死组织清除术(C 级)。

5.3.3 第三期(恢复期、邪去正虚期) 治疗重点为加强全身支持疗法，给予肠内营养支持，改善营养状况。注意有无胰瘘、胆瘘及消化道瘘存在，并作及时处理。此期中医见证以邪去正虚或余邪未尽为主，热去湿留、瘀血内停，表现为气血两虚，气滞血瘀，湿邪困脾，脾胃虚弱，中医则以补气养血、活血化瘀、健脾和胃为主要治则辨证施治。

推荐意见 14：SAP 恢复期的营养支持治疗和中药的辨证施治相结合较单纯的西医治疗更能加快患者的康复(E 级)。

5.4 SAP 并发症的治疗原则

5.4.1 胰瘘 由于炎症或创伤导致主胰管或其分支破裂，胰液溢出体外或引入空腔脏器而形成胰瘘。治疗主要以非手术治疗为主，约 80%的患者经过 3～6 个月的引流可以自愈。但长期不闭合或有并发症的胰瘘则应外科手术。经内镜胰管置入支撑管可望对胰管有破裂口的病例有治疗作用，但胰管完全断裂者只能行胰腺部分切除和胰管空肠吻合术。

5.4.2 胰腺假性囊肿 SAP 后期位于网膜内、腹膜后胰周潜在间隙内的胰性积液被纤维组织增生包裹而形成假性囊肿。80%直径<6 cm 的囊肿可自行消散，若无症状暂不作处理，随访观察；若出现症状或体积短期内增大并有破裂危险时，可行经皮穿刺引流术；当早期假性囊肿继发感染时最佳方式为单纯外引流术。囊肿形成超过 6 周、直径>6 cm，伴有症状并进行性长大、有破裂可能时应手术处理。囊肿经过 3 个月仍不吸收者，作内引流术，包括内镜下囊肿胃吻合、囊肿空肠吻合术。

5.4.3 胰腺脓肿 胰腺组织感染时就形成胰腺脓肿，胰腺及胰腺外侵犯区经临床及 CT 证实确有脓肿形成者，可以选择经皮穿刺引流、腹腔镜下脓肿引流及开腹脓肿引流术。

5.4.4 胃肠瘘 胃肠瘘在 SAP 中较为少见，但却是致死性的。胃肠瘘引发严重腹腔感染、水电解质紊乱、营养问题等均是影响 SAP 预后的主要因素。结肠瘘较为多见，一旦发生必须手术治疗，宜行近端结肠造瘘以减轻胰周病灶的感染，后期行结肠造瘘还纳。十二指肠瘘或空肠瘘应在瘘口附近放置引流管持续吸引，同时静脉高营养或通过空肠造瘘管行肠内营养支持，有自愈的可能。少数不能自愈的，大多有残腔，需要手术引流。胃瘘罕见，发生后可经空肠造瘘行肠内营养改善患者营养状态，则瘘口多能自闭。

推荐意见 15：SAP 后期形成的局部并发症，如胰腺假性囊肿、胰腺脓肿等，常需要手术、内镜或影像学介入治疗，并应根据患者的个体情况制定出个体化治疗方案(B 级)。

(《中国中西医结合外科杂志》2014 年第 20 卷第 4 期)

附录三

中国急性胰腺炎多学科诊治(MDT)共识意见(草案)

中国医师协会胰腺病学专业委员会

急性胰腺炎(acute pancreatitis,AP)是临床常见急症,发病率逐年增高,尤其重度AP起病凶险、病死率高。2012年AP亚特兰大诊断标准的更新引起了广泛关注,近年来我国颁布了内科、外科、急诊医学以及中西医结合专业的AP诊治指南,对规范AP的临床救治起到了重要作用。

AP的救治是一个需要多学科参与的综合治疗过程,但目前还存在救治理念不统一、相关学科介入时机不明确、并发症处理不完善的问题。因此,有必要开展以AP患者为中心的多学科协作诊治,建立一个相对规范的综合诊治流程。2015年,中国医师协会胰腺病学专业委员会组织相关领域专家,结合国内外最新的循证医学依据,制订国内首部AP多学科诊治(multiple disciplinary teams,MDT)共识意见(草案),旨在对AP的救治开展多学科指导,充分体现AP救治的多学科协作理念,最终提高AP的救治成功率。

一、AP的分类和诊断

AP是一种起病急、病情变化快的临床急症。AP患者的首诊通常由急诊科医师完成,早期及时、正确的临床处置可以最大程度上减少胰腺炎症对机体的损伤、缩短病程、改善预后。

(一) AP的分类

按照最新的AP分类标准,可将AP分为轻症AP(MAP)、中度重症AP(MSAP)和重症AP(SAP)三大类。诊断标准如下。

1. MAP:无局部或全身并发症,无器官功能衰竭,通常在1～2周内恢复。MAP占AP的60%～80%,病死率极低。

2. MSAP:伴有局部或全身并发症,可伴有一过性的器官功能衰竭(48 h内可恢复)。MSAP占AP的10%～30%,病死率<5%。

3. SAP:伴有持续的器官功能衰竭(持续48 h以上),可累及一个或多个脏器。SAP占AP的5%～10%,病死率高达30%～50%。

(二) 病情严重程度的判断

除上述分类标准外,同时可以从以下几方面判断AP的病情严重程度。

1. 症状和体征:MAP仅有腹痛,或伴有腹部压痛。中度重症以上AP可伴有腹胀、腹部膨隆、发热等。SAP患者可出现口唇发绀、四肢湿冷、皮肤花斑、腹内高压、尿量减少、Grey-Turner征、Cullen征等,甚至出现意识模糊或胰性脑病。

2. 实验室检查:(1) 血清淀粉酶和脂肪酶:≥正常值3倍是AP的诊断指标,但不能反映AP的严重程度。(2) 肝肾功能及血常规:肝功能检测可明确AP是否由胆源性因素引起,并判断是否存在肝功能损伤,血肌酐检测可以评估是否存在肾功能损伤;血常规中的白细胞计数和分类对于判断感染和全身炎症反应综合征(SIRS)有一定价值,红细胞比容(HCT)可反映AP是否伴有血容量不足。(3) 血糖、血脂和电解质:血糖水平可以反映胰腺坏死程度,血脂检测可明确AP是否由高脂血症引起,电解质检测(包括血钙)可以一定程度上反映AP的严重程度。(4) 炎症指标:C反应蛋白(CRP)、白细胞介素6(IL-6)等可以反映全身炎症反应;血清降钙素原(PCT)是反映AP是否合并全身感染的重要指标,PCT>2.0 μg/L常提示脓毒血症;血清乳酸水平对于判断AP合并感染也有一定价值。(5) 动脉血气分析:可以反映血液pH值、动脉血氧分压、二氧化碳分压等指标,对于判断AP是否存在缺氧、急性呼吸窘迫综合征(ARDS)或肺水肿有重要价值,从而有助于判断AP的严重程度。

3. 影像学检查:胰腺CT扫描是诊断AP并判断AP严重程度的首选影像学方法。建议在急诊患者就诊后12小时内完成CT平扫,可以评估胰腺炎症的渗出范围,同时亦可鉴别其他急腹症。发病72 h后完成增强CT检查，可有效区分胰周液体积聚和胰腺坏死范围。

4. AP 严重度评分：判断 AP 严重程度的评分标准较多，可根据临床需要选用。如急性生理功能和慢性健康状况评分系统Ⅱ（APACHE-Ⅱ）评分≥8 分，AP 严重度床边指数（BISAP）评分≥3 分，改良 CT 严重指数（MCTSI）评分≥4 分可考虑中度重症以上 AP，具体评分可参考相关指南。

MDT 建议：首诊医师对于病情严重程度的判断，尤其是 SAP 的早期识别非常重要，建议尽快完成各项实验室检查和胰腺 CT 平扫，建立多学科协调、会诊和转科机制（图 1）。对于 SAP 患者，不具备重症监护病房（ICU）条件的单位，建议尽快完成转院治疗。

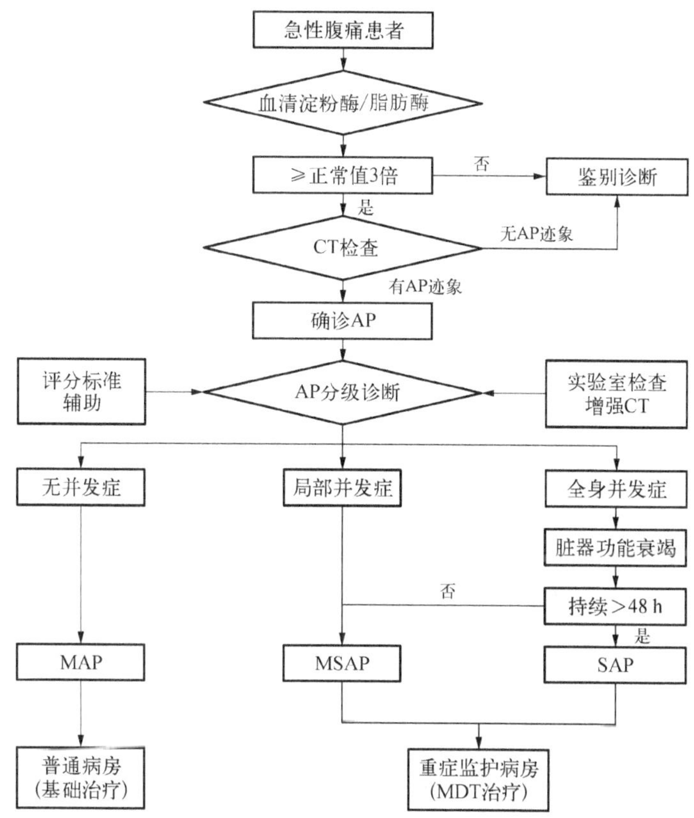

图 1 急性胰腺炎（AP）的诊断和分类管理流程

MAP 轻症急性胰腺炎；MSAP 中度重症急性胰腺炎；SAP 重症急性胰腺炎；MDT 多学科诊治。

附录

二、MAP 的分期治疗

MAP 通常在 1～2 周内恢复，CT 显示胰周渗出不多，无脏器衰竭，亦无局部或全身并发症，预后较好。MAP 病程较短，可分为急性期和恢复期两期。

（一）MAP 急性期治疗

MAP 急性期的治疗重点应放在缓解症状、阻止病情加重（或早期识别中度重症以上 AP）等方面，可尽早恢复饮食，除胆源性 AP 外不需要应用抗生素治疗。

1. 一般治疗：短期禁食，对有严重腹胀者应采取胃肠减压等措施。MAP 患者腹痛减轻或消失、血淀粉酶下降至接近正常、肠道动力恢复时可以考虑开放饮食，开始以流质为主，逐步过渡至低脂饮食。MAP 的液体治疗只要补充每天的生理需要量即可，一般不需要进行肠内营养。

2. 抑制胰酶分泌：胰腺腺泡内胰蛋白酶的活化是 AP 的始动环节，生长抑素及其类似物（奥曲肽）可以通过直接抑制胰腺外分泌而发挥作用。可选用生长抑素 250 μg/h 或奥曲肽 25～50 μg/h 静脉滴注。质子泵抑制剂（PPI）

或 H_2 受体拮抗剂可通过抑制胃酸分泌而间接抑制胰腺分泌，还可以预防应激性溃疡的发生。可选用埃索美拉唑 40 mg、泮托拉唑 40 mg 或兰索拉唑 30 mg 间隔 12 h 静脉滴注。

3. 抑制胰酶活性：胰蛋白酶活化后将激活各种蛋白水解酶，造成胰腺实质和周围脏器的损伤。蛋白酶抑制剂（乌司他丁、加贝酯）能够广泛抑制与 AP 进展有关胰蛋白酶、弹性蛋白酶、磷脂酶 A 等的释放和活性，还可稳定溶酶体膜，改善胰腺微循环，减少 AP 并发症，主张早期足量应用。用于 MAP 治疗时可静脉滴注乌司他丁 30 万 U/d 或加贝酯 300 mg/d。

4. 镇痛：疼痛剧烈时考虑镇痛治疗，在严密观察病情下可注射盐酸布桂嗪（强痛定）或盐酸哌替啶（杜冷丁）。不推荐应用吗啡或胆碱能受体拮抗剂，如阿托品、654－2 等，因前者会收缩奥狄括约肌，后者则会诱发或加重肠麻痹。

MDT 建议：MAP 的急性期治疗应采取药物治疗为主的基础治疗，可由首诊医师完成，基本不需要多学科的干预。

（二）MAP 恢复期治疗

MAP 恢复期的治疗重点应放在寻找病因、防止复发等方面。我国 AP 的常见病因依次为胆源性、高脂血症性和酒精性。经内镜逆行胰胆管造影（ERCP）相关 AP 需要引起重视。

1. 胆源性胰腺炎：磁共振胆胰管显影（MRCP）有助于判断胆总管或胆囊结石，超声内镜（EUS）对于胆源性胰腺炎有较高的诊断价值，有助于发现胆总管泥沙样结石。合并有急性胆管炎的 AP 患者应在入院 24～72 h 内行 ERCP 治疗。胆源性 MAP 恢复后应该尽早行胆囊切除术，以防 AP 复发。胆源性 MSAP 或 SAP 患者，为预防感染，应推迟胆囊切除术至炎症缓解、液体积聚消退或稳定后实施。

2. 酒精性胰腺炎：建议补充维生素和矿物质，包括静脉补充复合维生素 B、叶酸等。劝患者戒酒，并给予健康指导。研究表明，医务人员干预（通过护士与患者沟通如何控制饮食）会显著降低 2 年内酒精诱发的胰腺炎复发率。

3. 高脂血症性胰腺炎：甘油三酯的代谢产物会加重炎症反应，因此需要尽快将甘油三酯降至 5.65 mmol/L 以下。大部分轻度高脂血症可以通过禁食和限制静脉脂肪乳剂的使用来纠正。对于重度高脂血症可用低分子肝素 5 000 U 每日 1 次或每 12 h 皮下注射 1 次，增加脂蛋白酶活性，加速乳糜微粒降解；必要时可采用血脂吸附和血浆置换疗法，可迅速有效降低血浆甘油三酯浓度。

4. ERCP 术后胰腺炎（PEP）：我国 PEP 发生率约为 4.3%，但 90%以上的 PEP 属于轻中度。在高危患者当中，使用胰管支架、术前/术后给予非甾体抗炎药（NSAID）栓剂纳肛可以预防 PEP。近期我国一项大样本量多中心随机对照试验（RCT）证实生长抑素也有明确的预防作用，汇总 8 项 RCT 的 Meta 分析显示硝酸甘油可有效预防 PEP，但其最佳给药途径及剂量有待进一步研究。而头孢他啶、加贝酯、乌司他丁、糖皮质激素、抗氧化剂、别嘌呤醇等药物的预防效果不明确。

MDT 建议：胆源性胰腺炎需要胆道引流时，部分患者可行经皮经肝胆囊引流、ERCP 或外科手术，胆囊切除术的实施需要建立通畅的外科会诊制度，避免患者在恢复期等待胆囊手术期间 AP 复发。

三、MSAP 的分期治疗

MSAP 可伴有 SIRS、感染等全身并发症，亦可表现为急性液体积聚、假性囊肿、胸腹水、胃流出道梗阻等局部并发症。因此，MSAP 的治疗重点是有效控制炎症反应、防治并发症。MSAP 病程较长，可分为急性期和恢复期两期。

（一）MSAP 急性期治疗

MSAP 发病至 1 周左右，此期以 SIRS 为主要表现。治疗的重点是加强监护、对抗炎症反应，另需密切注意 MSAP 向 SAP 演变的迹象。除采用 MAP 的基础治疗措施之外，还建议以下措施。

1. 维持水和电解质平衡：MSAP 液体治疗除补充生理需要量外，应适当补充因胰周渗出丢失的液体。需要注意补液的速度和剂量，过快、过量输注晶体液容易导致急性肺间质水肿甚至 ARDS。补充电解质以纠正低血钙和低血钾，可用 10%葡萄糖酸钙 10 mL 静脉推注补钙。需建立补液通道，记录 24 h 尿量和出入量变化。

2. 针对 SIRS 的治疗：SIRS 持续存在将会增加器官功能衰竭发生的风险。乌司他丁具有对抗 SIRS 作用，减少促炎介质释放，提高抑炎介质水平，避免瀑布样级联反应。发生 SIRS 时推荐早期应用大剂量乌司他丁（60～90 万 U/d）静脉滴注。条件允许时也可采用血液滤过措施，能很好地清除血液中的炎性介质，同时调节体液、电解质平衡，但需注意静脉导管相关血源性感染的风险。中药复方制剂（如清胰汤、大柴胡汤、柴芍承气汤等）和芒硝外敷被临床实践证明有效，可通过降低血管通透性、抑制巨噬细胞和中性粒细胞活化、清除内毒素达到治疗功效。

3. 营养支持：MSAP 患者建议尽早启动肠内营养。早期肠内营养对于维护重症患者的肠道功能、预防感染等并发症有重要作用。肠内营养的时机需要及早实施（入院 3～5 天内），最晚不超过 1 周，目前国际指南认为早期肠

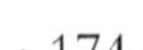

内营养(48 h 内)和后期肠内营养的效果近似，近期也有研究挑战肠内营养在重症患者中的作用。尽管相关研究的结果不一致，但对于 MSAP 患者仍建议早期实施肠内营养。

肠内营养的途径建议通过内镜引导或 X 线引导下放置鼻空肠管，但近期也有经鼻胃内营养和经鼻空肠内营养的疗效和安全性类似的报道，因部分患者存在胃流出道梗阻的情况，因此鼻空肠管仍为首选途径。肠内营养的能量需求可采用初始 20～25 $kcal \cdot kg^{-1} \cdot d^{-1}$(1 kcal＝4.184 kJ)，逐渐过渡到 30～35 $kcal \cdot kg^{-1} \cdot d^{-1}$。肠内营养剂型可先采用短肽类制剂，再过渡到整蛋白类制剂，可根据患者血脂、血糖的情况调整剂型。肠内营养的实施时间需要根据胰周积液的范围和包裹情况来定，通常 2～3 周甚至更久。

MDT 建议：MSAP 急性期治疗是以对抗炎症反应为主的基础治疗，需要适时采取多学科干预措施，如补液管理可能需要 ICU 医师的指导，中医药的使用可有效缓解胰腺炎症，营养支持可在营养专科医师的指导下完成。

（二）MSAP 恢复期治疗

MSAP 发病 2 周以后进入恢复期，以胰周液体或坏死物积聚为主要表现(多为无菌性)，也可能合并感染。治疗的重点是肠道功能维护和感染的防治。

1. 肠道功能维护：对 MSAP 患者需动态观察腹部体征和肠鸣音改变，同时观察排便情况。因肠黏膜屏障的稳定对于减少全身并发症有重要作用，可及早给予促肠道动力药物，包括生大黄、硫酸镁、乳果糖等，应用谷氨酰胺制剂保护肠道黏膜屏障。病情允许情况下，尽早恢复饮食或实施肠内营养对预防肠道衰竭具有重要意义。益生菌可调节肠道免疫和纠正肠道内菌群失调，从而重建肠道微生态平衡，但目前对 AP 患者是否应该常规使用益生菌治疗尚存争议。建议对于出现肠功能障碍、肠道菌群失调(如粪便球杆菌比例失调)的 MSAP 患者酌情给予益生菌类药物。

2. 感染预防：MSAP 的胰周液体积聚是否会合并感染很难预测，可能与急性期肠道的缺氧、细菌移位有关，且胰周积液范围越大越容易感染。前期临床研究证实，预防性应用抗生素不能显著降低 AP 病死率，不能减少胰腺外感染，不能降低外科手术率，并且容易导致耐药菌播散和二重感染。因此，对于非胆源性 AP 不推荐预防性使用抗生素。但近期的 Meta 分析提出早期使用抗生素可以减少伴有胰腺坏死 AP 患者的病死率及胰腺感染的发生率，因此建议对于 MSAP 患者合理使用抗生素，但应避免抗生素使用等级过高、时间过长导致的肠道菌群失调。

3. 感染治疗：一旦 MSAP 患者出现持续高热(体温＞38.5℃)、血白细胞计数显著升高等迹象，应高度怀疑血源性感染或胰周感染合并的脓毒血症，可通过静脉血培养、血清 PCT 或 G-试验检测、CT 提示胰周气泡征等证实。脓毒血症可引起感染性休克，导致第二个病死率高峰，必须采取积极措施加以干预。

(1) 抗生素使用：胰腺感染的致病菌主要为革兰阴性菌和厌氧菌等肠道常驻菌。抗生素的应用应遵循“降阶梯”策略，选择抗菌谱为针对革兰阴性菌和厌氧菌为主、脂溶性强的药物。推荐方案：碳青霉烯类；青霉素＋β-内酰胺酶抑制剂；第三代头孢菌素＋β-内酰胺酶抑制剂＋抗厌氧菌药物；喹诺酮类。针对耐药菌感染可选用万古霉素(替考拉宁)、利奈唑胺、替加环素等药物。疗程为 7～14 天，特殊情况下可延长应用时间。要注意真菌感染的诊断，临床上无法用细菌感染来解释发热等表现时，应考虑到真菌感染的可能，可经验性应用抗真菌药，同时进行血液或体液真菌培养。伴有难以控制的腹泻时要怀疑难辨梭菌感染，可予以口服万古霉素或甲硝唑，条件允许时考虑粪便移植治疗(FMT)。

(2) 微创穿刺引流：胰周感染时建议采用“升阶梯”引流策略，首选 B 超或 CT 引导下经皮穿刺置管引流，可根据脓肿范围放置多根引流管，建议对于坏死组织较多的脓肿采用双套管引流＋冲洗，也可采用经皮硬镜或软镜直视下清除胰周坏死组织。如胰周脓肿不具备经皮穿刺路径，可采用超声内镜引导下经胃壁穿刺引流术，放置支架或行鼻囊肿引流管冲洗，必要时行经自然腔道内镜手术(NOTES)清除胰周坏死组织。引流的时间长短取决于胰周脓肿的范围、坏死组织的多少、是否合并胰瘘等因素。

(3) 外科手术治疗：微创引流效果不好时，宜考虑行外科手术。有研究结果表明，早期手术治疗会显著增加手术次数、术后并发症发生率及病死率。手术方式可分为微创手术和开放手术。微创手术主要包括小切口手术、视频辅助手术(腹腔镜、肾镜等)。开放手术包括经腹或经腹膜后途径的胰腺坏死组织清除并置管引流。胰腺感染性坏死病情复杂，手术方式必须遵循个体化原则单独或联合应用。

4. 胰酶替代治疗：研究数据显示，在中度重症以上 AP 恢复期 4 周时，几乎所有患者均存在胰腺外分泌功能不足(PEI)，12～18 个月后仍有 80%以上患者存在 PEI，尤其是急性期伴有胰腺坏死的患者。因此，可予以 MSAP 患者开始肠内营养时早期补充胰酶，可有效治疗 PEI，提高患者生活质量。

MDT 建议：MSAP 恢复期治疗是以非手术治疗为主的综合治疗，出现感染时需与胰腺外科医师密切配合，严密观察病情变化，及时采取有效干预以防错过最佳手术时机。

四、SAP 的分期治疗

SAP 起病凶险，病程最长，亦可分为急性期和恢复期两期。恢复期处理同 MSAP。SAP 急性期病死率高，通常伴有脏器功能衰竭，最易受累的依次是循环、呼吸和肾脏，因此治疗的重点是针对上述脏器功能的维护，还需注意腹内高压的处理。SAP 急性期除采用针对 MAP 和 MSAP 的基础治疗之外，还需采取下列措施。

（一）早期液体复苏

SAP 一经诊断应立即开始进行液体复苏。通常建议第一个 24 h 输注的液体总量占发病 72 h 输液总量的 33.3%。输液种类包括胶体、平衡液或 0.9% NaCl。平衡液是等渗晶体液的首选，次之为 0.9% NaCl；胶体首选人血白蛋白或血浆，关于羟乙基淀粉存在争议，因其对肾脏和凝血功能有一定影响需慎用，但对肾功能正常的患者每天控制在 500 mL 范围内仍然可以接受。扩容时应注意晶体与胶体的比例，一般推荐的补液速度是 5～10 mL·kg^{-1}·h^{-1}，特殊情况下可达到 12 mL·kg^{-1}·h^{-1}。液体复苏的目标为患者平均动脉压 65～85 mmHg（1 mmHg=0.133 kPa），心率<120 次/min，血乳酸显著下降，尿量>1 mL·kg^{-1}·h^{-1}，HCT 下降到 30%～35%（满足 2 项以上）。SIRS 消失也是液体复苏成功的标志之一。当判断患者液体复苏过量或组织间隙水肿时，可以适当提高胶体液输注比例，加用利尿剂以减轻组织和肺水肿。必要时可应用血管活性药物，包括去甲肾上腺素和多巴胺。

（二）呼吸功能支持

SAP 发生急性肺损伤时可给予鼻导管或面罩吸氧，维持氧饱和度在 95%以上，要动态监测患者血气分析结果。当进展至 ARDS 时，可予以有创机械通气。当患者病情好转时尽早脱机，避免出现呼吸机相关性肺炎、气压伤等呼吸机相关并发症。

（三）肾功能支持

持续性肾脏替代疗法（CRRT）的指征是 SAP 伴急性肾功能衰竭，或经积极液体复苏后、持续 12 h 以上尿量≤0.5 mL·kg^{-1}·h^{-1}。可根据病情选用合适的血液净化方式。

（四）腹内高压/腹腔间隔室综合征（IAH/ACS）处理

IAH/ACS 是 AP 的常见并发症。IAH 定义为持续或反复出现的腹腔内压力升高>12 mmHg；ACS 是指持续性腹腔内压力>20 mmHg（伴或不伴腹主动脉灌注压<60 mmHg），与新发脏器功能衰竭相关。IAH 可分为 4 级：Ⅰ级（腹腔内压力 12～15 mmHg）、Ⅱ级（腹腔内压力 16～20 mmHg）、Ⅲ级（腹腔内压力 21～25 mmHg）、Ⅳ级（腹腔内压力>25 mmHg）。包括下述 3 种处理方法。

1. ICU 处理：密切监测腹腔压、腹腔灌注压（平均动脉压-腹腔压）和器官功能的变化；限制液体输入，如容量过负荷可行血液超滤或利尿；及早应用升压药物，有利于限制液体和维持腹腔灌注压；监测机械通气压力参数的变化，根据 IAH 的变化调整参数。

2. 非手术处理：降低空腔脏器容量，包括鼻胃管引流，促进胃肠道动力，放置肛管减压，必要时行内镜减压；扩张腹壁，充分镇静镇痛以降低腹壁肌肉张力，必要时行神经肌肉阻滞；经皮腹腔穿刺置管引流腹腔积液。

3. 手术处理：当存在持续性腹腔内高压（>25 mmHg）伴有新发器官功能衰竭，且非手术减压措施无效，经过多学科讨论后可谨慎行剖腹减压手术，术后宜用补片等人工材料临时覆盖切口，避免造成肠损伤等并发症。

MDT 建议：SAP 的救治过程尤其能体现多学科协作的作用，建议成立 MDT 救治小组，通过定期组织内科、外科和重症医学科等学科的会诊讨论，力争提高救治成功率。早期目标引导的液体复苏是治疗的关键措施之一，出现 ACS 时需要积极干预，必要时外科手术。

五、后期并发症的处理

MSAP 和 SAP 的恢复期均可发生胰腺囊肿、感染、出血、消化道瘘等并发症，需要消化内镜、放射介入、外科等医师的积极干预。

（一）胰腺假性囊肿

由完整非上皮性包膜包裹的液体积聚，内含胰腺分泌物、肉芽组织、纤维组织等，多发生于 AP 起病 4 周后。大多数胰周液体积聚和坏死物积聚可在发病后数周内自行消失，无须干预。无菌的假性囊肿及坏死物包裹大多数可自行吸收，少数直径>6 cm 且有压迫症状等临床表现，或持续观察见直径增大，可考虑行微创穿刺引流或外科手术。

（二）胰周血管并发症

有 20%的 AP 在影像检查时发现脾静脉血栓形成，后期可出现胰源性门脉高压（左侧门脉高压），导致胃底静

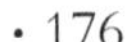

脉曲张，甚至导致消化道出血，可考虑行脾切除术。炎性假性动脉瘤并非罕见，会在 4%～10%的病例中引起严重并发症，包括腹腔或囊肿内出血，腹腔血管造影＋动脉栓塞是一线治疗手段，如造影未明确出血部位或栓塞失败者可考虑积极手术止血。

（三）消化道瘘

以十二指肠瘘与结肠瘘最为常见，可能与缺血坏死、胰液渗出或感染侵蚀有关。基本治疗原则为保持消化液引流通畅，十二指肠瘘可经空肠行肠内营养，有较高的自愈率，通常不需要手术治疗。空肠瘘可行胃肠外营养，或经跨瘘口的喂养管行肠内营养，管状瘘通常可以自愈，唇状瘘通常需要行肠瘘切除、肠吻合手术。结肠瘘腹腔污染严重，通常需要肠造口转流手术，较少自愈。

（四）胰瘘

治疗主要以非手术治疗为主，包括禁食、空肠营养、生长抑素应用等措施，大多数患者经过 3～6 个月的引流可以自愈。经 ERCP 置入胰管支架有一定治疗作用，但长期不闭合或有并发症的胰瘘则应外科手术。胰管完全断裂者可行胰腺部分切除和瘘管空肠吻合术。

MDT 建议：AP 后期并发症的治疗以非手术治疗为主，可采取内镜介入、放射介入、肠内营养等多种手段治疗，但效果欠佳时需要考虑手术治疗。

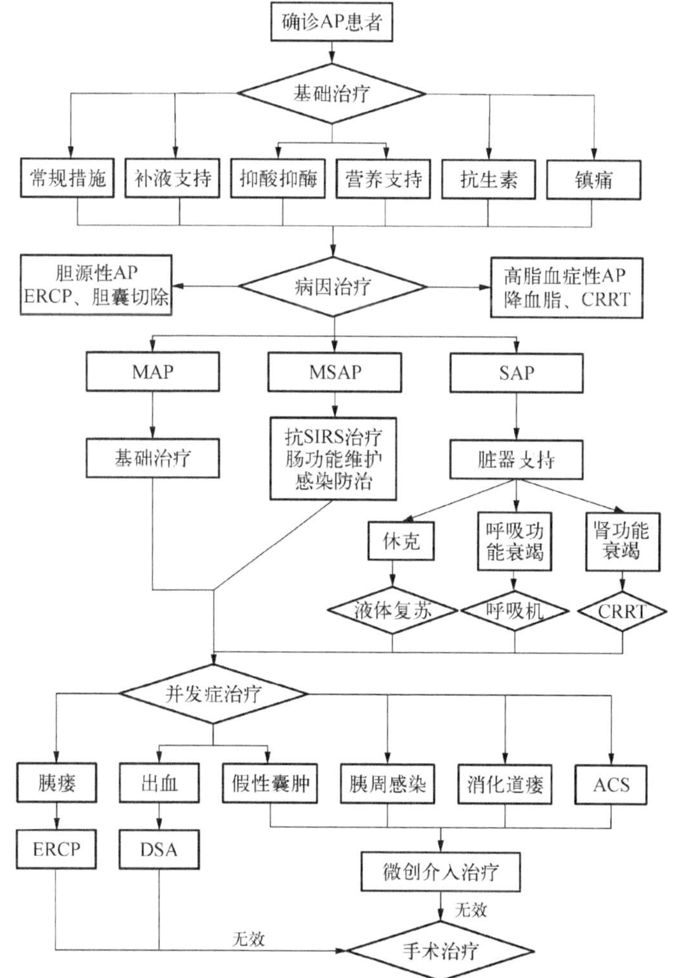

图 2　急性胰腺炎（AP）的多学科治疗流程

ERCP 经内镜逆行胰胆管造影；CRRT 持续性肾脏替代疗法；MAP 轻症急性胰腺炎；MSAP 中度重症急性胰腺炎；SAP 重症急性胰腺炎；SIRS 全身炎症反应综合征；ACS 腹腔间隔室综合征；DSA 数字减影血管造影。

附录

总之，AP 因为临床表现的多样性和可变性，整个救治过程需要急诊科、内科、外科、重症医学科、影像医学科、放射介入科、营养科、中医科等多学科医师的通力合作(图 2)，才能充分发挥 MDT 的优势，最大程度地提高救治成功率。

（《中华医学杂志》2015 年第 95 卷第 38 期）